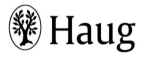

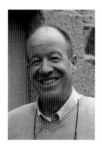

**Dr. med. Heiner Frei** ist Facharzt für Kinder und Jugendliche in Laupen/Bern.
Staatsexamen in Humanmedizin 1977, danach Spezialisierung in Pädiatrie an den Kinderkliniken von Bern und Luzern, 1984-1987 Oberarzt für pädiatrische Hämatologie/Onkologie an der Universitäts-Kinderklinik Bern. Ausbildung in klassischer Homöopathie durch Dr. M. Furlenmeier und Dr. K.-H. Gypser. Homöopathische Lehrtätigkeit seit 1994. 2001–2005 Präsident der Schweizerischen Ärztegesellschaft für Homöopathie.
Forschung: Seit 1996 Durchführung klinisch-homöopathischer Studien, Publikationen u.a. über akute Tonsillitis, Otitis media, ADS/ADHS und homöopathische Methodik. 2005 Nachweis einer spezifischen Wirkung hochpotenzierter homöopathischer Medikamente bei Kindern mit ADS/ADHS. Entwicklung der Polaritätsanalyse 2001.
Bücher: *Die homöopathische Behandlung von Kindern mit ADS/ADHS*, Haug 2005, und *Effiziente homöopathische Behandlung*, Haug 2007.
Preisträger der Max-Tiedemann-Stiftung 2009.

Heiner Frei

# Homöopathische Behandlung multimorbider Patienten

Sichere Arzneimittelwahl durch Polaritätsanalyse und Bönninghausen-Methode

17 Abbildungen
62 Tabellen

Karl F. Haug Verlag · Stuttgart

**Bibliografische Information
der Deutschen Nationalbibliothek**
Die Deutsche Nationalbibliothek verzeichnet diese Publikation in der Deutschen Nationalbibliografie; detaillierte bibliografische Daten sind im Internet über http://dnb.d-nb.de abrufbar.

**Anschrift des Autors:**
Dr. Heiner Frei
Kreutzplatz 6
3177 Laupen
Schweiz

© 2011 Karl F. Haug Verlag in
MVS Medizinverlage Stuttgart GmbH & Co. KG
Oswald-Hesse-Str. 50, 70469 Stuttgart

Unsere Homepage: www.haug-verlag.de

Printed in Germany

Zeichnungen: Christine Lackner, Ittlingen
Umschlaggestaltung: Thieme Verlagsgruppe
Umschlaggrafiken: Christoph Frei, Bern
Satz: Mitterweger & Partner, Plankstadt
Satzsystem: 3B2
Druck: Grafisches Centrum Cuno, Calbe

ISBN 978-3-8304-7328-2     1 2 3 4 5 6

**Wichtiger Hinweis:** Wie jede Wissenschaft ist die Medizin ständigen Entwicklungen unterworfen. Forschung und klinische Erfahrung erweitern unsere Erkenntnisse, insbesondere was Behandlung und medikamentöse Therapie anbelangt. Soweit in diesem Werk eine Dosierung oder eine Applikation erwähnt wird, darf der Leser zwar darauf vertrauen, dass Autoren, Herausgeber und Verlag große Sorgfalt darauf verwandt haben, dass diese Angabe dem Wissensstand bei Fertigstellung des Werkes entspricht.

Für Angaben über Dosierungsanweisungen und Applikationsformen kann vom Verlag jedoch keine Gewähr übernommen werden. Jeder Benutzer ist angehalten, durch sorgfältige Prüfung der Beipackzettel der verwendeten Präparate und gegebenenfalls nach Konsultation eines Spezialisten festzustellen, ob die dort gegebene Empfehlung für Dosierungen oder die Beachtung von Kontraindikationen gegenüber der Angabe in diesem Buch abweicht. Eine solche Prüfung ist besonders wichtig bei selten verwendeten Präparaten oder solchen, die neu auf den Markt gebracht worden sind. Jede Dosierung oder Applikation erfolgt auf eigene Gefahr des Benutzers. Autoren und Verlag appellieren an jeden Benutzer, ihm etwa auffallende Ungenauigkeiten dem Verlag mitzuteilen.

Geschützte Warennamen (Warenzeichen) werden nicht besonders kenntlich gemacht. Aus dem Fehlen eines solchen Hinweises kann also nicht geschlossen werden, dass es sich um einen freien Warennamen handelt.

Das Werk, einschließlich aller seiner Teile, ist urheberrechtlich geschützt. Jede Verwertung außerhalb der engen Grenzen des Urheberrechtsgesetzes ist ohne Zustimmung des Verlags unzulässig und strafbar. Das gilt insbesondere für Vervielfältigungen, Übersetzungen, Mikroverfilmungen und die Einspeicherung und Verarbeitung in elektronischen Systemen.

## *Widmung*

Meinen Weggefährten

Klaus-Henning Gypser
Dominik Müller
Klaus von Ammon
Ammo Kummer
Steffen Rabe
Sigrid Kruse
Lex Rutten
Ulrich Schuricht
Jean Pierre Janssen
Hanspeter Seiler
Anton Rohrer

# Geleitwort

Das zentrale Anliegen des Verfassers, Heiner Frei, ist die Erfüllung der „mathematischen Gewissheit" (wie Hahnemann sie im letzten Absatz des Kapitels „Geist der homöopathischen Heil-Lehre" in seiner *Reinen Arzneimittellehre*, Band II, anklingen lässt) für die Praxis – hier in der Behandlung multimorbider Patienten. Dabei ist in Erinnerung zu rufen, dass die Heilungsgewissheit im Sinne der apriorischen, also im Voraus wissbaren, auch heute noch die 1796 begonnene revolutionäre Wende in der abendländischen Arzneimedizin darstellt – unabhängig davon, ob dieser Sachverhalt bereits Allgemeingut geworden ist oder nicht.

So sagt Hahnemann in einer Fußnote zur Chinarinde neben vielen anderen Passagen, in denen die Heilungsgewissheit anklingt, Folgendes: „Die Homöopathie […] lehrt, wie man […] mit voraus zu bestimmender Gewissheit, Krankheiten schnell, sanft und dauerhaft in Gesundheit umwandeln könne" (RA III, S. 99). Diese Gewissheit ist eine **wissenschaftliche**, d.h. wenn die Bedingungen für das Zustandekommen einer Heilung erfüllt sind, wie sie sich etwa in *Organon* VI, § 3, finden, dann **muss** Heilung gesetzmäßig resultieren. Sie ist jedoch keine **faktische** Gewissheit, denn der sichere Blick in die Zukunft ist dem Menschen verwehrt, sodass die Heilung beispielsweise daran scheitern kann, dass der Patient umständehalber die Arznei nicht einnimmt oder sie mit einer anderen verwechselt.

Demgegenüber begnügt sich die dominante, d.h. traditionelle und sich heutzutage naturwissenschaftlich gebende sogenannte Schulmedizin, indem sie von Medikamenten Gebrauch macht, weiterhin mit einer **empirischen Heilungswahrscheinlichkeit**, die ausschließlich für Kollektive gilt und beim einzelnen Kranken zum Zufall gerät. Denn wenn sich auch mittels statistischer Verfahren eine Ansprechbarkeit auf eine bestimmte Arznei nachweisen lässt, so bleibt für den Einzelfall im Voraus unbekannt, ob er zur Gruppe der positiv Reagierenden gehört oder nicht; mithin wird das Therapieergebnis im Sinne eines wissenschaftlichen erst **im Nachhinein**, d.h. empirisch, erfahrbar. So ist klar zu erkennen, dass trotz ihrer erheblichen quantitativen Anstrengungen die herrschende Schulmedizin grundsätzlich nicht über eine **statistisch-empirische** Heilungswahrscheinlichkeit hinauskommt. Demgemäß gilt für sie auch heute noch die Hahnemann'sche Einschätzung als „Vermuthungskunst" (*Organon* I, „Vorerinnerung").

Um Missverständnissen vorzubeugen bedarf es noch der Rückkehr auf das „nach Mathematische". So spricht Hahnemann von „sozusagen, nach mathematischer Gewissheit", was eine von der Mathematik her geläufige Sicherheit anklingen lässt. Keineswegs ist darunter jedoch das Zahlenmäßige der Mathematik, wie es in der Schulmedizin in Form von Messungen zum Tragen kommt, zu verstehen.

Um in der Praxis eine Heilung zu gewährleisten, bedarf es auf der Patientenseite einer gewissenhaften Symptomenwahrnehmung sowie weitreichenden Bereitschaft zur Zusammenarbeit, und auf der Arztseite einer gelungenen Symptomenerhebung, stimmigen Symptomenauswahl und -gewichtung, der Heranziehung eines verlässlichen Instrumentariums sowie der Verordnung einer Arznei untadeliger Güte. Der Verfasser hat nun sehr erfolgreich mithilfe einer speziellen Fallaufnahmetechnik, Symptomenauswahl sowie der Bönninghausen-Methode einschließlich Polaritätsanalyse einen Weg beschritten, der nachweislich zu einer hohen Erfolgsrate führt. Das ist umso bemerkenswerter, als dass diese bereits mit der Einschränkung auf das *Therapeutische Taschenbuch* sowie der *Materia medica* von Clarke zustande kommt. Für das erste Werk gilt nämlich, dass es den Kreis gut geprüfter Arzneien nicht unerheblich begrenzt und verschiedene unstimmige Gradbewertungen beinhaltet, und für das zweite, dass es trotz der großen Bemühungen seines deutschen Bearbeiters keine wahrhaft korrekte Primärquellen-Materia medica darstellt, da u.a. nicht zwischen Prüfungs- und klinischen Symptomen getrennt wird. Wenn aber bereits mit diesem Instrumentarium und der Methodik des Verfassers eine derartige Heilungsrate zu erzielen ist, lässt sich unschwer ausmalen, wie sie sich mit einem allseits stimmigen Instrumentarium gestalten könnte.

So bleibt abschließend nur zu wünschen, dass eine breite Kollegenschaft die Verdienste des Verfassers zu schätzen weiß und sich den von ihm beschrittenen Weg auch für die eigene Praxis zunutze macht.

Wyk auf Föhr, im Oktober 2010
**Dr. med. Klaus-Henning Gypser**

*Je näher die Quelle, umso reiner das Wasser.*

# Vorwort

Die Behandlung von mehrfachkranken Patienten ist eine der Kernkompetenzen der klassischen Homöopathie. Durch das gleichzeitige Vorliegen von Beschwerden in mehreren Leidensbereichen muss in diesen Fällen meist eine große Fülle an Symptomen einem einzigen Arzneimittel zugeordnet werden. Da dies nicht einfach ist, sind im Laufe der Zeit verschiedene Ansätze entwickelt worden, die diesen Prozess erleichtern sollen. Darunter fallen die Erstellung von Arzneimittelbildern, Essenzen oder Typologien, aber auch psychodynamische und miasmatische Theorien. Bei all diesen Lösungswegen muss der homöopathische Arzt komplizierte objektive Sachverhalte durch seine Interpretation vereinfachen. Weil er sich damit über das rein Faktische hinaushebt, wird die Sicherheit der Mittelwahl gegenüber einem nicht interpretativen Vorgehen mit großer Wahrscheinlichkeit vermindert. Auffallend ist, dass bei keiner der erwähnten Methoden die erreichbaren Resultate systematisch überprüft und veröffentlicht worden sind. Damit ist dem Außenstehenden ein Vergleich der Effizienz der verschiedenen Vorgehensweisen nicht möglich.

In diesem Buch wird die Polaritätsanalyse, die bereits bei einfachen akuten und chronischen Krankheiten erprobt wurde, in die Behandlung multimorbider Patienten eingeführt und anhand von Fallbeispielen eingeübt. Es handelt sich dabei um eine Methode, bei der mithilfe polarer Symptome für jedes infrage kommende Mittel eine Heilungswahrscheinlichkeit (Polaritätsdifferenz) errechnet werden kann. Damit wird die Bestimmung der Arzneimittel wesentlich genauer, ohne dass subjektive Interpretationen eingebracht werden müssen. Deren Auswirkungen auf die Behandlungsresultate wurden prospektiv erfasst und mit den Resultaten einer früheren, konventionell-homöopathischen Langzeitstudie verglichen. – Damit eine Polaritätsanalyse durchgeführt werden kann, wird die bisher nach den Organon-Paragraphen §§ 84–99 praktizierte Fallaufnahme ergänzt durch **die vollständige Erfassung der polaren Symptome** mithilfe von Fragebögen. Diese bilden die wichtigste Grundlage zur repertorialen Bestimmung einer Differenzialdiagnose der Arzneimittel. Der endgültige Mittelentscheid wird aufgrund der Höhe der Polaritätsdifferenz und des Materia-medica-Vergleichs gefällt, wobei zusätzlich die Kontraindikationen Bönninghausens berücksichtigt werden müssen.

Bei den einfachen akuten und chronischen Krankheiten finden sich besonders bei Kindern nicht selten relativ wenige polare Symptome, die eine präzise Mittelwahl ermöglichen, was sich etwas erschwerend auf die Mittelfindung auswirkt. Im Gegensatz dazu haben multimorbide Patienten fast immer eine Menge davon. Bei genauem Einhalten der Rangordnung ist das kein Problem, sondern eine Chance: Die Präzision der Mittelbestimmung wird derart gesteigert, dass nach einem Behandlungsjahr 86 % der Patienten Besserungen der gesamten Symptomatik von durchschnittlich 91 % aufweisen, also faktisch geheilt werden können.

Wie ist das möglich? In der Polaritätsanalyse beschränkt man sich zur eigentlichen Mittelbestimmung bewusst auf das **Wesentliche und Zuverlässige**, d.h. vor allem auf die polaren Modalitäten (*Organon* § 133) und den Materia-medica-Vergleich. An die Stelle subjektiver Interpretationen tritt eine präzise Methodik mit einer hohen Trefferquote. Die Erkenntnisse über die Psychodynamik können trotzdem weiterverwendet werden, aber an anderer Stelle: Nach erfolgter Mittelbestimmung dienen sie dazu, den Patienten besser zu verstehen und ihn auf seinem Heilungsweg optimal zu begleiten. – Ein derartiges Vorgehen rückt die mathematische Heilungsgewissheit, die Hahnemann in seinem Schrifttum mehrfach erwähnt [1, 2] in greifbare Nähe.

Allen, die zur Entstehung dieses Buches beigetragen haben, möchte ich meinen herzlichsten Dank aussprechen. Dr. Dominik Müller hat in der Frühphase der Entwicklung des neuen Konzeptes zusammen mit Herrn Roland Stock das Anamneseprotokoll und die grafische Verlaufskontrolle in eine Excel-File umgesetzt, welche die Erfolgskontrolle stark vereinfacht und sehr übersichtlich macht. Beiden sei dafür herzlichst gedankt. Die übersichtliche Gestaltung des Buches ist in wesentlichen Teilen dem ehemaligen Programmplaner Dr. Sverre Klemp vom Karl F. Haug Verlag zu verdanken. Danken möchte ich auch meinen Freunden, Dr. Klaus-Henning Gypser, Dr. Dominik Müller und seiner Frau Ingrid, für die kritische Durchsicht des Manuskripts und die vielen wertvollen Anregungen, die wesentlich zum Gelingen des Buches beigetragen haben. Vielen Dank dem gesamten Verlagsteam, insbesondere Frau Ulrike Marquardt und Herrn Richard Rieder für die immer wertvolle und harmonische Zusammenarbeit. Last but not least, einen liebevollen Dank an meine Frau Lotti, die erneut die arbeitsintensive Entstehung eines Buches unterstützt und mitgetragen hat.

Laupen, im Oktober 2010
**Dr. med. Heiner Frei**

# Inhaltsverzeichnis

Geleitwort .................................................. VII
Vorwort .................................................... IX

# Grundlagen

| | | |
|---|---|---|
| **1** | **Anwendung der Polaritätsanalyse bei multimorbiden Patienten** | 2 |
| **1.1** | **Einführung** | 2 |
| **1.2** | **Bönninghausens Erkenntnis** | 3 |
| 1.2.1 | Der Genius der Arznei | 3 |
| 1.2.2 | Kontraindikationen | 4 |
| **1.3** | **Die Entwicklung der Polaritätsanalyse** | 5 |
| **1.4** | **Repertoriumspezifische Checklisten und Fragebögen** | 6 |
| 1.4.1 | Checklisten für akute Erkrankungen | 6 |
| 1.4.2 | Fragebögen für chronische Erkrankungen | 6 |
| **1.5** | **Einführung in die Methodik anhand einer akuten Erkrankung** | 7 |
| 1.5.1 | Fallbeispiel 1: Kollapszustände bei Enteritis | 7 |
| **1.6** | **Praktisches Vorgehen bei multimorbiden Patienten** | 9 |
| 1.6.1 | Vorbereitende Konsultation | 9 |
| 1.6.2 | Große Fallaufnahme | 9 |
| 1.6.3 | Repertorisation und Mittelgabe | 11 |
| 1.6.4 | Verlaufskontrolle | 12 |
| 1.6.5 | Fallbeispiel 2: Diskushernie mit postoperativer Paraparese und Sensibilitätsstörung | 12 |

# Praxis

| | | |
|---|---|---|
| **2** | **Übungsfälle** | 20 |
| **2.1** | **Vorgehen** | 20 |
| **2.2** | **Fallbeispiele** | 21 |
| 2.2.1 | Fallbeispiel 3: Chronische posttraumatische Schmerzen | 21 |
| 2.2.2 | Fallbeispiel 4: Die klimakterische Krise | 30 |
| 2.2.3 | Fallbeispiel 5: Rezidivierende Zystitis | 35 |
| 2.2.4 | Fallbeispiel 6: Angst als Leitsymptom | 42 |
| 2.2.5 | Fallbeispiel 7: Schlafstörung mit Folgen | 51 |
| 2.2.6 | Fallbeispiel 8: ADHS | 56 |
| 2.2.7 | Fallbeispiel 9: Die somatisierte Depression | 66 |
| 2.2.8 | Fallbeispiel 10: Chronische Sinusitis | 73 |
| 2.2.9 | Fallbeispiel 11: Psychische Folgen einer Epilepsie | 80 |
| 2.2.10 | Fallbeispiel 12: Chronische Divertikulitis | 87 |
| 2.2.11 | Fallbeispiel 13: Chronische Gastritis | 99 |
| 2.2.12 | Fallbeispiel 14: Rheumatoide Arthritis: Im Strudel schulmedizinischer Nebenwirkungen | 108 |
| 2.2.13 | Fallbeispiel 15: Hepatitis C | 115 |

| | | | |
|---|---|---|---|
| 3 | | Arbeitsinstrumente | 127 |
| 3.1 | | Die homöopathische Grundausrüstung | 127 |
| 3.2 | | Allgemeiner Fragebogen | 129 |
| 3.3 | | Fragebogen Neurologische Erkrankungen | 131 |
| 3.4 | | Fragebogen HNO- und Atemwegserkrankungen | 133 |
| 3.5 | | Fragebogen Herz-Kreislauf | 135 |
| 3.6 | | Fragebogen Magen-Darm-Trakt | 137 |
| 3.7 | | Fragebogen Gynäkologie | 139 |
| 3.8 | | Fragebogen Urologie | 141 |
| 3.9 | | Fragebogen Bewegungsapparat | 143 |
| 3.10 | | Fragebogen Allergische Erkrankungen (Asthma/„Heuschnupfen"/Ekzeme/Urtikaria) | 145 |
| 3.11 | | Fragebogen Psyche | 147 |
| 3.12 | | Fragebogen Schlafstörungen | 149 |
| 3.13 | | Fragebogen Wahrnehmungsstörungen, ADS und ADHS | 151 |
| 3.14 | | ADS-Beurteilungsblatt | 154 |
| 3.15 | | Einnahmeanweisung für Patienten | 155 |
| | | Verabreichung von Q-Potenzen | 155 |
| | | Verdünnen von homöopathischen Einzeldosen | 156 |
| 3.16 | | Fragebogen Umfeld | 157 |
| 3.17 | | Was sollten Sie während einer homöopathischen Behandlung tun, was lassen? | 158 |
| 4 | | Die Evaluation der Polaritätsanalyse bei multimorbiden Patienten Eine offene prospektive Outcome-Studie über 12 Monate (KFA-Studie) | 159 |
| 4.1 | | Einführung | 159 |
| 4.2 | | Methode | 160 |
| 4.3 | | Resultate der KFA-Studie | 161 |
| 4.4 | | Diskussion | 164 |
| 4.5 | | Schlussfolgerungen | 165 |

# Anhang

| | | | |
|---|---|---|---|
| 5 | | Fragen und Antworten zur Polaritätsanalyse | 168 |
| 6 | | Literaturverzeichnis | 177 |
| 7 | | Sachverzeichnis | 178 |

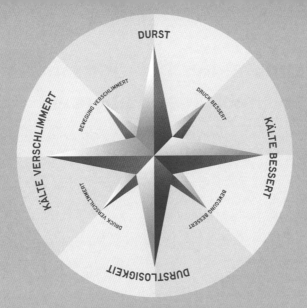

# Grundlagen

1 Anwendung der Polaritätsanalyse bei multimorbiden Patienten . . . . . . . . . . . . . . . . . . . . . . . . . . . . . . . . . . . . . 2

# 1 Anwendung der Polaritätsanalyse bei multimorbiden Patienten

1.1 Einführung .................................... 2
1.2 Bönninghausens Erkenntnis ...................... 3
1.3 Die Entwicklung der Polaritätsanalyse ............ 5
1.4 Repertoriumspezifische Checklisten und Fragebögen ... 6
1.5 Einführung in die Methodik anhand einer akuten Erkrankung ... 7
1.6 Praktisches Vorgehen bei multimorbiden Patienten ... 9

## 1.1 Einführung

Constantin Hering (1800–1880) führte Mitte des 19. Jahrhunderts ein Experiment durch: Er sandte 33 Kollegen die Symptome eines Patienten zu, mit der Aufforderung, ihm das am besten passende Arzneimittel brieflich mitzuteilen. In der Folge erhielt er 22 Antworten, welche übereinstimmend dasselbe Arzneimittel empfahlen (*Herings medizinische Schriften* [3]). Heute würde eine Wiederholung desselben Versuchs aufgrund der Aufsplitterung der Homöopathie in viele verschiedene Richtungen vermutlich eher zu zahlreichen Arzneimitteln führen als zu einer einheitlichen Mittelwahl. Bei einer fehlenden Reproduzierbarkeit der Mittelwahl leidet die Glaubwürdigkeit einer Methode, und sie wird angreifbar. Das haben viele erkannt. Eine Gegenbewegung zu dieser Aufsplitterung konnte deshalb nicht ausbleiben: Seit der Revision von Bönninghausens *Therapeutischem Taschenbuch* [4] im Jahr 2000, erfreut sich die Bönninghausen-Methode zunehmender Beliebtheit. Dies entspricht einer angemessenen Rückbesinnung auf die Ursprünge der Homöopathie, von der zu erwarten ist, dass sich sowohl die Behandlungseffizienz als auch die Reproduzierbarkeit der Mittelwahl verbessern werden.

Unter dem Druck, in einem therapeutisch schwierigen Gebiet möglichst gute Resultate zu erzielen, entwickelte ich während der Schweizerischen ADHS-Doppelblindstudie im Jahre 2001 die Polaritätsanalyse [5, 6, 7]. Diese basiert auf Bönninghausens Konzept der Kontraindikationen und ist ein Instrument zur Verbesserung der Präzision homöopathischer Verordnungen. In der Abhandlung *Die homöopathische Behandlung von Kindern mit ADS/ADHS* [8] wurden die damit erreichbaren Resultate 2005 erstmals der Öffentlichkeit vorgestellt. Eine zweite Schrift mit dem Titel *Effiziente homöopathische Behandlung* [9] erschien 2007; sie erläutert die Anwendung der Polaritätsanalyse bei einfachen akuten und chronischen Erkrankungen und zeigt die dabei erzielten Ergebnisse auf. Da sowohl bei den ADHS-Patienten als auch bei den akuten und chronischen Erkrankungen eine deutliche Steigerung des Behandlungserfolges zu verzeichnen war, wurde als nächstes die Übertragung der Methode auf mehrfachkranke (multimorbide) Patienten in Angriff genommen. Dies ist das Thema der vorliegenden Arbeit.

Bei Patienten im mittleren und späteren Lebensalter ist das parallele Vorkommen mehrerer Symptomenkomplexe bzw. mehrerer Diagnosen nicht selten. Die konventionelle Medizin versucht, diesem Problem therapeutisch, wenn möglich mit Monosubstanzen, welche auf die einzelnen Symptome abgestimmt sind, zu begegnen. Bei gewissen Menschen kann dies dazu führen, dass sie bis zu zehn und mehr Medikamente täglich einnehmen müssen. Da diese auch Interaktionen verursachen, wird eine solche Therapie nebulös und schwer kontrollierbar. Nicht selten müssen wegen Nebenwirkungen zusätzliche Medikamente eingenommen werden. Ein Beispiel dafür ist die Gastritis als Nebenwirkung nicht-steroidaler Antirheumatika, die mit einem Protonenpumpenhemmer unterdrückt werden muss. Da viele Patienten oft gar nicht richtig verstehen, wofür sie ihre Medikamente einnehmen sollen, sind sie der Behandlung gegenüber kritisch eingestellt und nehmen die verschriebenen Mittel unzuverlässig ein. Hinzu kommt, dass die Kosten einer konventionellen Pharmakotherapie beträchtlich sind und einen erheblichen Anteil an den steigenden Gesundheitsausgaben ausmachen.

Multimorbide Patienten, welche in diesem Buch definiert werden als solche mit einem parallelen Vorkommen von mindestens drei Leidensbereichen, sind eines der wichtigsten Einsatzgebiete in der homöopathischen Praxis. Die Erprobung der Polaritätsanalyse bei mehrfachkranken Patienten wurde als offene prospektive Verlaufsstudie über mindestens 12 Monate durchgeführt. Die dabei gewonnenen Erkenntnisse, wie auch die insgesamt sehr erfreulichen Ergebnisse der Arbeit, die – wie erwähnt – die mathematische Heilungsgewissheit Hahnemanns deutlich näher rücken lassen, sind im vorliegenden Buch beschrieben. Der wichtigste Faktor, der noch besseren Resultaten entgegensteht, und der nicht von ärztlichen Fähigkeiten abhängt, ist, neben der Notwendigkeit einer genauen Beobachtung der Symptome durch die Patienten, ein vollkommen zuverlässiges Instrumentarium. *Bönninghausens Therapeutisches Taschenbuch* [4] ist momentan zwar wohl das beste Repertorium, aber es ist noch lange nicht vollkommen. So besteht unter anderem das Problem der gleichläufigen Grundmodalitäten, sodass etwa eine Ischias-Schmerz-Symptomatik mit den Modalitäten > im Liegen, < im Sitzen, > im Gehen – nicht erfolgreich analysierbar ist. Auch bestehen zahlreiche Unstimmigkeiten, wie die Revision der homöopathischen Materia medica durch die MMRH-Arbeitsgruppe aufzeigt [10], und wichtige Arzneimittel, wie Argentum nitricum, Gelsemium sempervirens usw. fehlen.

## 1.2 Bönninghausens Erkenntnis

Bönninghausen riet, zwecks Absicherung der Mittelwahl, zu überprüfen, ob ein oder mehrere Bestandteile der Patientensymptomatik zu den Geniussymptomen des zu verabreichenden Mittels im Widerspruch stehen [4]. Das Verständnis dieser Aussage ist der Schlüssel zu präziseren Verordnungen und bietet auch eine Erklärung dafür, weshalb gewisse Arzneimittel nichts bewirken, obwohl sie alle Symptome des Patienten abdecken. Was genau bedeutet der Rat Bönninghausens?

### 1.2.1 Der Genius der Arznei

Sogenannte „große" Arzneimittel, wie Sulphur, Phosphorus oder Lycopodium clavatum, umfassen in den Enzyklopädien von Allen [11] oder Hering [12] 3 000 bis 4 000 Symptome, „mittelgroße" Arzneimittel, wie Aconitum napellus oder Pulsatilla pratensis, 1 000 bis 2 000, „kleinere" Arzneimittel, wie Ipecacuanha oder Strontium carbonicum, immer noch einige hundert Symptome. Im Anblick dieser Fülle schreibt Bönninghausen:

> „Die meisten Arzneistoffe, die auf ihre eigentümlichen Wirkungen ausgeprüft sind, enthalten in ihren Symptomen-Reihen das Material für sehr viele der verschiedenartigsten Krankheiten, so dass man beim ersten Anblicke geneigt sein möchte, zu glauben, man könnte damit fast alle Beschwerden heilen. In der That kann auch jede Arznei für sehr viele derselben das richtige Heilmittel abgeben, aber nur in solchen Fällen, wo das Charakteristische nebst ihrer individuellen Gesammt-Wirkungsart gleichzeitig genau dem des Patienten entspricht." [13]
> 
> Des Weiteren stellt er fest, „… dass man von den verschiedensten Mitteln, welche der Gattung der Krankheit [den charakteristischen Symptomen] entsprechen, deren Unterschiede und wahren Genius kennen muss, um im Stand zu sein, dasjenige auszuwählen, was der vorhandenen Art und Varietät [Symptomatik] am genauesten und vollständigsten entspricht." [14]

# 1 – Anwendung der Polaritätsanalyse bei multimorbiden Patienten

▶ **Tab. 1.1** Bönninghausens Gradeinteilung der Symptome [15].

| Grad | Bedeutung |
|---|---|
| 1. Grad | Seltenes Vorkommen des Symptoms in der Arzneimittelprüfung. |
| 2. Grad | Häufiges Vorkommen des Symptoms in der Arzneimittelprüfung. |
| 3. Grad | Das Symptom ist durch das Arzneimittel klinisch geheilt worden. |
| 4. Grad | Das Symptom ist durch das Arzneimittel häufig klinisch geheilt worden. |
| 5. Grad | Symptom 4. Grades, das von Bönninghausen durch zusätzliche Unterstreichung aufgrund *sehr* häufiger klinischer Beobachtung hervorgehoben wurde. |

Damit die Bedeutung der einzelnen Symptome eines Arzneimittels genauer abgeschätzt werden kann, führte er eine **Gradeinteilung** ein, welche in seinem Repertorium [15] ausgeführt ist (▶ Tab. 1.1).

Das Charakteristische eines Arzneimittels zeigt sich vor allem in den hochgradigen Symptomen, also denjenigen des 3. bis 5. Grades. Betrachtet man nur diese, so gewinnt die Symptomatik einiges an Klarheit. In diesem Zusammenhang hat Bönninghausen den Begriff des **Genius der Arznei** geprägt, der sich aus seinem ausgedehnten Schrifttum wie folgt ableiten lässt:

### ℹ️ Allgemeine Info
Der **Genius einer Arznei** umfasst all jene Eigenschaften und Zeichen, die das Arzneimittel wie einen roten Faden durchlaufen, Symptome also, die mehrfach beobachtet wurden, in verschiedenen Körperbereichen auftreten und sich durch klinische Bestätigungen deutlich kundtun.

Zur Erarbeitung des Genius werden die hochgradigen Symptome durchgesehen und sich Wiederholendes, Individuelles und Auffallendes herausgeschrieben. Besonders bedeutend sind dabei die Modalitäten, welche nach *Organon* § 133 [1] das Individuelle und Charakteristische eines Symptomes ausmachen. Als erläuterndes Beispiel diene ein Teilresultat der Durchsicht von Bryonia alba: Dieses Arzneimittel führte in den Arzneimittelprüfungen häufig zu **stechenden Schmerzen in verschiedenen Lokalisationen, verschlimmert durch Bewegung, gebessert durch Druck**. Diese Symptomen-Kombination ist so häufig, dass sie (nach Bönninghausen) zum Genius von Bryonia gehört, und deswegen **generalisiert** werden darf. Das heißt, dass stechende Schmerzen, die sich durch Bewegung verschlimmern und durch Druck bessern, jeder Lokalisation zugeordnet werden können, also auch solchen, die in der Prüfung nicht beobachtet wurden. Die praktische Bedeutung des Geniusbegriffs fasst Bönninghausen folgendermaßen zusammen:

> „Der Genius des Heilmittels muss in allen Fällen dem Genius der Gesamtkrankheit, wie er sich durch seine charakteristischen Symptome zu erkennen gibt, genau entsprechen." [13]

## 1.2.2 Kontraindikationen

Was bedeutet nun der Satz Bönnighausens „Ein oder mehrere Bestandteile der Patientensymptomatik dürfen nicht zu den Geniussymptomen des Arzneimittels im Widerspruch stehen"?

Sozusagen jedes homöopathische Arzneimittel weist eine gewisse Anzahl **polarer** Symptome auf, also Symptome, die auch ein Gegenteil haben können, z.B. **Bewegungsverlangen/Bewegungsabneigung, Durst/Durstlosigkeit, Wärme bessert/Wärme verschlimmert** usw. Ein Arzneimittel deckt nicht selten beide Pole ab, meist jedoch in unterschiedlichen Wertigkeiten. Da für eine optimale Mittelwahl dasjenige Medikament gefunden werden muss, das mit seinem Genius den charakteristischen Patientensymptomen am besten entspricht, sollten diese möglichst hochwertig, im Idealfall eben von Geniussymptomen, abgedeckt werden. Wird nun ein polares Patientensymptom von einem bestimmten Arzneimittel tiefwertig, der Gegenpol aber hochwertig abgedeckt, so entspricht dies – nach Bönninghausen – einem Widerspruch, einer **Kontraindikation** für dieses Mittel. Bei Nux vomica z.B. ist die **Abneigung gegen Bewegung** 4-wertig, das **Verlangen nach Bewegung** nur 1-wertig. Nux vomica wird deshalb einen

Patienten, der ein Bedürfnis hat sich zu bewegen, kaum heilen, obschon es diesem Symptom entspricht. Sind das Patientensymptom und der Gegenpol beide im gleichen Grade hochwertig, so handelt es sich **nicht** um ein Geniussymptom und damit auch nicht um eine Kontraindikation. Sind beide hochwertig, der Gegenpol aber höher gradiert als das Patientensymptom, so besteht eine **relative Kontraindikation.** Pulsatilla pratensis hat z.B. das Symptom Gereiztheit im dritten Grad, Sanftheit im vierten. In diesem Falle muss die korrekte Mittelwahl durch den Materia-medica-Vergleich entschieden werden.

## 1.3 Die Entwicklung der Polaritätsanalyse

In der Polaritätsanalyse wird Bönninghausens Erkenntnis mit **allen** polaren Symptomen systematisch umgesetzt, einerseits, indem alle Mittel mit **Kontraindikationen** ausgeschlossen werden, andererseits durch das Berechnen der **Polaritätsdifferenz.** Diese ergibt ein Maß für die Heilungswahrscheinlichkeit eines Arzneimittels (▶ Abb. 1.1).

Für eine zuverlässige Mittelbestimmung sollten mindestens 5 polare Symptome zur Verfügung stehen. Zur Berechnung der Polaritätsdifferenz addiert man bei jedem infrage kommenden Arzneimittel die Wertigkeiten der **polaren** Patientensymptome und subtrahiert davon die Wertigkeiten der entsprechenden Gegenpolsymptome.

> ✱ **Merke:** Je höher die Polaritätsdifferenz, umso eher entspricht ein Arzneimittel der charakteristischen Patientensymptomatik, vorausgesetzt es liegen keine Kontraindikationen vor.

▶ **Tab. 1.2** Gewichtung der Resultate der Polaritätsanalyse.

| Gewichtung | Resultat |
|---|---|
| Punkt 1 | Abwesenheit von Kontraindikationen |
| Punkt 2 | Höhe der Polaritätsdifferenz |
| Punkt 3 | Vollständigkeit der Symptomenabdeckung* |
| Punkt 4 | Übereinstimmung der Patientensymptome mit dem Genius der infrage kommenden Arzneimittel (Materia-medica-Vergleich) |

*Wichtig: Bei multimorbiden Patienten mit vielen Symptomen entfällt Punkt 3.

Polaritätsdifferenzen von 0 oder kleiner (also negative Werte) zeigen Arzneimittel an, welche auf unspezifische Weise, also **nicht** mit ihrem Genius, alle Patientensymptome abdecken. Solche Arzneimittel haben eine sehr geringe Heilungswahrscheinlichkeit. Die Anwendung der Polaritätsdifferenz wird anhand des Fallbeispiels in Kap. 1.6, S. 7 erläutert. Mit ihrer Hilfe kann bei einem Repertorisationsresultat, bei dem mehrere Arzneimittel alle Patientensymptome abdecken, das Bestpassende leichter identifiziert werden. Sie ist heute im Repertorisationsprogramm zu *Bönninghausens Therapeutischem Taschenbuch* [17] und weiteren Bönninghausen-Programmen integriert [18, 19, 20].

Aufgrund neuer Erkenntnisse des Autors[1] ergibt sich die in ▶ Tab. 1.2 dargestellte Gewichtung der Resultate der Polaritätsanalyse (von 1–4 abnehmende Bedeutung, wobei die Punkte 1 und 2 nahezu gleichwertig sind).

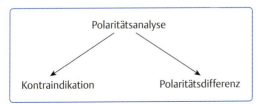

▶ **Abb. 1.1** Die Elemente der Polaritätsanalyse.

---

[1] Durch die Anwendung der Polaritätsanalyse bei multimorbiden Patienten ergab sich, dass die Vollständigkeit der Symptomenabdeckung erst das dritte und nicht das wichtigste Kriterium in der Gewichtung ist. Die entsprechende Tabelle in der 1. Auflage des Buches *Effiziente homöopathische Behandlung* ([9], S. 20) muss deswegen korrigiert werden.

## 1.4 Repertoriumspezifische Checklisten und Fragebögen

Mit der Einführung der **Polaritätsanalyse** wurde der Weg geebnet, um mit relativ wenigen, aber zuverlässigen Symptomen eine Mittelbestimmung durchzuführen. Damit polare Symptome möglichst vollständig und gezielt erfasst werden können, wurden zur Ergänzung der konventionellen Anamnese **11 Checklisten für akute Erkrankungen** und **13 Fragebögen für chronische Krankheiten** erarbeitet (▶ Kap. 3). Ein „allgemeiner Fragebogen" dient zur Erfassung von Nebensymptomen bei chronischen Krankheiten, und ein „Fragebogen Umfeld" zur Identifikation von Faktoren, die die Heilung behindern könnten. Diese Fragebögen dienen auch zur Ergänzung der Fallaufnahme bei multimorbiden Patienten. Die Checklisten (▶[9]) können für etwaige interkurrente akute Erkrankungen verwendet werden (▶ Fallbeispiel 1, S. 7f.).

Bei der Erstellung der Checklisten und Fragebögen wurden nur Repertoriumsrubriken aus *Bönninghausens Therapeutischem Taschenbuch* [4] berücksichtigt. Damit entfällt der Übersetzungsprozess zwischen Patientenformulierung und Repertorium, welcher eine mögliche Fehlerquelle sein kann. Die Checklisten und Fragebögen sind also „repertoriumspezifisch". Sie sind unterteilt in die folgenden Abschnitte:
1. Ursache der Erkrankung (freie Beschreibung)
2. Grundmodalitäten
3. lokale Modalitäten, Empfindungen und Befunde (geordnet nach Lokalisation)
4. Veränderungen des Gemüts
5. weitere, im Fragebogen nicht aufgeführte Symptome (freie Beschreibung)

Vor der Repertorisation wird jedes Symptom, das der Patient unterstrichen hat, mit ihm besprochen, damit klar ist, was er genau beobachtet hat. Eine unkritische Eingabe ins Computer-Repertorium soll unbedingt vermieden werden, da sich dabei Missverständnisse einschleichen können. Das bedeutet, dass der Patient bei der Repertorisation auch anwesend sein sollte. Das wertvollste Kriterium für die genaue Mittelbestimmung stellen die polaren Symptome (besonders die Modalitäten) dar.

### 1.4.1 Checklisten für akute Erkrankungen

- akute Erkrankungen der Atemwege
- akute Erkrankungen des Bewegungsapparates
- grippale Symptomatik
- Heuschnupfen und allergische Bindehautentzündung
- akute Erkrankungen des HNO-Bereichs
- Kinderkrankheiten
- akute Kopfschmerzen und Schwindel
- akute Erkrankungen des Magen-Darm-Traktes
- akute Erkrankungen der Nieren und Harnwege
- Reisekrankheit
- Erkrankungen von Säuglingen

### 1.4.2 Fragebögen für chronische Erkrankungen

- Allgemeiner Fragebogen (▶ S. 129)
- ADS und Wahrnehmungsstörungen (▶ S. 151)
- Allergien (▶ S. 145)
- Gynäkologie (▶ S. 139)
- HNO- und Atemwegerkrankungen (▶ S. 133)
- Herz-Kreislauf (▶ S. 135)
- Magen-Darm-Trakt (▶ S. 137)
- Neurologie (▶ S. 131)
- Psyche (▶ S. 147)
- Bewegungsapparat (▶ S. 143)
- Schlafstörungen (▶ S. 149)
- Urologie (▶ S. 141)
- Umfeld (▶ S. 157)

Die Fragebögen finden sich in ▶ Kap. 3, S. 127ff.; sie können beim Karl F. Haug-Verlag (www.haug-verlag.de) oder von der Website des Autors (www.heinerfrei.ch) heruntergeladen werden. Die Checklisten für akute Erkrankungen sind im Buch *Effiziente homöopathische Behandlung* [9] publiziert und sind ebenfalls beim Verlag oder beim Autor herunterzuladen.

## 1.5 Einführung in die Methodik anhand einer akuten Erkrankung

### 1.5.1 Fallbeispiel 1: Kollapszustände bei Enteritis

**Frau G. T., 44 Jahre**[2]

Frau T. ist eine kleine, sehr magere Patientin, die an der Studie zur Fallaufnahme bei multimorbiden Patienten (Komplexe Fallaufnahme, KFA-Studie) teilnimmt. Neben der Arbeit, die sie für drei Teenager und den Ehemann zu Hause leisten muss, bewältigt sie in einem heilpädagogischen Beruf 44 Therapiestunden pro Woche. Beim Eintritt in die KFA-Studie litt sie an einer Erschöpfungsdepression, an Migräne, Asthma, einem Colon irritabile und Menstruationsbeschwerden. Unter Nux vomica in aufsteigenden Q-Potenzen (3, 6, 9) haben sich die Beschwerden innerhalb von 3 Monaten um 93 % gebessert. Die Patientin bleibt danach unter weiteren Q-Potenzen Nux vomica über 9 Monate stabil. Dann kommt sie plötzlich notfallmäßig in die Praxis, nachdem sie wegen einer Enteritis dreimal kollabierte. Auch die Bauchschmerzen, die sie vor der Behandlung hatte, sind wieder aufgetreten.

Bei der Untersuchung hat sie Blutdruckwerte um 110/75 mmHg und eine Pulsfrequenz von 56/Minute (Puls klein – P[3]/langsam – P). Im Schellong-Test steigt der Blutdruck nicht an wie er sollte, sondern fällt sogar um einige mm Hg ab. Es handelt sich also um eine krankheitsbedingte, orthostatische Hypotonie.

Aus der Checkliste für akute Erkrankungen des Magen-Darm-Traktes schreibt Frau T. die folgenden Symptome heraus:

- Stuhldrang
- Blähungsschmerz
- Stechen innerer Teile
- Ohnmachtsanfälle
- Durstlosigkeit – P
- < Kälte – P
- < im Freien – P
- < nach Essen – P
- \> Ruhe – P
- \> Liegen – P
- \> Sitzen – P

Die zusätzliche Anamneseerhebung ergibt keine weiteren Symptome.

---

[2] Alle Namen in diesem Buch sind geändert.

[3] P = Polare Symptome

# 1 – Anwendung der Polaritätsanalyse bei multimorbiden Patienten

## Repertorisation[4]

▶ Tab. 1.3  Repertorisation (Arzneimittel geordnet nach Treffern).

| Arzneimittel | Bell. | Camph. | Phos. | Chin. | Con. | Arn. | Canth. | Verat. |
|---|---|---|---|---|---|---|---|---|
| **Treffer** | 13 | 13 | 13 | 13 | 13 | 13 | 13 | 13 |
| **Polaritätsdifferenz** | 10 | 19 | 2 | 2 | 6 | 4 | 8 | 0 |
| **Patientensymptomatik** | | | | | | | | |
| **Nichtpolare Symptome** | | | | | | | | |
| Stuhldrang | 2 | 1 | 3 | 1 | 1 | 2 | 3 | 2 |
| Blähungsschmerz | 1 | 1 | 3 | 4 | 3 | 3 | 2 | 4 |
| Stechen innerer Teile | 3 | 1 | 4 | 4 | 2 | 3 | 4 | 1 |
| Ohnmacht | 2 | 3 | 3 | 4 | 1 | 3 | 1 | 3 |
| **Polare Symptome** | | | | | | | | |
| Puls klein | 3 | 3 | 3 | 3 | 1 | 2 | 1 | 4 |
| Puls langsam | 3 | 3 | 1 | 1 | 3 | 2 | 3 | 3 |
| Durstlosigkeit | 2 | 3 | 2 | 2 | 3 | 1 | 2 | 2 |
| < Kälte | 3 | 4 | 2 | 2 | 3 | 2 | 2 | 1 |
| < im Freien | 4 | 3 | 3 | 3 | 5 | 1 | 2 | 1 |
| < nach Essen | 1 | 1 | 3 | 3 | 4 | 2 | 1 | 3 |
| > in Ruhe | 4 | 3 | 1 | 1 | 1 | 3 | 2 | 1 |
| > Liegen | 3 | 2 | 1 | 1 | 1 | 3 | 3 | 1 |
| > Sitzen | 2 | 2 | 1 | 1 | 1 | 2 | 1 | 1 |
| **Gegenpolsymptome** | | | | | | | | |
| Puls groß | 4(KI)* | 1 | 2 | 2 | 1 | 3KI** | 2 | 2 |
| Puls schnell | 3*** | 1 | 4KI | 2 | 1 | 1 | 2 | 1 |
| Durst | 3KI | 0 | 1 | 4KI | 1 | 3KI | 2 | 3KI |
| > Kälte | 1 | 0 | 1 | 1 | 0 | 1 | 0 | 1 |
| > im Freien | 1 | 1 | 3KI | 0 | 1 | 2 | 1 | 2 |
| > nach Essen | 0 | 0 | 3 | 2 | 0 | 1 | 0 | 2 |
| < in Ruhe | 1 | 0 | 1 | 1 | 4KI | 1 | 0 | 2 |
| < Liegen | 1 | 1 | 1 | 1 | 4KI | 1 | 1 | 2 |
| < Sitzen | 1 | 1 | 1 | 2 | 4KI | 1 | 1 | 2 |

Polare Symptome = blau
*) Relative Kontraindikation: Patientensymptom und Gegenpol hochpolar, Gegenpol aber 4-, Patientenpol nur 3-wertig.
**) Kontraindikation: Patientenpol tiefwertig (Grade 1–2), Gegenpol hochwertig (Grade 3–5).
***) Keine Kontraindikation: Der Patientenpol ist hochwertig, der Gegenpol ebenfalls.

> **Berechnung der Polaritätsdifferenz**
> Bei jedem Arzneimittel werden die Grade der polaren Symptome (blau) addiert. Davon wird die Summe der Grade der Gegenpolsymptome dieses Arzneimittels (schwarz, kursiv) subtrahiert. Das Resultat ist die Polaritätsdifferenz.

Vierzehn Arzneimittel decken alle Symptome ab, aber nur Camphora officinarum, Cantharis vesicatoria und Kalium carbonicum haben keine Kontraindikationen (▶ Tab. 1.3).

### Materia-medica-Vergleich für Camphora officinarum [21]

**Stuhl und Anus:** Diarrhö: mit kolikartigen Schmerzen, besonders wenn durch Kälte verursacht. Diarrhö beginnt sehr plötzlich; plötzliches und starkes Schwinden der Kräfte.

---

[4] Alle Repertorisationen in diesem Buch wurden mit der Software von Bönninghausens *Therapeutischem Tagebuch* [17] durchgeführt.

## Materia-medica-Vergleich für Cantharis vesicatoria [21]

**Stuhl und Anus:** Heftiger Durchfall, teils ohne alle Schmerzen, teils mit Kolik im Leibe oder Brennen im After. Nach dem Stuhl Schauder und heftiger Frost.

## Materia-medica-Vergleich für Kalium carbonicum [21]

**Stuhl und Anus:** Durchfälle, meist abends und nachts, mit Leibschneiden und großer Mattigkeit.

## Mittelgabe und Verlauf

Die Höhe der Polaritätsdifferenz und der Materia-medica-Vergleich mit dem plötzlichen starken Schwinden der Kräfte sprechen für **Camphora**. Die Patientin erhält eine Dosis in der Potenzhöhe C 200.

Durchfälle und Schwäche verschwinden bereits am Tag der Einnahme, keine weiteren Ohnmachtszustände. Vier Wochen später macht sie die Rückmeldung, dass auch alle ihre Restbeschwerden, wie das noch leicht vorhandene Asthma und das Raynaud-Syndrom, vollständig verschwunden sind. Die Besserung beziffert sie jetzt mit 100 %. Das bleibt auch im weiteren Verlauf so.

## Anmerkungen zum Fallbeispiel 1

Bei dieser Patientin zeigt sich schön, wie mithilfe der Polaritätsanalyse aus vielen Arzneimitteln, die alle Symptome abdecken, das bestpassende gefunden werden kann.

Das akute Mittel führt nicht nur die jetzige Situation einer Heilung zu, sondern räumt gleich mit allen Restbeschwerden auf, die vor der Enteritis noch da waren. Solche Verläufe sind bei Anwendung der Polaritätsanalyse nicht selten. Es scheint, dass man so manchmal direkt ins Zentrum der Probleme vorstößt.

## 1.6 Praktisches Vorgehen bei multimorbiden Patienten

### 1.6.1 Vorbereitende Konsultation

Die Fallaufnahme erfolgt in zwei Sitzungen: In einer **vorbereitenden Konsultation** werden eine orientierende Anamnese und die körperliche Untersuchung durchgeführt mit dem Ziel einer ganzheitlichen Erfassung des Leidens. Wird die Indikation zu einer homöopathischen Behandlung gestellt, so erhält der Patient für jeden Symptomenkomplex die entsprechenden Fragebögen, mit der Aufforderung, diese bis zur eigentlichen Fallaufnahme sorgfältig vorzubereiten. Zusätzlich werden ein allgemeiner Fragebogen zur Erfassung etwaiger Nebensymptome sowie ein Fragebogen zum Umfeld mitgegeben. Letzterer soll helfen, Faktoren zu erkennen, die die Heilung behindern könnten.

### Arbeitsschritte der vorbereitenden Konsultation

- Anamnese
- Untersuchung
- Diagnosestellung
- gegebenenfalls Veranlassung ergänzender Diagnostik
- Abgabe und Erklärung der Fragebögen

### 1.6.2 Große Fallaufnahme

Bei der nach einem Intervall von 2–4 Wochen folgenden **Fallaufnahme** werden die mitgebrachten Fragebögen gesichtet, die unterstrichenen Symptome besprochen und allenfalls ergänzt sowie ein Anamneseprotokoll erstellt. Das Anamneseprotokoll ist eine Excel-Tabelle, in der für jedes Leiden die Diagnose, dessen Beginn (Jahr), die Häufigkeit des Auftretens der Beschwerden, Lokalisationen (soweit relevant), Empfindungen, Befunde und Modalitäten sowie die durchschnittliche Symptomenintensität festgehalten wird (▶ Tab. 1.4). Zur Beurteilung derselben bewertet der Patient jedes Symptom auf einer Skala von 10 (maximale Beschwerden) bis 1 (minimale Beschwerden), wobei Häufigkeit und Schweregrad berücksichtigt werden müssen.

Das Anamneseprotokoll (▶ Tab. 1.5) ist ein Teil der Krankengeschichte des Patienten; es wird ihm nicht mit nach Hause gegeben. Damit der Heilungsverlauf präzise erfasst werden kann, nimmt der Patient die Bewertung der Symptomenintensität bei jeder Verlaufskontrolle wieder vor. Das Excel-Programm berechnet sodann von allen Symptomen einen Mittelwert der Symptomenintensität. Dieser wird zusammen mit der Intensität jedes einzelnen

1 – Anwendung der Polaritätsanalyse bei multimorbiden Patienten

▶ **Tab. 1.4** Eintrag ins Anamneseprotokoll (Bsp.)

| Diagnose/Beginn | Häufigkeit | charakteristische Symptome | Symptomenintensität |
|---|---|---|---|
| Raynaud-Syndrom 2004 | 3-mal/Woche | Weißwerden der Finger | |
| | | rechte Hand | |
| | | Ameisenlaufen | 7 |
| | | < Kälte | |
| | | > Einhüllen | |

Symptoms direkt in eine Verlaufsgrafik umgesetzt, die den Heilungsverlauf sichtbar macht und etwaige Entscheidungen über die Mittelwechsel erleichtert.

Die Tabelle **Anamneseprotokoll** (▶ Tab. 1.5) kann von der Website des Haug-Verlags oder des Autors (www.heinerfrei.ch) heruntergeladen werden. Da sie auch zur Verlaufskontrolle dient, wird in Kap. 1.6.5 nochmals auf sie eingegangen. Die einzelnen Schritte der großen Fallaufnahme sind nachfolgend zusammengefasst.

## Arbeitsschritte der großen Fallaufnahme
- Sichtung und Besprechung der auf den Fragebögen unterstrichenen Symptome
- erste ergänzende Befragung
- Erstellen des Anamneseprotokolls
- Repertorisation
- Besprechung der Differenzialdiagnose, nochmals ergänzende Befragung
- Materia-medica-Vergleich
- Mittelwahl
- Besprechung der Verhaltensregeln

▶ **Tab. 1.5** Anamneseprotokoll

| Name, Alter | | Start | | | | | |
|---|---|---|---|---|---|---|---|
| Diagnose Beginn der Symptomatik | Häufigkeit der Beschwerden | Datum der Konsultationen (rechts) Charakteristische Symptome (unten) | Datum Fallaufnahme | Datum 1. Kontrolle | Datum 2. Kontrolle | Datum 3. Kontrolle | Datum 4. Kontrolle |
| | | Mittelwert Symptomenintensität (Skala 10–0) (Automatische Berechung) | | | | | |
| | | Besserung (Skala 0–10) | 0 | | | | |
| 1. Diagnose Jahr x | täglich | Symptome | Symptomenintensität | | | | |
| 2. Diagnose Jahr y | 1-mal/Woche | Symptome | Symptomenintensität | | | | |
| 3. Diagnose Jahr z | 2-mal/Monat | Symptome | Symptomenintensität | | | | |

## 1.6.3 Repertorisation und Mittelgabe

Nach dem Erstellen des Anamneseprotokolls wird dieses ausgedruckt und dann für die Repertorisation verwendet. In der **Repertorisation** wird mit dem Computerprogramm von *Bönninghausens Therapeutischem Taschenbuch* [17] eine erste homöopathische Differenzialdiagnose erarbeitet. Dabei werden zunächst **nur alle polaren Symptome** berücksichtigt. Widersprechen sich Symptome in unterschiedlichen Leidensbereichen, so müssen sie weggelassen werden, weil deren Polarität sich aufhebt. Die resultierende Differenzialdiagnose wird ausgedruckt, und danach die Wertigkeit hochpolarer Gegenpol-Symptome mit der Wertigkeit des Patientensymptoms verglichen, um Kontraindikationen auszuschließen. Unter den hochpolaren Arzneimitteln, die aus dieser Selektion hervorgehen, ergibt sich eine erste Auswahl möglicher Arzneimittel. Die Grundprinzipien der Repertorisation sind nachfolgend zusammengefasst.

### Grundprinzipien der Repertorisation

- Für die erste Sichtung werden nur polare Symptome berücksichtigt.
- Sich widersprechende Symptome werden weggelassen.
- Arzneimittel mit Kontraindikationen werden ausgeschlossen.
- Bei allen Arzneimitteln mit hohen Polaritätsdifferenzen werden Unklarheiten mit dem Patienten zusammen geklärt, bis sich das Bestpassende herauskristallisiert.

Die weitere Eingrenzung kann, wenn nötig, durch die Berücksichtigung der bisher nicht in die Repertorisation eingeflossenen Symptome erfolgen. Auch werden von einzelnen Arzneimitteln nicht abgedeckte Symptome nochmals besprochen und geklärt und gegebenenfalls durch eine präzisere Repertoriumsrubrik ersetzt. Abschließend werden die zwei bis drei besten Mittel noch mithilfe eines Materia-medica-Vergleichs evaluiert. In der Regel kann damit das bestpassende Mittel identifiziert werden. Die Kriterien für die Arzneimittelwahl sind im Folgenden zusammengefasst.

### Kriterien zur Arzneimittelwahl

- Welches Mittel hat die höchste Polaritätsdifferenz und weist keine Kontraindikationen auf?
- Sind fehlende Symptome wirklich relevant? Können sie durch eine andere Repertoriumsrubrik ersetzt werden?
- In *Bönninghausens Therapeutischem Taschenbuch* fehlende Symptome mithilfe eines Materia-medica-Vergleichs ergänzen (z.B. mit Clarke [21], Jahr [22] oder der Materia Medica Revisa Homoeopathiae [10]).

### Mittelgabe

Die **erste Mittelgabe** erfolgt in der Regel in der Potenzhöhe C 200. Seltener werden flüssige Q-Potenzen in täglicher Verabreichung verwendet (beginnend mit Q 3), besonders wenn eine parallele konventionelle Behandlung vorerst noch weitergeführt, oder wenn mit erheblichen Störfaktoren (z.B. eine andauernde schwere Stresssituation) gerechnet werden muss.

▶ **Tab. 1.6** Potenzwahl

| Gabe | Potenz |
|---|---|
| 1. Mittelgabe | Einzeldosis in der Potenz C 200 selten Q 3-Flüssigpotenz in täglicher Verabreichung |
| Folgemittel | M, XM, LM, CM Q-Potenzen in Dreierschritten |

## 1.6.4 Verlaufskontrolle

Verlaufskontrollen werden in monatlichen Abständen durchgeführt. Dabei wird, wie erwähnt, die Intensität jedes Symptoms erneut abgefragt und vom Patienten auf der Skala von 10–0 bewertet sowie eine Gesamtbewertung der Besserung auf einer Skala von 0–10 durchgeführt. Beim Eintragen der Symptomenintensitäten in die Excel-Tabelle (▶ **Tab. 1.5**) des Anamneseprotokolls erstellt diese automatisch die **Verlaufsgrafik** (▶ z.B. Abb. 1.2, S. 18), in der das Fortschreiten der Besserung in jedem einzelnen Bereich gut ersichtlich ist. Ein Wiederanstieg des Mittelwerts der Symptomenintensität kann Hinweis auf einen notwendigen Mittelwechsel sein, besonders dann, wenn er nicht auf äußere, nachteilige Einflüsse zurückzuführen ist. Die Mittelgaben erfolgen prinzipiell in monatlichen Abständen. Es wird nicht zugewartet mit der nächsten Mittelgabe, auch wenn ein Mittel noch gut wirkt (Bönninghausen erzielte mit der schnelleren Mittelabfolge auch schnellere Besserungen). Beim Fortschreiten der Heilung erfolgen die weiteren Mittelgaben also in vierwöchigen Abständen in aufsteigender Potenzhöhe (▶ Tab. 1.6). Es erfolgt keine Wiederholung der Dosis in der gleichen Potenzstufe wie bei Kent.

## Mittelwechsel

Mittelwechsel sind indiziert
- bei ungenügendem Ansprechen auf die Behandlung,
- bei einer ungenügenden Wirkungsdauer eines scheinbar richtig gewählten Mittels,
- wenn die Besserung nach initial guten Fortschritten mit weiteren Mittelgaben nicht mehr voranschreitet,
- beim Wiederauftreten und Persistieren früherer Symptome, oder
- wenn neue Symptome auftreten.

Ein Mittelwechsel erfordert grundsätzlich eine neue Fallaufnahme, in der die noch bestehenden und die neu hinzugekommenen Symptome erfasst werden müssen. Die noch bestehenden Symptome können vom Patienten im Anamneseprotokoll mit einem Leuchtstift markiert werden. Wenn mehrmals eine neue Fallaufnahme durchgeführt werden muss, was vorkommen kann, so bezeichnet man die noch vorhandenen Symptome bei der Fallaufnahme mit einer anderen Farbe. Neu hinzugekommene Symptome werden jeweils dazu notiert. Falls die neue Symptomatik umfangreich ist, ist eine erneute Vorbereitung mit den entsprechenden Fragebögen zu empfehlen. Dies gilt auch für Fälle, in denen die Besserung über mehrere Etappen nicht genügend schnell voranschreitet.

### 1.6.5 Fallbeispiel 2: Diskushernie mit postoperativer Paraparese und Sensibilitätsstörung

#### Frau B. Z., 46 Jahre
Frau Z. ist eine große, nach außen robust wirkende, liebenswürdige Patientin, welche seit ihrer Scheidung vor einigen Jahren vom Pech verfolgt wird. Ihre frühere psychische Belastbarkeit ist nach einem Elektrounfall mit Stromschlag vor zwei Jahren auf den Nullpunkt gesunken. Wegen Mobbings hat sie mehrere Stellenwechsel hinter sich, und vor einigen Monaten ging auch ihre damalige Paarbeziehung in Brüche. Gleichzeitig exazerbierten ihre schon immer vorhandenen Rückenschmerzen massiv. Die Abklärung ergab eine Diskushernie im Bereich der Lendenwirbelsäule, welche wegen neurologischen Ausfällen operativ angegangen werden musste. Seither fühlt sie sich völlig geschwächt, leidet an Durchfällen und hat massiv an Gewicht verloren. Sie leidet auch unter Verlustängsten, kann nichts mehr loslassen und hat neuerdings auch Kontrollzwänge (muss sich mehrmals versichern, dass die Herdplatte abgeschaltet und die Wohnungstüre geschlossen ist). Alle bisherigen Versuche, sich aus dieser Krise zu befreien, waren erfolglos. Aktuell sind ihre Symptome so ausgeprägt, dass sie auch nicht arbeiten kann. Ziemlich verzweifelt und niedergeschlagen, und sozusagen als letzte Hoffnung, kommt sie in die homöopathische Praxis.

Im **Status** findet sich eine magere Patientin mit eingefallenen Augen, dunklen Augenringen und tief eingekerbten Falten im Gesicht. Die somatische Abklärung ergibt neben einer bekannten, konventionell behandelten Hypertonie, einer leicht verminderten groben Kraft (lähmige Schwäche) sowie einer praktisch aufgehobenen Sensibilität beider Beine keine Befunde.

Frau Z. bereitet sich mit den folgenden Fragebögen auf die komplexe Fallaufnahme vor:
- Neurologie → Paraparese
- Psyche → Neurasthenie
- Magen-Darm-Trakt → Durchfälle
- Herz-Kreislauf → Raynaud, Hypertonie
- Allgemein → Nebenbeschwerden
- Umfeld → behindernde Einflüsse

### Anamneseprotokoll
Im nachfolgenden Anamneseprotokoll sind die Symptome der Patientin zusammengefasst (▶ Tab. 1.7).

### Repertorisation
Die **Repertorisation** erfolgt zunächst nur mit allen polaren Symptomen. Verwendet wird das PC-Programm von *Bönninghausens Therapeutischem Taschenbuch* ([17] ▶ Tab. 1.8).

## 1.6 Praktisches Vorgehen bei multimorbiden Patienten

▶ Tab. 1.7 Anamneseprotokoll Patientin B.Z.

| Diagnose Beginn der Symptomatik | Häufigkeit der Beschwerden | Datum der Konsultationen (rechts) Charakteristische Symptome (unten) | 28.04.08 | 30.05.08 | 21.07.08 | 02.08.08 | 12.09.08 | 13.10.08 | 13.11.08 | 12.01.09 | 24.02.09 |
|---|---|---|---|---|---|---|---|---|---|---|---|
| | | Mittelwert Symptomenintensität (Skala 10–0) | 6,5 | 2,0 | 1,3 | 1,3 | 3,0 | 2,3 | 0,8 | 0,3 | 0,0 |
| | | Besserung (Skala 0–10) | 0 | 8 | 9 | 9 | 5 | 9 | 10 | 10 | 10 |
| Paraparese 4 Monate | immer | Lähmige Schwäche Gefühllosigkeit Muskelzuckungen Steifigkeit < Verletzung Rückenmark < Zugluft < Anstrengung körp. – P* < Steigen hinauf – P < Sitzen – P < Stehen – P < Kälte – P < Entblößen – P < Kaltwerden – P [< nach Schlaf – P]** | 5 | 2 | 1 | 1 | 1 | 1 | 0 | 0 | 0 |
| Neurasthenie 2006 | immer | Verlustängste Hoffnungslosigkeit Kontrollzwänge < unglückliche Liebe < Ärger < Anstrengung geistig – P < Anstrengung körp. – P < Lesen – P > Gehen im Freien – P *** Traurigkeit – P [> nach Schlaf – P]** | 8 | 2 | 1 | 1 | 5 | 4 | 1 | 0 | 0 |
| Colon irritabile 2006 | täglich | Durchfall schmerzlos Bauchkrämpfe Stuhl schleimig/sauer Blähungen < Angst < Kummer < blähende Speisen < Bewegen – P < Anstrengung körperlich – P < Sitzen – P < Stehen – P < Kälte – P < Entblößen – P < Im Zimmer – P < Nahrungsmittel kalt – P Durst – P Hunger – P | 10 | 3 | 2 | 2 | 6 | 4 | 2 | 1 | 0 |

1 – Anwendung der Polaritätsanalyse bei multimorbiden Patienten

▶ **Tab. 1.7** (Forts.)

| Diagnose Beginn der Symptomatik | Häufigkeit der Beschwerden | Datum der Konsultationen (rechts) Charakteristische Symptome (unten) | 28.04.08 | 30.05.08 | 21.07.08 | 02.08.08 | 12.09.08 | 13.10.08 | 13.11.08 | 12.01.09 | 24.02.09 |
|---|---|---|---|---|---|---|---|---|---|---|---|
| | | Mittelwert Symptomenintensität (Skala 10–0) | 6,5 | 2,0 | 1,3 | 1,3 | 3,0 | 2,3 | 0,8 | 0,3 | 0,0 |
| | | Besserung (Skala 0–10) | 0 | 8 | 9 | 9 | 5 | 9 | 10 | 10 | 10 |
| Raynaud-Phänomen 2007 | im Winter | Weißwerden der Finger < Kälte – P < Kaltwerden – P | 3 | 1 | 1 | 1 | 0 | 0 | 0 | 0 | 0 |

*) P = Polare Symptome
**) […] sich widersprechende Symptome, die bei der Repertorisation weggelassen werden.
***) Dieses Symptom bedeutet nach Rückfrage **Ablenkung bessert**. Es wird bei der Repertorisation weggelassen, weil dies bei psychischen Leiden eine Selbstverständlichkeit ist.

Sechs Arzneimittel decken alle Symptome ab, aber nur Graphites naturalis hat keine Kontraindikationen. Relativiert man das Symptom **Hunger** etwas, so käme Natrium muriaticum, evtl. auch Arsenicum album infrage (hier fehlt die Traurigkeit).

### Materia-medica-Vergleich für Graphites naturalis [21]

**Gemüt:** Melancholie mit Neigung zu Kummer, Angst vor der Zukunft. Niedergeschlagenheit, trübe Stimmung. Neigung, sich unglücklich zu fühlen. Sehr ärgerlich. Große Angst, abends, als habe sich ein Unglück ereignet. Äußerste Bedenklichkeit, sie kann sich über nichts hinwegsetzen. Unentschlossenheit mit übermäßiger Vorsichtigkeit. Furchtsamkeit. Zerstreutheit und Vergesslichkeit.

**Appetit/Abdomen/Stuhl:** Großer Durst am Morgen und nach dem Essen. Säure im Magen mit Heißhunger. Nächtlicher Klammschmerz in allen Därmen. Versetzung und Anhäufung von Blähungen im Bauch. Sauer riechender Stuhl. Dünner Durchfallstuhl mit Schleimabgang.

▶ **Tab. 1.8** Repertorisation (Arzneimittel geordnet nach Vollständigkeit der Symptomenabdeckung).

| Arzneimittel | Nux-v. | Graph. | Sep. | Nat-m. | Ign. | Nat-c. | Lyc. | Ars. |
|---|---|---|---|---|---|---|---|---|
| Treffer | 15 | 15 | 15 | 15 | 15 | 15 | 14 | 14 |
| Polaritätsdifferenz | 22 | 30 | 16 | 17 | 13 | 5 | 15 | 23 |
| Patientensymptomatik | | | | | | | | |
| < Anstrengung körp. | 3 | 1 | 2 | 3 | 1 | 2 | 5 | 4 |
| < Steigen hinauf | 3 | 2 | 3 | 1 | 2 | 2 | 1 | 4 |
| < Sitzen | 1 | 4 | 4 | 1 | 1 | 3 | 4 | 2 |
| < Stehen | 1 | 1 | 3 | 1 | 2 | 2 | 2 | 1 |
| < Kälte | 4 | 2 | 2 | 1 | 3 | 2 | 1 | 4 |
| < Entblößung | 3 | 2 | 2 | 2 | 1 | 2 | 0 | 3 |
| < Kaltwerden | 4 | 3 | 3 | 1 | 2 | 2 | 3 | 4 |
| < Anstrengung geistig | 5 | 2 | 4 | 4 | 4 | 1 | 5 | 2 |
| < Lesen | 3 | 3 | 1 | 4 | 2 | 2 | 3 | 1 |
| Traurigkeit | 2 | 3 | 2 | 4 | 4 | 1 | 3 | 0 |
| < Bewegung während | 4 | 3 | 1 | 3 | 1 | 1 | 1 | 1 |
| < Zimmer | 1 | 4 | 1 | 2 | 2 | 1 | 2 | 1 |
| < Nahrungsmittel, Kaltes | 4 | 3 | 3 | 1 | 2 | 1 | 4 | 4 |
| Durst | 3 | 1 | 2 | 3 | 2 | 2 | 1 | 4 |
| Hunger | 2 | 4 | 3 | 2 | 2 | 2 | 3 | 2 |

▶ Tab. 1.8 (Forts.).

| Arzneimittel | Nux-v. | Graph. | Sep. | Nat-m. | Ign. | Nat-c. | Lyc. | Ars. |
|---|---|---|---|---|---|---|---|---|
| Treffer | 15 | 15 | 15 | 15 | 15 | 15 | 14 | 14 |
| Polaritätsdifferenz | 22 | 30 | 16 | 17 | 13 | 5 | 15 | 23 |
| Gegenpolsymptome | | | | | | | | |
| > Anstrengung körp. | 0 | 0 | 4KI | 1 | 3KI* | 0 | 0 | 0 |
| > Steigen hinauf | 0 | 0 | 0 | 0 | 0 | 0 | 2 | 0 |
| > Sitzen | 4KI | 1 | 0 | 2 | 1 | 1 | 0 | 1 |
| > Stehen | 3KI | 2 | 0 | 2 | 1 | 0 | 0 | 2 |
| > Kälte | 1 | 1 | 1 | 2 | 1 | 1 | 2 | 0 |
| > Entblößung | 1 | 0 | 1 | 0 | 2 | 0 | 4KI | 1 |
| > Kaltwerden | 1 | 2 | 1 | 1 | 1 | 1 | 4(KI)** | 0 |
| > Anstrengung geistig | 0 | 0 | 0 | 0 | 0 | 3KI | 0 | 0 |
| > Lesen | 0 | 0 | 0 | 0 | 0 | 3KI | 0 | 0 |
| Fröhlichkeit | 0 | 0 | 0 | 1 | 2 | 4KI | 2 | 0 |
| > Bewegung während | 0 | 0 | 3KI | 1 | 1 | 4KI | 4KI | 2 |
| > Zimmer | 4KI | 1 | 1 | 1 | 2 | 2 | 1 | 1 |
| > Nahrungsmittel, Kaltes | 1 | 0 | 2 | 2 | 0 | 0 | 0 | 1 |
| Durstlosigkeit | 2 | 0 | 3KI | 0 | 1 | 1 | 1 | 3*** |
| Appetitlosigkeit | 4KI | 1 | 4(KI) | 3KI | 3KI | 1 | 3 | 3KI |

*) KI = Kontraindikation: Patientenpol tiefwertig (Grade 1–2), Gegenpol hochwertig (Grade 3–5)
**) (KI) = Relative Kontraindikation: Patientensymptom und Gegenpol hochpolar, Gegenpol aber 4-, Patientenpol nur 3-wertig.
***) Keine Kontraindikation, da Patientenpol 4-wertig.

**Untere Extremitäten**: Beine schwer, müde und abgestorben. Taubheit und Steifigkeit der Oberschenkel und Zehen. Kalte Füße, auch abends im Bett.

## Materia medica-Vergleich für Natrium muriaticum [21]

**Gemüt**: Traurig und niedergeschlagen. Melancholische Gemütsstimmung. Ängstlich um die Zukunft besorgt. Freudlos. Große Gereiztheit. Ärgerlich, reizbar, zänkisch, missmutig. Vergesslich.

**Appetit/Abdomen/Stuhl**: Steter Durst mit Übelkeit, Auftreibung des Bauches. Zusammenziehende, wehenartig ziehende Bauchschmerzen. Blähungskolik, vorzüglich bei Bewegung. Schmerzlose, wässrige Diarrhö.

**Untere Extremitäten**: Lähmigkeit der Beine, besonders der Fußgelenke.

## Mittelgabe und Verlauf

Aufgrund der hohen Polaritätsdifferenz und dem eher für **Graphites** sprechenden Materia-medica-Vergleich erhält Frau Z. eine Dosis Graphites C 200.

Während 2 Wochen verschlechtern sich ihre Symptome deutlich, danach kommt es zu einer schnellen, fast dramatischen Besserung in allen Bereichen, die sie 4 Wochen nach der Mitteleinnahme mit 80 % bewertet. In der Zwischenzeit hat sie ihre Arbeit wieder aufgenommen. Sie erhält nun in monatlichen Abständen Graphites in aufsteigenden Potenzen, zuerst Graphites M, womit ihre Besserung auf 87 % steigt, danach XM, welches eine Besserung auf 91 % bewirkt.

Unter Graphites LM kommt es zur Krise. Zwei alte Symptome, nämlich Uretersteine mit einer nachfolgenden Zystitis und eine akute Lumbago werfen sie wieder aus der Bahn. Hinzu kommt, dass sie sich am Arbeitsplatz wieder verbal exponiert und deswegen ihre Stelle verliert. Die bisher erreichte Besserung sinkt auf 50 % zurück.

Zwei Gründe sprechen für eine neue Fallaufnahme: 1. Der aktuelle Einschnitt ist derart stark, dass eine einfache Wiederholung von Graphites wahrscheinlich nicht die richtige Maßnahme wäre, und 2. das Wiederaufteten alter, bereits vergangener Symptome (in der umgekehrten Reihenfolge ihres Erscheinens).

Als **neue Symptome** übermittelt Frau Z. Folgendes:
- Krämpfe und reißendes Ziehen in inneren Teilen
- Harndrang
- Harnabgang gering – P
- Muskeln klamm
- < Bücken – P
- < Wetter feucht-kalt
- < im Wind

Im Anamneseprotokoll markiert sie die **noch** bzw. **wieder vorhandenen** Symptome
- < Ärger
- < beim Erwachen – P
- < Anstrengung des Geistes – P
- < Anstrengung des Körpers – P
- < Steigen hinauf – P
- < Sitzen – P
- < Stehen – P
- < Kälte – P
- < Kaltwerden – P
- < Entblößung – P
- Hunger – P

Die zusätzliche Befragung ergibt keine weiteren Symptome. Diesmal werden die zwei nichtpolaren, aber doch bedeutungsvollen Modalitäten **Wind verschlimmert** und **feucht-kaltes Wetter verschlimmert** in die Repertorisation einbezogen (▶ Tab. 1.9).

▶ **Tab. 1.9** Repertorisation 1. Folgemittel (Arzneimittel geordnet nach Vollständigkeit der Symptomenabdeckung).

| Arzneimittel | Ars. | Nux-v. | Chin. | Aur. | Lach. | Nat-c. | Phos. | Nux-m. |
|---|---|---|---|---|---|---|---|---|
| **Treffer** | 14 | 14 | 14 | 14 | 14 | 14 | 14 | 14 |
| **Polaritätsdifferenz** | 21 | 14 | 15 | 23 | 16 | 15 | 4 | 14 |
| **Patientensymptomatik** | | | | | | | | |
| < im Wind | 3 | 4 | 3 | 2 | 3 | 2 | 4 | 1 |
| < Wetter feucht kalt | 3 | 1 | 2 | 2 | 5 | 4 | 1 | 4 |
| Harnabgang gering – P | 2 | 3 | 3 | 2 | 1 | 1 | 3 | 2 |
| < Bücken – P | 1 | 1 | 2 | 1 | 3 | 2 | 1 | 1 |
| < beim Erwachen – P | 5 | 4 | 5 | 2 | 2 | 4 | 4 | 1 |
| < Anstrengung körp. – P | 4 | 3 | 3 | 2 | 1 | 2 | 2 | 2 |
| < Anstrengung geistig – P | 2 | 5 | 2 | 2 | 5 | 1 | 1 | 1 |
| < Steigen hinauf – P | 4 | 3 | 1 | 2 | 2 | 2 | 1 | 1 |
| < Sitzen – P | 2 | 1 | 2 | 2 | 3 | 3 | 1 | 1 |
| < Stehen – P | 1 | 1 | 1 | 3 | 1 | 2 | 1 | 1 |
| < Kälte – P | 4 | 4 | 2 | 3 | 2 | 2 | 2 | 3 |
| < Kaltwerden – P | 4 | 4 | 2 | 4 | 1 | 2 | 3 | 2 |
| < Entblößen – P | 3 | 3 | 2 | 3 | 1 | 2 | 1 | 3 |
| Hunger | 2 | 2 | 4 | 3 | 1 | 2 | 2 | 3 |
| **Gegenpolsymptome** | | | | | | | | |
| Harnabgang viel – P | 2 | 1 | 1 | 1 | 1 | 2 | 1 | 0 |
| > Bücken – P | 1 | 2 | 1 | 0 | 1 | 0 | 1 | 0 |
| > beim Erwachen – P | 3 | 3 | 2 | 0 | 1 | 1 | 4 | 0 |
| > Anstrengung körp. – P | 0 | 0 | 0 | 0 | 0 | 0 | 0 | 0 |
| > Anstrengung geistig – P | 0 | 0 | 0 | 0 | 0 | 3KI | 0 | 0 |
| > Steigen hinauf – P | 0 | 0 | 0 | 0 | 0 | 0 | 0 | 0 |
| > Sitzen – P | 1 | 4KI | 1 | 1 | 0 | 1 | 2 | 2 |
| > Stehen – P | 2 | 3KI | 1 | 0 | 0 | 0 | 4KI | 1 |
| > Kälte – P | 0 | 1 | 1 | 1 | 1 | 1 | 1 | 1 |
| > Kaltwerden – P | 0 | 1 | 1 | 1 | 0 | 1 | 1 | 2 |
| > Entblößen – P | 1 | 1 | 2 | 1 | 1 | 0 | 2 | 0 |
| Appetitlosigkeit – P | 3KI | 4KI | 4 | 1 | 2 | 1 | 2 | 1 |

## Repertorisation 1. Folgemittel

Acht Arzneimittel decken alle Symptome ab, aber nur vier haben keine Kontraindikationen, China officinalis, Aurum metallicum, Lachesis muta und Nux moschata.

## Mittelgabe und Verlauf

Im Materia-medica-Vergleich lassen sich die vier Arzneimittel nicht weiter differenzieren. Frau Z. erhält deshalb einfach das höchstpolare Arzneimittel, **Aurum metallicum**, in der Potenz C 200.

Vier Wochen später sind die Rücken- und Nierenbeschwerden verschwunden, und sie beziffert die Besserung der Grundbeschwerden wieder mit 75 %. Die Patientin ist aber wieder sehr gestresst, weil sie eine neue Arbeitsstelle suchen muss. Zudem hat sie jetzt eine eitrige Tonsillitis und Schluckbeschwerden, also gleich nochmals eine interkurrente Erkrankung.

Aus der Checkliste für akute Erkrankungen im HNO-Bereich schreibt die Patientin jetzt die folgenden Symptome heraus:

- < Schlucken – P
- < Kälte – P
- < Zugluft
- \> Ruhe – P
- \> Warmeinhüllen – P
- \> Nahrungsmittel, warmes – P

Die weitere Exploration ergibt keine zusätzlichen Symptome.

## Repertorisation 2. Folgemittel

Neun Arzneimittel decken alle Symptome ab (zusätzlich Chamomilla, welches aber eine Kontraindikation hat); fünf haben keine Kontraindikationen. Nux vomica hat nicht nur die höchste Polaritätsdifferenz, sondern passt auch bestens zur aktuellen Stresssituation. Die Patientin erhält jetzt also **Nux vomica** C 200 (▶ Tab. 1.10).

## Weiterer Verlauf

Die Schluckbeschwerden bessern sich sehr schnell, und die Patientin beginnt zusätzlich, psychische Altlasten zu verarbeiten. Nach 4 Wochen hat sie immer noch etwas Rückenschmerzen und die Beine schlafen noch gelegentlich ein. Mit Nux vomica M steigt die Besserung auf 90 %, mit XM auf 95 % und mit LM auf 97 %. – Die Patientin findet eine neue Arbeitsstelle und plant einen Neubeginn ihres Lebens mit Umzug nach Zürich.

In der grafischen Verlaufskontrolle (▶ Abb. 1.2) kann der Ablauf der Heilung nachvollzogen werden.

▶ **Tab. 1.10** Repertorisation 2. Folgemittel (Arzneimittel geordnet nach Vollständigkeit der Symptomenabdeckung).

| Arzneimittel | Nux-v. | Rhus-t. | Sil. | Graph. | Ign. | Sep. | Canth. | Nat-c. |
|---|---|---|---|---|---|---|---|---|
| Treffer | 6 | 6 | 6 | 6 | 6 | 6 | 6 | 6 |
| Polaritemittelätsdifferenz | 12 | 8 | 8 | 8 | 0 | 2 | 8 | 3 |
| **Patientensymptomatik** | | | | | | | | |
| < Schlucken | 3 | 3 | 1 | 1 | 1 | 3 | 2 | 1 |
| < Kälte | 4 | 4 | 3 | 2 | 3 | 2 | 2 | 2 |
| < Zugluft | 2 | 2 | 4 | 1 | 4 | 2 | 1 | 3 |
| > Ruhe | 4 | 1 | 1 | 3 | 1 | 1 | 2 | 1 |
| > Warmeinhüllen | 3 | 4 | 4 | 2 | 1 | 2 | 2 | 2 |
| > Nahrungsmittel, Warmes | 4 | 4 | 2 | 3 | 2 | 1 | 1 | 1 |
| **Gegenpolsymptome** | | | | | | | | |
| > Schlucken | 3 | 1 | 0 | 2 | 4KI | 0 | 0 | 1 |
| > Kälte | 1 | 1 | 1 | 1 | 1 | 1 | 0 | 1 |
| < Ruhe | 0 | 4KI | 1 | 0 | 1 | 3KI | 0 | 2 |
| < Warmeinhüllen | 1 | 1 | 0 | 0 | 2 | 1 | 0 | 0 |
| < Nahrungsmittel, Warmes | 1 | 1 | 1 | 0 | 0 | 2 | 1 | 0 |

# 1 – Anwendung der Polaritätsanalyse bei multimorbiden Patienten

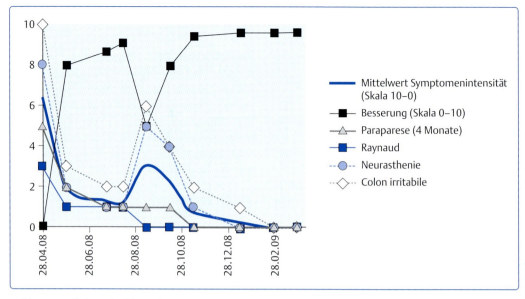

▶ **Abb. 1.2** Grafische Verlaufskontrolle Patientin B. Z.

## Anmerkungen zum Fallbeispiel 2

- In diesem Fallbeispiel wurden die Gemütssymptome zwar erwähnt, aber bewusst nicht in den Vordergrund gestellt, weil sie allgemein für die Mittelfindung eher verwirrend als klärend sind. Die Beschreibung von Gemütssymptomen ist sehr von der individuellen und kulturellen Prägung des Patienten abhängig. Dasselbe gilt für die Personen, die die Arzneimittelprüfung durchführten, durch die die Gemütssymptome in die Materia medica eingegangen sind. Hier eine Kongruenz herzustellen, ist zumindest sehr schwierig. Im Gegensatz dazu sind Modalitäten einfach und klar zu beschreiben, und in der Regel nicht vom individuellen und kulturellen Hintergrund der Patienten und „Prüfpersonen" abhängig. Deshalb sind sie die zuverlässigeren Wegweiser zum richtigen Arzneimittel.
- Obwohl die Gemütssymptomatik bei der Mittelwahl nicht berücksichtigt wurde, hat die Behandlung die Psychodynamik entscheidend beeinflusst: Frau Z. kam in einem Zustand von Hoffnungslosigkeit (oder vielleicht „letzter Hoffnung") am Ende einer ganzen Reihe von konventionell-medizinischen Behandlungen in die homöopathische Sprechstunde. Mit **Graphites** konnte sie ihre körperlichen und geistigen Kräfte wieder sammeln, um dann in einem befreienden Gespräch mit ihrem Vorgesetzten die Probleme am Arbeitsplatz zu bereinigen, und konnte auch den Mut zu einer Kündigung aufbringen. Unter der dadurch entstandenen neuen Ungewissheit litt sie zwar, was sich in einem vorübergehenden Rückschlag im Heilungsverlauf ausdrückte. Aber auch dieser konnte mit **Aurum** wieder aufgefangen werden. Dass schließlich eine akute Erkrankung den Weg zu **Nux vomica** wies, welches die Heilung vollendete und einen Neustart in ihrem Leben ermöglichte, ist eine Beobachtung, die wir oft machen (z.B. auch beim **Camphora-Fall** auf Seite 7).
- Ebenfalls schön ersichtlich ist bei dieser Patientin, wie ihre Symptome die Arzneimittelwahl diktieren, und im Verlauf von tief wirkenden zu eher oberflächlicheren Mitteln (wie **Nux vomica**) führen. Dieses ist ein Mittel, das, bedingt durch die hohen Anforderungen der Berufswelt und die Hektik unserer Zeit, immer wieder in den komplexen Fallaufnahmen auftaucht – notwendig eher durch die äußeren Umstände, als durch innere Gegebenheiten des Patienten.
- Die in diesem Fall schön sichtbare Entwicklung/Heilung der Symptomatik in umgekehrter Reihenfolge ihres Auftretens signalisiert nach Hering eine definitive Heilung [23, 24].

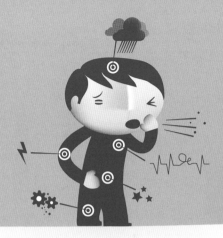

# Praxis

| | | |
|---|---|---|
| 2 | Übungsfälle | 20 |
| 3 | Arbeitsinstrumente | 127 |
| 4 | Die Evaluation der Polaritätsanalyse bei multimorbiden Patienten | 159 |

# 2 Übungsfälle

2.1 Vorgehen ........................................... 20
2.2 Fallbeispiele ......................................... 21

## 2.1 Vorgehen

Das vorliegende Kapitel dient dazu, den Leser mit dem Vorgehen bei multimorbiden Patienten vertraut zu machen. Am besten versucht man bei jedem Fall zuerst selbst zu einem Mittelentscheid zu gelangen. Danach kann der im Buch beschriebene Lösungsweg mit den entsprechenden Anmerkungen und Begründungen studiert werden.

Die Übungsfälle sind nach den folgenden Kriterien ausgewählt worden:
1. Jeder Fall soll in irgendeiner Form lehrreich sein.
2. Die Diagnosen der KFA-Studie müssen möglichst repräsentativ und vielfältig abgebildet werden.
3. Die Arzneimittelwahl muss eine repräsentative Diversität aufweisen.

Damit eine übersichtliche Verlaufskontrolle möglich ist, wurden die Symptome zu Leidensbereichen zusammengefasst. Meistens fallen diese mit einer konventionell-medizinischen Diagnose zusammen. Obschon für die Homöopathie nicht zwingend notwendig, ist zu empfehlen, der komplexen Fallaufnahme eine saubere medizinische Diagnostik vorausgehen zu lassen. Damit wird die Prognose des Leidens klarer, und man vermeidet, plötzlich in eine Situation hineinzugeraten, die nicht mehr ganz unter Kontrolle ist. Solches ist nicht gut für die Patienten, und es schadet dem Ruf der Homöopathie. Der behandelnde Arzt muss auch genau wissen, wo die Grenzen seines Könnens liegen, und wo auf eine homöopathische Behandlung verzichtet werden muss, weil sie nicht die beste Therapie für das vorliegende Leiden ist.

Besondere Therapieprobleme, wie z.B. der Umgang mit einem Besserungsstillstand oder einem Rückfall, die manchmal schwierig zu meisternden letzten 10% der Heilung und interkurrente Erkrankungen werden laufend besprochen, sodass ein absolut authentisches Bild des Behandlungsablaufs entsteht.

In den folgenden Fallbeispielen wird jeweils nur die Hauptbeschwerde oder -diagnose des Patienten sowie das Besondere am entsprechenden Fallbeispiel erwähnt. Die Repertorisation erfolgt immer mit dem PC-Programm zu *Bönninghausens Therapeutischem Taschenbuch* [17].

## 2.2 Fallbeispiele

### 2.2.1 Fallbeispiel 3: Chronische posttraumatische Schmerzen

#### Herr H. A., 57 Jahre: Auswahl der Symptome für die Polaritätsanalyse

Herr A. ist ein Hüne von Gestalt, Berufsoffizier, und als solcher immer wieder in den Krisenherden auf dem Balkan, im Nahen und Mittleren Osten unterwegs. 1992 hatte er einen schweren Autounfall mit Schädelhirntrauma und multiplen Gesichtsfrakturen beiderseits. Seither leidet er unter Gesichtsschmerzen und Myalgien am ganzen Körper. Seine familiäre Situation ist durch den unfallbedingten Konkurs seines damaligen Bauunternehmens, wie auch durch seine jetzigen häufigen Auslandsaufenthalte schwierig, was trotz seinem gutmütigen Naturell zu einer gereizten und depressiven Grundstimmung mit Frustrationsintoleranz und nächtlichem Zähneknirschen führte. Als weitere Leiden bestehen halbseitige Kopfschmerzen seit Kindheit sowie ein chronischer Hautausschlag an den Füßen.

Herr A. bereitet sich mit den folgenden Fragebögen auf die komplexe Fallaufnahme vor:

- Bewegungsapparat → Posttraumatische Schmerzen
- Neurologie → Migräne
- Psyche → Depression, Zähneknirschen
- Allgemein → Hautausschlag, übrige Nebenbeschwerden
- Umfeld → Familiäre und berufliche Einflüsse

#### Anamneseprotokoll

In ▶ Tab. 2.1 sind die von ihm zur großen Fallaufnahme mitgebrachten Symptome zusammengefasst.

2 – Übungsfälle

▶ Tab. 2.1 Anamneseprotokoll Patient H.A.

| Diagnose Beginn der Symptomatik | Häufigkeit der Beschwerden | Datum der Konsultationen (rechts) Charakteristische Symptome (unten) | 26.05.08 | 26.06.08 | 01.08.08 | 15.09.08 | 31.10.08 | 03.12.08 | 14.01.09 | 18.02.09 | 24.03.09 |
|---|---|---|---|---|---|---|---|---|---|---|---|
| | | Mittelwert Symptomenintensität (Skala 10–0) | 7,2 | 6,4 | 3,8 | 3,6 | 3,8 | 3,8 | 3 | 1,4 | 1 |
| | | Besserung (Skala 0–10) | 0 | 1 | 8 | 8 | 7,5 | 9 | 9 | 9,2 | 9,3 |
| Gesichtsschmerz 1992 | immer | Zerschlagenheitsschmerz Schwellungsgefühl Gefühl v. Zusammendrücken Stechen, Ziehen Zahnschmerzen Oberkiefer Zähneknirschen < Verletzung < Wind/Zugluft < Wetterwechsel < Husten < Wetter feucht – P < Anstrengung körp. – P < Steigen hinauf – P < Sitzen krumm – P < Stehen – P < Bücken – P < Liegen auf Seite – P < Kauen – P < Niesen – P [> Einhüllen – P]* > Wetter warm – P > Liegen auf Rücken – P > Reiben – P > Ruhe – P | 10 | 10 | 4 | 5 | 3 | 3 | 2 | 1 | 1 |
| Migräne seit Kindheit | 2–3-mal/ Monat | Kopf innen halbseitig Hämmern Stechen hinein – P** Sehen dunkel Sehen undeutlich Doppelbilder Augenflimmern Geruchssinn vermindert Taumeln Verspannung von Schultern und Rücken < Anstrengung körp. – P < Sitzen krumm – P < Stehen – P < Wetter feucht – P < Anstrengung geistig – P < Sehen angestrengt – P < Licht – P | 5 | 5 | 3 | 2 | 2 | 2 | 2 | 2 | 1 |

▶ Tab. 2.1 (Forts.)

| Diagnose Beginn der Symptomatik | Häufigkeit der Beschwerden | Datum der Konsultationen (rechts) Charakteristische Symptome (unten) | 26.05.08 | 26.06.08 | 01.08.08 | 15.09.08 | 31.10.08 | 03.12.08 | 14.01.09 | 18.02.09 | 24.03.09 |
|---|---|---|---|---|---|---|---|---|---|---|---|
| | | Mittelwert Symptomenintensität (Skala 10–0) | 7,2 | 6,4 | 3,8 | 3,6 | 3,8 | 3,8 | 3 | 1,4 | 1 |
| | | Besserung (Skala 0–10) | 0 | 1 | 8 | 8 | 7,5 | 9 | 9 | 9,2 | 9,3 |
| **Migräne** seit Kindheit (Forts.) | 2–3-mal/ Monat | < Druck, äußerer – P<br>< Alkohol – P<br>< Auftreten hart – P<br>< Wärme – P<br>< Lärm<br>< Ärger<br>< Kummer<br>< Zorn<br>> Ruhe – P<br>> Liegen – P<br>> im Freien – P<br>> Reiben – P | | | | | | | | | |
| **Myalgie** 1992 | täglich | Zerschlagenheitsschmerz<br>Muskeln klamm<br>< Anstrengung körp. – P<br>< Stehen – P<br>[< Kälte – P]*<br>< Wind/Zugluft<br>< Gemütsbewegungen<br>< Warmwerden im Bett – P | 7 | 6 | 5 | 5 | 5 | 4 | 3 | 2 | 2 |
| **Depression** 1995 | 2 Wochen pro Monat | Traurigkeit – P<br>Gereiztheit – P<br>Heißhunger<br>Hoffnungslosigkeit<br>Gleichgültigkeit<br>[< Einhüllen – P]*<br>< Licht – P<br>< Alkohol – P<br>[> Kälte – P]*<br>> im Freien – P | 7 | 6 | 3 | 2 | 2 | 3 | 2 | 2 | 2 |
| **Ekzem** 1995 | immer | Hautausschlag trocken<br>Blasen an den Füßen<br>Brennen | 7 | 5 | 4 | 4 | 7 | 7 | 6 | 0 | 0 |

*) Sich widersprechende Symptome sind in Klammern gesetzt. Sie werden nicht in die Repertorisation einbezogen
**) „Stechen hinein": Die Richtung des Stechens soll nur mit Vorsicht, oder besser gar nicht für die Repertorisation verwendet werden. Irrtümer sind häufig.

Wie gehen wir nun angesichts dieser Fülle von Symptomen vor? Wir halten uns genau an Hahnemanns Anweisung, repertorisieren zuerst mit den „eigenthümlichen und charakteristischen Symptomen", also den **Modalitäten** (*Organon* § 133) und lassen die „allgemeinern und unbestimmtern" weg (*Organon* § 153). – Widersprüchliche Modalitäten setzen wir in Klammern und lassen sie ebenfalls weg, auch wenn sie verschiedene Leidensbereiche betreffen. Die Repertorisation (▶ Tab. 2.2) beginnen wir mit den **polaren Verschlimmerungsmodalitäten**, welche die zuverlässigste Information darstellen, die wir von unseren Patienten erhalten.

▶ **Tab. 2.2** Repertorisation der **polaren Verschlimmerungsmodalitäten** (Arzneimittel geordnet nach Vollständigkeit der Symptomenabdeckung).

| Arzneimittel | Puls. | Sulph. | Sep. | Nux-v. | Chin. | Calc. | Sil. | Phos. |
|---|---|---|---|---|---|---|---|---|
| Treffer | 15 | 15 | 15 | 15 | 15 | 14 | 14 | 14 |
| Polaritätsdifferenz | 33 | 28 | 26 | 12 | 22 | 37 | 24 | 19 |
| **Patientensymptomatik** | | | | | | | | |
| < Wetter feucht | 2 | 3 | 1 | 1 | 2 | 4 | 1 | 1 |
| < Anstrengung körp. | 1 | 4 | 2 | 3 | 3 | 3 | 3 | 2 |
| < Sitzen krumm | 2 | 3 | 2 | 2 | 2 | 0 | 0 | 3 |
| < Stehen | 3 | 3 | 3 | 1 | 1 | 1 | 1 | 1 |
| < Bücken | 2 | 1 | 4 | 1 | 2 | 4 | 3 | 1 |
| < Liegen auf Seite | 5 | 3 | 1 | 2 | 1 | 4 | 1 | 4 |
| < Kauen | 3 | 1 | 3 | 1 | 3 | 2 | 2 | 3 |
| < Niesen | 3 | 2 | 3 | 3 | 1 | 2 | 1 | 1 |
| < Anstrengung geistig | 2 | 3 | 4 | 5 | 2 | 4 | 3 | 1 |
| < Sehen angestrengt | 2 | 2 | 3 | 1 | 1 | 4 | 4 | 3 |
| < Licht | 3 | 3 | 3 | 3 | 3 | 4 | 3 | 4 |
| < Druck äußerer | 1 | 1 | 3 | 1 | 1 | 3 | 4 | 2 |
| < Alkohol | 3 | 3 | 1 | 4 | 3 | 4 | 3 | 0 |
| < Auftreten hartes | 2 | 3 | 3 | 3 | 3 | 3 | 4 | 3 |
| < Wärme | 4 | 2 | 1 | 1 | 1 | 1 | 1 | 1 |
| **Gegenpolsymptomatik** | | | | | | | | |
| > Wetter feucht | 0 | 1 | 2 | 4KI | 0 | 0 | 2 | 0 |
| > Anstrengung körp. | 0 | 0 | 4KI | 0 | 0 | 0 | 2 | 0 |
| > Sitzen krumm | 1 | 1 | 0 | 1 | 1 | 0 | 0 | 0 |
| > Stehen | 0 | 0 | 0 | 3KI | 1 | 2 | 0 | 4KI |
| > Bücken | 1 | 1 | 0 | 2 | 1 | 0 | 0 | 1 |
| > Liegen auf Seite | 1 | 1 | 2 | 4KI | 1 | 0 | 2 | 3 |
| > Kauen | 0 | 0 | 0 | 0 | 0 | 0 | 0 | 0 |
| > Niesen | 0 | 0 | 0 | 0 | 0 | 0 | 0 | 0 |
| > Anstrengung geist. | 0 | 0 | 0 | 0 | 0 | 0 | 0 | 0 |
| > Sehen angestr. | 0 | 0 | 0 | 0 | 0 | 0 | 0 | 0 |
| > Licht | 0 | 0 | 0 | 0 | 0 | 2 | 0 | 0 |
| > Druck äußerer | 1 | 2 | 1 | 2 | 1 | 1 | 1 | 1 |
| > Alkohol | 0 | 0 | 0 | 0 | 0 | 0 | 0 | 0 |
| > Auftreten hartes | 0 | 0 | 0 | 0 | 0 | 0 | 0 | 0 |
| > Wärme | 1 | 3KI | 2 | 4KI | 2 | 1 | 3KI | 2 |

## Repertorisation

Im Sinne eines Experimentes haben wir diese Repertorisation zunächst auf die polaren Verschlimmerungsmodalitäten beschränkt (▶ Tab. 2.2). Drei Arzneimittel weisen relativ hohe Polaritätsdifferenzen und keine Kontraindikationen auf: Pulsatilla pratensis, Calcium carbonicum und China officinalis. Da der Patient bis vor 2 Jahren öfters Calcium carbonicum bekommen hatte und damit eine Besserung von ca. 60 % erreichte, welche dann stagnierte, fällt die Wahl auf **Pulsatilla pratensis** (C 200).

## Mittelgabe und Verlauf

Die Rückmeldung einen Monat später ist enttäuschend: Die Gesamtbesserung beträgt 7 %. Offensichtlich darf man sich nicht auf die Verschlimmerungsmodalitäten beschränken, auch wenn ein Patient deren viele hat. – Die Repertorisation mit Verschlimmerungs- **und** Besserungsmodalitäten ist in ▶ Tab. 2.3 dargestellt.

▶ Tab. 2.3 Repertorisation 1. Folgemittel der polaren Verschlimmerungs und Besserungsmodalitäten.

| Arzneimittel | Sulph. | Nux-v. | Phos. | Sep. | Calc. | Bry. | Arn. | Nat-c. |
|---|---|---|---|---|---|---|---|---|
| Treffer | 21 | 21 | 20 | 20 | 19 | 19 | 19 | 19 |
| Polaritätsdifferenz | 27 | 17 | 24 | 21 | 43 | 32 | 24 | 17 |
| Patientensymptomatik | | | | | | | | |
| < Wetter feucht | 3 | 1 | 1 | 1 | 4 | 1 | 0 | 2 |
| < Anstrengung körp. | 4 | 3 | 2 | 2 | 3 | 4 | 4 | 2 |
| < Sitzen krumm | 3 | 2 | 3 | 2 | 0 | 2 | 0 | 0 |
| < Stehen | 3 | 1 | 1 | 3 | 1 | 2 | 1 | 2 |
| < Bücken | 1 | 1 | 1 | 4 | 4 | 4 | 3 | 2 |
| < Liegen auf Seite | 3 | 2 | 4 | 1 | 4 | 4 | 1 | 2 |
| < Kauen | 1 | 1 | 3 | 3 | 2 | 3 | 1 | 1 |
| < Niesen | 2 | 3 | 1 | 3 | 2 | 3 | 2 | 1 |
| < Anstrengung geistig | 3 | 5 | 1 | 4 | 4 | 0 | 3 | 1 |
| < Sehen angestrengt | 2 | 1 | 3 | 3 | 4 | 1 | 2 | 3 |
| < Licht | 3 | 3 | 4 | 3 | 4 | 2 | 1 | 3 |
| < Druck äußerer | 1 | 1 | 2 | 3 | 3 | 1 | 1 | 1 |
| < Alkohol | 3 | 4 | 0 | 1 | 4 | 0 | 2 | 4 |
| < Auftreten hartes | 3 | 3 | 3 | 3 | 3 | 4 | 3 | 3 |
| < Wärme | 2 | 1 | 1 | 1 | 1 | 1 | 1 | 1 |
| > Wetter warm | 2 | 4 | 3 | 3 | 3 | 3 | 1 | 2 |
| > Liegen Rücken | 2 | 2 | 1 | 1 | 4 | 4 | 2 | 1 |
| > Reiben | 3 | 1 | 4 | 0 | 4 | 2 | 3 | 4 |
| > in der Ruhe | 1 | 4 | 3 | 1 | 2 | 4 | 3 | 1 |
| > im Freien | 2 | 1 | 3 | 1 | 1 | 2 | 2 | 1 |
| > Warmwerden im Bett | 1 | 4 | 1 | 2 | 0 | 4 | 1 | 0 |

▶ Tab. 2.3 (Forts.).

| Arzneimittel | Sulph. | Nux-v. | Phos. | Sep. | Calc. | Bry. | Arn. | Nat-c. |
|---|---|---|---|---|---|---|---|---|
| Treffer | 21 | 21 | 20 | 20 | 19 | 19 | 19 | 19 |
| Polaritätsdifferenz | 27 | 17 | 24 | 21 | 43 | 32 | 24 | 17 |
| Gegenpolsymptomatik | | | | | | | | |
| > Wetter feucht | 1 | 4KI | 0 | 2 | 0 | 3KI | 0 | 0 |
| > Anstrengung körp. | 0 | 0 | 0 | 4KI | 0 | 0 | 0 | 0 |
| > Sitzen krumm | 1 | 1 | 0 | 0 | 0 | 1 | 0 | 0 |
| > Stehen | 0 | 3KI | 4KI | 0 | 2 | 2 | 2 | 0 |
| > Bücken | 1 | 2 | 1 | 0 | 0 | 0 | 1 | 0 |
| > Liegen auf Seite | 1 | 4KI | 3 | 2 | 0 | 2 | 2 | 1 |
| > Kauen | 0 | 0 | 0 | 0 | 0 | 1 | 0 | 0 |
| > Niesen | 0 | 0 | 0 | 0 | 0 | 0 | 0 | 0 |
| > Anstrengung geistig | 0 | 0 | 0 | 0 | 0 | 0 | 0 | 3KI |
| > Sehen angestrengt | 0 | 0 | 0 | 0 | 0 | 0 | 0 | 3 |
| > Licht | 0 | 0 | 0 | 0 | 2 | 0 | 0 | 0 |
| > Druck äußerer | 2 | 2 | 1 | 1 | 1 | 2 | 1 | 4KI |
| > Alkohol | 0 | 0 | 0 | 0 | 0 | 0 | 0 | 0 |
| > Auftreten hartes | 0 | 0 | 0 | 0 | 0 | 0 | 0 | 0 |
| > Wärme | 3KI | 4KI | 2 | 2 | 1 | 2 | 2 | 2 |
| < Wetter warm | 3KI | 1 | 1 | 2 | 1 | 2 | 0 | 0 |
| < Liegen Rücken | 2 | 4KI | 4KI | 3KI | 0 | 1 | 1 | 1 |
| < Reiben | 1 | 0 | 1 | 3KI | 2 | 0 | 1 | 1 |
| < in der Ruhe | 1 | 0 | 1 | 3KI | 1 | 1 | 1 | 2 |
| < im Freien | 1 | 4KI | 1 | 1 | 2 | 1 | 1 | 2 |
| < Warmwerden im Bett | 4KI | 2 | 2 | 1 | 2 | 1 | 1 | 1 |

## Repertorisation 1. Folgemittel

Mit dieser Repertorisation fällt Pulsatilla gänzlich aus der Differenzialdiagnose, weil es unter den Besserungsmodalitäten vier Kontraindikationen hat: > Wetter warm, > Reiben, > Ruhe, > Warmwerden im Bett. Auffallend ist die sehr hohe Polaritätsdifferenz von Calcium carbonicum, obschon dieses zwei Symptome nicht abdeckt (▶ Tab. 2.3). Ebenfalls interessant ist Arnica montana in Anbetracht der physischen Hauptursache des Leidens. Alle anderen Arzneimittel entfallen wegen Kontraindikationen. Obschon der Patient die beiden bei Calcium carbonicum fehlenden Symptome bekräftigt, erhält er nun wieder **Calcium carbonicum** Q 3, wie vor 2 Jahren. Die flüssige Q-Potenz wird gewählt, weil unterdessen eine komplizierte Zahnsanierung angelaufen ist, die die Behandlung stören könnte.

Einen Monat später liegt die Besserung bei 70 %. Mit Calcium carbonicum Q 6 steigt sie in den nächsten 4 Wochen auf 80 %. Nochmals 4 Wochen danach mit Calcium carbonicum Q 9 sinkt sie wieder auf 75 %. Neue Symptome sind nicht aufgetreten. Der Patient streicht nun aus dem Anamneseprotokoll die noch verbliebenen Modalitäten heraus:

- Muskeln klamm
- < Anstrengung körp. – P
- < beim Kauen – P
- < während Bewegung – P
- < Sehen angestrengt – P
- < Wetter feucht – P
- < Wetter windig, Sturm
- < Wetterwechsel

Da die Symptomatik jetzt nur noch sehr begrenzt ist, erfolgt die Repertorisation mit allen Symptomen, nicht nur den polaren (▶ Tab. 2.4).

▶ Tab. 2.4 Repertorisation 2. Folgemittel (Arzneimittel geordnet nach Vollständigkeit der Symptomenabdeckung).

| Arzneimittel | Rhus-t. | Phos. | Sulph. | Bry. | Nux-v. | Nat-c. | Calc. | Nux-m. | Sil. |
|---|---|---|---|---|---|---|---|---|---|
| **Treffer** | 8 | 8 | 8 | 8 | 8 | 8 | 7 | 7 | 7 |
| **Polaritätsdifferenz** | 10 | 11 | 10 | 8 | 6 | 2 | 14 | 8 | 6 |
| **Patientensymptomatik** | | | | | | | | | |
| Muskeln klamm | 3 | 2 | 3 | 1 | 2 | 2 | 4 | 1 | 3 |
| < Anstrengung körp. | 4 | 2 | 4 | 4 | 3 | 2 | 3 | 2 | 3 |
| < beim Kauen | 4 | 3 | 1 | 3 | 1 | 1 | 2 | 0 | 2 |
| < während Bewegung | 1 | 3 | 2 | 4 | 4 | 1 | 2 | 2 | 1 |
| < Sehen angestrengt | 1 | 3 | 2 | 1 | 1 | 3 | 4 | 1 | 4 |
| < Wetter feucht | 4 | 1 | 3 | 1 | 1 | 2 | 4 | 4 | 1 |
| < Wetter windig, Sturm | 3 | 3 | 2 | 2 | 3 | 2 | 0 | 4 | 0 |
| < Wetterwechsel | 4 | 4 | 2 | 3 | 1 | 1 | 2 | 4 | 4 |
| **Gegenpolsymptome** | | | | | | | | | |
| > Anstrengung körp. | 0 | 0 | 0 | 0 | 0 | 0 | 0 | 0 | 2 |
| > beim Kauen | 0 | 0 | 0 | 1 | 0 | 0 | 0 | 0 | 0 |
| > während Bewegung | 4KI | 1 | 1 | 1 | 0 | 4KI | 1 | 1 | 1 |
| > Sehen angestrengt | 0 | 0 | 0 | 0 | 0 | 3 | 0 | 0 | 0 |
| > Wetter feucht | 0 | 0 | 1 | 3KI | 4KI | 0 | 0 | 0 | 2 |

## Repertorisation 2. Folgemittel

Nur Phosphorus und Sulphur kommen in die engere Wahl (▶ Tab. 2.4). Wir fahren weiter mit dem zum Patienten besser passenden **Sulphur** Q 3, womit er nach 4 Wochen wieder eine Besserung von 80 % erreicht. Auffallend ist nun aber, dass er psychisch mehr zu leiden scheint als vorher. Die leichte Besserung scheint nicht wirklich zufriedenstellend. Nach den Gründen befragt erzählt er, dass er mit seinen Frauen (Gemahlin, zwei Töchter und Schwiegermutter, die alle im gleichen Haus wohnen) immer gut auskomme, solange er nur mit einer von ihnen allein sei. Sobald zwei oder mehr Frauen anwesend seien, werde er völlig marginalisiert, was ihn sehr frustriere. Seine Versuche, diese Situation zu durchbrechen, seien bisher alle erfolglos verlaufen. Gemeinsam mit Herrn A. wird nochmals das Anamneseprotokoll durchgegangen, wobei sich eine überraschende Änderung der Symptomatik ergibt:

- Gereiztheit – P
- Muskeln straff – P
- Geschlechtstrieb schwach – P
- < Stehen – P
- < Wetter feucht – P
- < Zugwind
- < Wetterwechsel
- > Bewegung – P
- > Wärme – P
- > Warmeinhüllen – P

▶ **Tab. 2.5** Repertorisation 3. Folgemittel (Arzneimittel geordnet nach Vollständigkeit der Symptomenabdeckung).

| Arzneimittel | Sep. | Phos. | Sulph. | Nat-c. | Bell. | Nit-ac. | Rhus-t. | Hep. |
|---|---|---|---|---|---|---|---|---|
| **Treffer** | 10 | 10 | 9 | 9 | 9 | 9 | 8 | 8 |
| **Polaritätsdifferenz** | 14 | 0 | 0 | 6 | 1 | 4 | 15 | 7 |
| **Patientensymptome** | | | | | | | | |
| Gereiztheit | 3 | 3 | 3 | 1 | 3 | 1 | 0 | 4 |
| Muskeln straff | 4 | 4 | 2 | 1 | 1 | 4 | 2 | 0 |
| Geschlechtstrieb schwach | 2 | 1 | 2 | 0 | 1 | 2 | 0 | 3 |
| < Stehen | 3 | 1 | 3 | 2 | 1 | 1 | 3 | 1 |
| < Wetter feucht | 1 | 1 | 3 | 2 | 1 | 2 | 4 | 1 |
| < Zugwind | 2 | 1 | 4 | 3 | 4 | 1 | 2 | 3 |
| < Wetterwechsel | 1 | 4 | 2 | 1 | 0 | 1 | 4 | 0 |
| > Bewegung | 3 | 1 | 1 | 4 | 1 | 1 | 4 | 1 |
| > Wärme | 2 | 2 | 3 | 2 | 3 | 1 | 4 | 4 |
| > Warmeinhüllen | 2 | 1 | 0 | 2 | 2 | 0 | 4 | 4 |
| **Gegenpolsymptome** | | | | | | | | |
| Sanftheit | 0 | 0 | 3 | 1 | 0 | 0 | 1 | 0 |
| Muskeln schlaff | 0 | 0 | 3KI | 2 | 0 | 0 | 0 | 0 |
| Geschlechtstrieb stark | 1 | 4KI | 4KI | 3KI | 1 | 1 | 1 | 1 |
| > Stehen | 0 | 4KI | 0 | 0 | 4KI | 1 | 1 | 2 |
| > Wetter feucht | 2 | 0 | 1 | 0 | 2 | 2 | 0 | 4KI |
| < Bewegung | 1 | 3KI | 2 | 1 | 4KI | 2 | 1 | 3KI |
| < Wärme | 1 | 1 | 2 | 1 | 1 | 1 | 1 | 1 |
| < Warmeinhüllen | 1 | 2 | 2 | 0 | 0 | 1 | 1 | 0 |

## Repertorisation 3. Folgemittel

Aufgrund dieser Symptomatik kommt nur **Sepia** in Frage, dessen psychodynamischer Hintergrund auch bestens zum Problem des Patienten passt (▶ Tab. 2.5). Mit Sepia Q 3, Q 6 und Q 9 steigt die Besserung auf 90 %, 92 % und 93 %. Der Patient wirkt zunehmend ausgeglichener und auch versöhnter mit seinem Los.

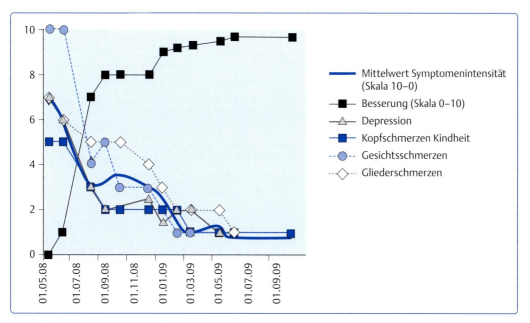

▶ **Abb. 2.1** Grafische Verlaufskontrolle Patient H.A.

## Anmerkungen zum Fallbeispiel 3

- Das Experiment mit dem Weglassen der Besserungsmodalitäten bei der ersten Repertorisation zeigt, dass diese in keinem Fall übergangen werden dürfen, weil sie wichtige Kontraindikationen enthalten können.
- Interessant an diesem Fall ist zudem, wie Sulphur, angezeigt durch momentane Symptome, die Besserung zwar nur wenig voranbringt, aber die Symptomatik weiter klärt und so die abschließende Sepia-Phase einleitet (▶ Abb. 2.1).

## 2.2.2 Fallbeispiel 4: Die klimakterische Krise

**Frau K.S., 50 Jahre: Umgang mit widersprüchlicher und unklarer Symptomatik**

Frau S. kam erstmals mit 43 Jahren wegen einer bis dahin mit Psychopharmaka behandelten Depression und einer Dysmenorrhö in die homöopathische Behandlung. Unter **Causticum Hahnemanni** konnte das Antidepressivum bald abgesetzt werden, und die Menstruationsbeschwerden ließen nach. Wegen Myomen bestand die Gynäkologin auf einer Hysterektomie, die im Jahre 2003 durchgeführt wurde. Im Anschluss an die Operation kam es zu Hitzewallungen und einem Colon irritabile mit Bauchkrämpfen, Obstipation und Durchfällen, welche mit **Carbo vegetabilis**, das die Patientin in größeren Abständen einnahm, sehr gut kontrolliert waren (Besserung zwischen 90 % und 100 %).

Nach einer 3-jährigen Pause meldet sie sich erneut in der Praxis, dieses Mal wieder mit heftigen Hitzewallungen, einer Schlafstörung, Kopfschmerzen, einem neu aufgetretenen, sehr empfindlichen, zu Kränkung und Gereiztheit geneigten Gemüt sowie Parästhesien in den Beinen. Sie berichtet auch offen, wie sie von ihrem Ehemann sexuell vernachlässigt werde, obschon sie in den letzten Monaten eine starke Steigerung der Libido erlebe.

Aufgrund der neuen Symptomatik ist eine große Fallaufnahme angezeigt. Die Patientin bereitet sich mit den folgenden Fragebögen darauf vor:

- Gynäkologie → Hitzewallungen
- Schlafstörungen → Durchschlafstörung
- Neurologie → Kopfschmerzen
- Psyche → Gemütsveränderungen
- Allgemein → Nebenbeschwerden
- Umfeld → behindernde Einflüsse

### Anamneseprotokoll

In ▶ Tab. 2.6 sind die von der Patientin zur großen Fallaufnahme mitgebrachten Symptome zusammengefasst.

▶ **Tab. 2.6** Anamneseprotokoll Patientin K.S.

| Diagnose Beginn der Symptomatik | Häufigkeit der Beschwerden | Datum der Konsultationen (rechts) Charakteristische Symptome (unten) | 03.11.08 | 08.12.08 | 16.02.09 | 25.03.09 | 23.04.09 | 29.05.09 | 04.09.09 | 06.11.09 |
|---|---|---|---|---|---|---|---|---|---|---|
| | | Mittelwert Symptomenintensität (Skala 10–0) | 7,2 | 1,8 | 0,6 | 0,2 | 0,8 | 0,2 | 0,2 | 0,0 |
| | | Besserung (Skala 0–10) | 0 | 7 | 9,5 | 9,5 | 9 | 9,5 | 10 | 10 |
| Wechseljahrbeschwerden 2000 | täglich | Hitzewallungen Schweiß, Neigung Entblößen – P Libido erhöht – P [< Anstrengung körp. – P] * < Berührung – P < Wärme – P < Warmeinhüllen – P [> Liegen – P]* > im Freien – P > Entblößen – P | 8 | 4 | 1 | 0 | 1 | 1 | 0 | 0 |
| Schlafstörung seit 3 Monaten | täglich | Erwachen öfter nachts Einschlafen unmögl. nach Erwachen < Wechseljahre < Wärme – P | 6 | 1 | 0 | 0 | 0 | 0 | 0 | 0 |

▶ Tab. 2.6 (Forts.)

| Diagnose Beginn der Symptomatik | Häufigkeit der Beschwerden | Datum der Konsultationen (rechts) Charakteristische Symptome (unten) | 03.11.08 | 08.12.08 | 16.02.09 | 25.03.09 | 23.04.09 | 29.05.09 | 04.09.09 | 06.11.09 |
|---|---|---|---|---|---|---|---|---|---|---|
| | | Mittelwert Symptomenintensität (Skala 10–0) | 7,2 | 1,8 | 0,6 | 0,2 | 0,8 | 0,2 | 0,2 | 0,0 |
| | | Besserung (Skala 0–10) | 0 | 7 | 9,5 | 9,5 | 9 | 9,5 | 10 | 10 |
| **Gereiztheit** seit 3 Wochen | täglich | Gereiztheit – P<br>Verlangen n. Wein – P<br>< Trost (= < Berührung) – P**<br>< Menschenüberfüllte Räume (= < Hitze)**<br>[< Gesellschaft – P]* | 10 | 0 | 0 | 0 | 0 | 0 | 0 | 0 |
| **Kopfschmerzen** seit 6 Monaten | 1 Woche/ Monat | Dumpfer Schmerz<br>Bedürfnis n. Bewegung – P<br>[< Anstrengung körp. – P]*<br>< Ruhe – P<br>[< Liegen – P]*<br>< Wetter kalt – P<br>< Einschlafen – P<br>< Erwachen – P<br>< Nordwind<br>> Gehen – P<br>> Bewegung – P<br>> Im Freien – P<br>> nach Aufstehen aus dem Bett – P<br>> Druck äußerer – P<br>> Reiben (= > Druck) – P** | 4 | 3 | 1 | 0 | 1 | 0 | 0 | 0 |
| **Parästhesien** 2003 | 1-mal/ Woche | Kribbeln i.d. Beinen<br>Bedürfnis n. Bewegung – P<br>< Wärme – P<br>< Ruhe – P<br>< Sitzen – P<br>< Einschlafen – P<br>[> Anstrengung körp. – P]<br>> Druck äußerer – P<br>> Reiben (= > Druck) – P**<br>[> Gesellschaft – P]* | 8 | 1 | 1 | 1 | 1 | 0 | 1 | 0 |

*) [...] sich widersprechende Symptome, in eckige Klammern gesetzt, werden bei der Repertorisation weggelassen.
**) Symptome mit Erklärungsbedarf.

▶ **Tab. 2.7** Repertorisation (Arzneimittel geordnet nach Vollständigkeit der Symptomenabdeckung).

| Arzneimittel | Sep. | Sulph. | Calc. | Acon. | Puls. | Verat. | Chin. | Ign. |
|---|---|---|---|---|---|---|---|---|
| **Treffer** | 19 | 19 | 19 | 19 | 18 | 18 | 18 | 18 |
| **Polaritätsdifferenz** | 20 | 20 | 17 | 21 | 31 | 34 | 14 | 6 |
| **Patientensymptome** | | | | | | | | |
| Schweiß m. Neig. z. Entblößung | 1 | 2 | 3 | 4 | 2 | 3 | 2 | 2 |
| Geschlechtstrieb stark | 1 | 4 | 3 | 1 | 4 | 4 | 4 | 2 |
| < Berührung | 4 | 4 | 1 | 3 | 3 | 3 | 1 | 1 |
| < Wärme | 1 | 2 | 1 | 1 | 4 | 1 | 1 | 1 |
| < Warmeinhüllen | 1 | 2 | 3 | 3 | 2 | 3 | 2 | 2 |
| > im Freien | 1 | 2 | 1 | 3 | 4 | 2 | 0 | 1 |
| > Entblößung | 1 | 2 | 3 | 3 | 2 | 3 | 2 | 2 |
| Verlangen nach Bewegung | 1 | 1 | 1 | 2 | 1 | 2 | 4 | 1 |
| < Ruhe | 3 | 1 | 1 | 1 | 4 | 2 | 1 | 1 |
| < Wetter kalt | 3 | 2 | 3 | 3 | 0 | 5 | 1 | 3 |
| < beim Einschlafen | 4 | 3 | 5 | 1 | 4 | 1 | 3 | 3 |
| < beim Erwachen | 4 | 5 | 4 | 1 | 5 | 2 | 5 | 4 |
| > Gehen beim | 3 | 1 | 1 | 1 | 4 | 2 | 1 | 1 |
| > nach Aufstehen a.d. Bett | 4 | 3 | 2 | 2 | 4 | 3 | 2 | 3 |
| > Druck äußerer | 1 | 2 | 1 | 1 | 1 | 2 | 1 | 2 |
| Gereiztheit | 3 | 3 | 2 | 4 | 3 | 3 | 2 | 4 |
| Verlangen Wein | 4 | 4 | 4 | 2 | 1 | 0 | 1 | 0 |
| < Sitzen | 4 | 1 | 2 | 1 | 4 | 2 | 2 | 1 |
| > Bewegung während | 3 | 1 | 1 | 1 | 4 | 2 | 1 | 1 |
| **Gegenpolsymptome** | | | | | | | | |
| Schweiß m. Abneig. z. Entblößung | 1 | 0 | 0 | 1 | 2 | 0 | 2 | 1 |
| Geschlechtstrieb schwach | 2 | 2 | 1 | 0 | 0 | 0 | 0 | 1 |
| > Berührung | 1 | 2 | 4KI | 0 | 0 | 0 | 1 | 0 |
| > Wärme | 2 | 3KI | 1 | 3KI | 1 | 1 | 2 | 3KI |
| > Warmeinhüllen | 2 | 0 | 0 | 1 | 1 | 0 | 2 | 1 |
| < im Freien | 1 | 1 | 2 | 0 | 1 | 1 | 3KI | 3KI |
| < Entblößung | 2 | 0 | 0 | 1 | 1 | 0 | 2 | 1 |
| Abneigung geg. Bewegung | 2 | 1 | 1 | 4KI | 2 | 0 | 1 | 3KI |
| > Ruhe | 1 | 1 | 2 | 1 | 0 | 1 | 1 | 1 |
| > Wetter kalt | 2 | 3KI | 1 | 0 | 4KI | 0 | 0 | 1 |
| > beim Einschlafen | 0 | 0 | 0 | 0 | 0 | 0 | 0 | 0 |
| > nach Erwachen | 4 | 0 | 1 | 0 | 2 | 0 | 2 | 1 |
| < Gehen beim | 1 | 1 | 2 | 1 | 1 | 1 | 1 | 1 |
| < nach Aufstehen a.d. Bett | 2 | 3 | 3KI | 1 | 3 | 3 | 0 | 3 |
| < Druck äußerer | 3KI | 1 | 3KI | 1 | 1 | 1 | 1 | 1 |
| Sanftheit | 0 | 3 | 0 | 0 | 4(KI) | 1 | 0 | 3 |
| Abneigung Wein | 0 | 1 | 0 | 0 | 0 | 0 | 0 | 3KI |
| > Sitzen | 0 | 1 | 2 | 2 | 1 | 1 | 1 | 1 |
| < Bewegung während | 1 | 2 | 2 | 1 | 1 | 1 | 3KI | 1 |

## Repertorisation

Vier Arzneimittel decken alle Symptome ab, aber alle weisen Kontraindikationen auf und kommen somit für diese Patientin nicht infrage. Bei sechs weiteren fehlt lediglich ein Symptom, aber alle außer Veratrum album weisen ebenfalls Kontraindikationen auf. Verlangen nach Wein fehlt bei Veratrum. Dies ist aber kein zwingendes Argument gegen Veratrum, im Gegensatz z.B. zu Ignatia amara, wo das Verlangen nach Wein fehlt, die Abneigung gegen Wein hingegen ein Geniussymptom ist. Veratrum weist auch die höchste Polaritätsdifferenz auf und ist deswegen dasjenige Mittel, das diese Patientin am wahrscheinlichsten heilen wird (▶ Tab. 2.7).

## Mittelgabe und Verlauf

Frau S. erhält eine Dosis **Veratrum album** C 200. Vier Wochen später kommt sie begeistert zur Kontrolle. Alle Symptome haben sich ohne vorausgehende Erstreaktion dramatisch gebessert. Das Hauptleiden, die klimakterischen Beschwerden, sind nur noch halb so stark wie vor Veratrum, die Kopfschmerzen leicht besser. Die Schlafstörung, die Parästhesien und v.a. die psychische Verstimmung sind nahezu ganz verschwunden. Es folgt eine Dosis Veratrum album M. Wiederum vier Wochen später hat die Patientin eine Besserung in allen Bereichen von 90 % oder mehr. Insgesamt sagt sie, sei alles um 95 % besser, und so bleibt es auch einen Monat später, nach Veratrum album XM.

Vier Monate nach Behandlungsbeginn (nach Veratrum LM) hat sie wegen Schweißausbrüchen, die um 1 Uhr nachts auftreten, das Gefühl, die Besserung habe nachgelassen. Als Ursache kann ein Glas Wein identifiziert werden, das Frau S. gerne als Schlummertrunk zu sich nimmt. Nachdem ihr der Zusammenhang zwischen Rotwein, Käse und deren Metabolit Tyramin, welcher zu Hitzegefühl, Schweißausbrüchen, Blutdruckanstieg und Tachykardien führen kann, erklärt wird, verzichtet sie abends darauf. Vier Wochen später, nach Veratrum album CM, ist der Spuk vorbei und die Besserung wieder bei 95 % (▶ Abb. 2.2).

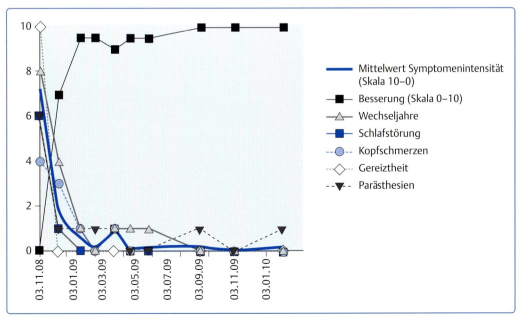

▶ **Abb. 2.2** Grafische Verlaufskontrolle Patientin K.S.

## Anmerkungen zum Fallbeispiel 4

An diesem Fallbeispiel kann die Bereinigung der Symptomatik sehr schön demonstriert werden: Bei der ersten, orientierenden Repertorisation werden **sich widersprechende Symptome weggelassen**, hier also </> Bewegung, </> Anstrengung, </> Liegen und </> Gesellschaft. Die Repertorisierung erfolgt mit allen übrigen polaren Symptomen. Das Resultat ist eine erste Differenzialdiagnose, in der besonderes Augenmerk auf diejenigen Arzneimittel mit der höchsten Polaritätsdifferenz gelegt werden muss. Bestehen hier Widersprüche, also Kontraindikationen, so werden sie mit der Patientin geklärt und wenn möglich eliminiert. In diesem Prozess kristallisiert sich dann in der Regel das bestpassende Arzneimittel heraus.

Bei gewissen Symptomen ist es sehr wichtig, ihre Bedeutung mit der Patientin zu klären. In diesem Falle betrifft dies die Aussagen **< Trost**, welche **< Berührung** bedeutet, **< menschenüberfüllte Räume** mit der Bedeutung von **< Hitze, > Reiben** mit der Bedeutung von **> Druck**.

### 2.2.3 Fallbeispiel 5: Rezidivierende Zystitis

#### Frau T.C., 44 Jahre: Die Bedeutung der Temperaturempfindung

Frau C. ist eine große, schlanke Patientin mit hellem Hautkolorit, blonden Haaren und einem anpackenden, energischen Temperament. Beruflich ist sie Designerin. Vor der Familiengründung führte sie ein eigenes Geschäft. Aktuell kümmert sie sich vollamtlich um ihre Familie. Sie kommt mit ihren beiden Kindern, von denen eines vor einigen Jahren eine Tumorerkrankung hatte, in die pädiatrisch-homöopathische Praxis. Frau C. ist verständlicherweise immer noch sehr besorgt um diesen Sohn, weil er durch die Folgen eines chirurgischen Eingriffs im Bereich des rechten Hüftgelenks massiv beeinträchtigt ist. Seit es ihm bezüglich des Grundleidens besser geht, macht sie aber selbst immer wieder Blasenentzündungen durch, die von ihrer Gynäkologin jeweils antibiotisch behandelt werden. Eine Dauerprophylaxe mit Antibiotika lehnt die Patientin aber ab, und bittet – unbefriedigt durch die fehlende definitive Heilung dieses Problems – um eine homöopathische Behandlung.

Die Anamneseerhebung ergibt, dass sie zusätzlich 1–2-mal pro Woche an starken Kopfschmerzen leidet, und ihre Menstruation seit 8 Monaten nach einer Curretage immer wieder verzögert eintritt und sehr schwach ist. Zudem hat sie seit Längerem eine massive Ein- und Durchschlafstörung. Die frühere Anamnese weist lediglich einen Abort mit nachfolgender Curretage im Alter von 32 Jahren und zwei Sektio-Geburten auf. Seit ihrer frühen Kindheit ist die Patientin äußerst kälteempfindlich.

Zur Vorbereitung der komplexen Fallaufnahme erhält Frau C. die folgenden Fragebögen:

- Urologie → Rezidivierende Zystitis
- Neurologie → Kopfschmerzen
- Gynäkologie → Blutungsanomalie
- Schlafstörungen → Ein- und Durchschlafstörung
- Allgemein → Nebenbeschwerden
- Umfeld → Begleitumstände

#### Anamneseprotokoll

Die zur großen Fallaufnahme mitgebrachten Symptome sind im Anamneseprotokoll (▶ Tab. 2.8) zusammengefasst.

▶ **Tab. 2.8** Anamneseprotokoll Patientin T.C.

| Diagnose Beginn der Symptomatik | Häufigkeit der Beschwerden | Datum der Konsultationen (rechts) Charakteristische Symptome (unten) | 05.11.08 | 05.12.08 | 20.02.09 | 24.03.09 | 26.05.09 | 26.06.09 | 25.08.09 | 25.09.09 |
|---|---|---|---|---|---|---|---|---|---|---|
| | | **Mittelwert Symptomenintensität (Skala 10–0)** | 7,0 | 3,0 | 2,8 | 2,8 | 1,0 | 0 | 0 | 0 |
| | | **Besserung (Skala 0–10)** | 0 | 9 | 9 | 8 | 9 | 10 | 10 | 10 |
| **Rezidivierende Zystitis** 8 Monate | 1-mal pro 2 Monate | Harndrang<br>Harnabgang tropfenweise<br>Harn trüb<br>Harnabgang oft – P<br>Harnabgang gering – P<br>< Harnen, während<br>< Bewegung – P<br>< Kleiderdruck<br>> Wärme – P | 8 | 0 | 8 | 0 | 0 | 0 | 0 | 0 |
| **Blutungsanomalie** 8 Monate | immer | Regel spät – P<br>Regel schwach – P<br>Regel ausbleibend<br>Libido vermindert – P | 4 | 4 | 2 | 2 | 1 | 0 | 0 | 0 |
| **Kopfschmerzen** 2005 | 1-mal pro 2 Wochen | bandförmiger Schmerz<br>Schläfrigkeit tags<br>Abneigung Bewegung – P<br>< Lärm<br>< Wetterwechsel<br>< Auftreten hartes – P<br>< Anstrengung körp. – P<br>< Bewegung – P<br>< Fahren im Wagen – P<br>< Sehen angestrengt – P<br>< Kopfschütteln – P<br>< Bewegen Kopf<br>> Dunkelheit – P<br>> Druck äußerer – P | 8 | 1 | 1 | 1 | 3 | 0 | 0 | 0 |
| **Einschlafstörung** 2005 | 4-mal/ Woche | Einschlafen spät<br>Einschlafen unmöglich nach Erwachen | 8 | 5 | 0 | 8 | 0 | 0 | 0 | 0 |

▶ Tab. 2.9 Repertorisation (Arzneimittel geordnet nach Höhe der Polaritätsdifferenz).

| Arzneimittel | Caust. | Graph. | Cocc. | Sulph. | Bry. | Kal-c. | Con. | Am-c. |
|---|---|---|---|---|---|---|---|---|
| Treffer | 14 | 15 | 14 | 15 | 14 | 13 | 13 | 14 |
| Polaritätsdifferenz | 31 | 27 | 26 | 24 | 22 | 22 | 21 | 19 |
| **Patientensymptome** | | | | | | | | |
| Harnabgang oft | 4 | 1 | 2 | 2 | 3 | 3 | 1 | 1 |
| Harnabgang gering | 3 | 4 | 2 | 3 | 3 | 3 | 2 | 1 |
| < Bewegung während | 3 | 3 | 3 | 2 | 4 | 1 | 1 | 2 |
| > Wärme | 4 | 2 | 3 | 3 | 2 | 4 | 3 | 3 |
| Regelblutung spät | 4 | 4 | 3 | 4 | 2 | 4 | 4 | 2 |
| Regelblutung schwach | 3 | 4 | 3 | 4 | 1 | 4 | 4 | 4 |
| Geschlechtstrieb schwach | 4 | 2 | 0 | 2 | 0 | 2 | 1 | 2 |
| Abneigung gegen Bewegung | 1 | 1 | 3 | 1 | 2 | 1 | 1 | 1 |
| < Auftreten hartes | 3 | 3 | 2 | 3 | 4 | 1 | 4 | 2 |
| < Anstrengung körp. | 1 | 1 | 3 | 4 | 4 | 0 | 1 | 1 |
| < Fahren im Wagen | 0 | 1 | 4 | 3 | 3 | 2 | 0 | 0 |
| < Sehen angestrengt | 3 | 3 | 1 | 2 | 1 | 4 | 2 | 1 |
| < Kopfschütteln | 1 | 2 | 2 | 2 | 3 | 0 | 0 | 1 |
| > Dunkelheit | 2 | 4 | 1 | 3 | 1 | 1 | 4 | 1 |
| > Druck äußerer | 3 | 3 | 3 | 2 | 2 | 1 | 4 | 3 |
| **Gegenpolsymptome** | | | | | | | | |
| Harnabgang selten | 1 | 1 | 0 | 1 | 1 | 1 | 1 | 1 |
| Harnabgang viel | 1 | 1 | 1 | 2 | 2 | 1 | 1 | 0 |
| > Bewegung während | 1 | 0 | 1 | 1 | 1 | 1 | 4KI | 1 |
| < Wärme | 1 | 2 | 1 | 2 | 1 | 1 | 0 | 0 |
| Regelblutung früh | 1 | 1 | 3 | 2 | 2 | 3 | 1 | 1 |
| Regelblutung stark | 1 | 0 | 1 | 2 | 3KI | 0 | 0 | 1 |
| Geschlechtstrieb stark | 1 | 3KI | 2 | 4KI | 0 | 1 | 2 | 0 |
| Verl. nach Bewegung | 0 | 0 | 0 | 1 | 2 | 0 | 1 | 1 |
| > Auftreten hartes | 0 | 0 | 0 | 0 | 0 | 0 | 0 | 0 |
| > Anstrengung körp. | 0 | 0 | 0 | 0 | 0 | 0 | 0 | 0 |
| > Fahren im Wagen | 0 | 3KI | 0 | 0 | 0 | 0 | 0 | 0 |
| > Sehen angestrengt | 0 | 0 | 0 | 0 | 0 | 0 | 0 | 0 |
| > Kopfschütteln | 0 | 0 | 0 | 0 | 0 | 0 | 0 | 0 |
| < Dunkelheit | 0 | 0 | 0 | 0 | 0 | 0 | 1 | 0 |
| < Druck äußerer | 1 | 0 | 0 | 1 | 1 | 1 | 0 | 1 |

## Repertorisation

Sechs Arzneimittel decken alle Symptome ab, aber jedes weist auch nach kritischer Rückfrage noch Kontraindikationen auf. Das korrekte Mittel muss deshalb unter denjenigen gesucht werden, die die Symptomatik nur unvollständig abdecken. Zu diesem Zweck können die Arzneimittel im PC-Programm der Bönninghausen Arbeitsgemeinschaft nach Höhe der Polaritätsdifferenz angeordnet werden (durch Mausklick ins Feld **Polaritätsdifferenzen**): **Causticum Hahnemanni** weist die höchste Polaritätsdifferenz auf, wobei das Symptom **< Fahren im Wagen** fehlt (▶ Tab. 2.9). Dieses fehlt auch bei Ammonium carbonicum, welches eine deutlich tiefere Polaritätsdifferenz hat. Das Symptom bedeutet in seinem ursprünglichen Sinn (wenn man sich die Wagen und Straßen des 19. Jahrhunderts vergegenwärtigt) eine Verschlimmerung durch Erschütterung. Das ist eigentlich nicht, was die Patientin ausdrückt. Cocculus indicus fällt aus der Differenzialdiagnose, weil sie auf dem fehlenden Symptom **Geschlechtstrieb schwach** besteht.

Kalium carbonicum scheidet ebenfalls aus, weil die Verschlimmerung durch Anstrengung eindeutig ist. Differenzialdiagnostisch kommen also nur noch Causticum und Ammonium carbonicum infrage. Die Arzneimittelwahl erfolgt nach dem Materia-medica-Vergleich.

### Materia-medica-Vergleich für Causticum Hahnemanni [21]

**Kopf:** Spannen und Engegefühl im Kopf und an der Kopfhaut.

**Harnorgane:** Öfterer Harndrang mit Durst und geringem Abgang. Harnverhaltung, mit häufigem starkem Harndrang, gelegentlich gehen einige Tropfen ab. Trübwerden des Harns im Stehen.

**Weibliche Geschlechtsorgane:** Allzu schwache Regel. Regel zögernd. Zu schwaches sexuelles Verlangen.

**Schlaf:** Nächtliche Schlaflosigkeit wegen Angst, Unruhe, trockener Hitze und vielen anderen Beschwerden, mit häufigem Aufschrecken.

### Materia-medica-Vergleich für Ammonium carbonicum [21]

**Kopf:** Langwierige Kopfschmerzen. Kopfschmerzen mit Übelkeit, oder abends nach Gehen im Freien, oder nach dem Essen, auch besonders früh. Schmerzhaftes Drängen, Hämmern und Klopfen […].

**Harnorgane:** Starkes Drängen des Harns auf die Blase; steter Harndrang, auch nachts, mit vermindertem Abgang. Vermehrter, trüber Harn.

**Weibliche Geschlechtsorgane:** Menses zu früh und zu reichlich.

**Schlaf:** Spätes Einschlafen am Abend. Öfters schreckhaftes Erwachen.

### Mittelgabe und Verlauf

Polaritätsdifferenz und Materia-medica-Vergleich sprechen beide für Causticum Hahnemanni (besonders bezüglich Kopfschmerzen und Menses-Symptomatik). Die Patientin erhält deshalb eine Dosis **Causticum** C 200.

Bei der Verlaufskontrolle nach einem Monat übermittelt sie begeistert eine Besserung von 90 %. Fünf Tage nach der Einnahme des Mittels hatte sie nochmals Kopfschmerzen, seither nie mehr. Auch besteht keine Zystitis mehr, und der Schlaf ist deutlich besser. Lediglich die Menstruationssymptome sind noch unverändert. Frau C. erhält jetzt eine Dosis Causticum M.

Im nächsten Monat macht sie erneut eine Zystitis durch, die anderen Symptome sind aber immer noch deutlich besser. Insgesamt bewertet sie die Besserung jetzt mit 85 %.

Die Entscheidung, ob Causticum zu wiederholen sei oder ein neues Mittel gesucht werden soll, ist nicht ganz einfach. Wegen der stark gebesserten Nebensymptome wird Causticum (XM) nochmals verabreicht.

Vier Wochen später ist die Schlafstörung wieder zurückgekehrt. Die Patientin ist aber nicht mehr frostig, sondern es ist ihr eher zu warm, mit dem Bedürfnis, sich zu entblößen. Obschon sie keine Hitzewallungen hat, fragt sie sich erschrocken, ob sie bereits in die Menopause komme. Die Kopfschmerzen sind verschwunden, und die Blase verhält sich seit der letzten Zystitis ruhig.

Bei der Erfassung der neuen und der noch vorhandenen alten Symptome markiert Frau C. im Anamneseprotokoll Folgendes:
- > Entblößung (neu) – P
- < Wärme (neu) – P
- > im Freien (neu) – P
- Regelblutung spät – P
- Regelblutung schwach – P
- Geschlechtstrieb schwach – P
- Abneigung gegen Bewegung – P
- Harnabgang oft – P
- Harnabgang gering – P
- < beim Harnen
- > Dunkelheit – P

▶ **Tab. 2.10** Repertorisation 1. Folgemittel (Arzneimittel geordnet nach Vollständigkeit der Symptomenabdeckung).

| Arzneimittel | Lyc. | Sulph. | Sep. | Calc. | Puls. | Graph. | Acon. | Caust. |
|---|---|---|---|---|---|---|---|---|
| Treffer | 11 | 11 | 11 | 11 | 10 | 10 | 10 | 10 |
| Polaritätsdifferenz | 13 | 9 | 4 | -5 | 9 | 14 | 10 | 14 |
| **Patientensymptome** | | | | | | | | |
| Hitze m. Neig. z. Entblößung | 3 | 2 | 1 | 3 | 2 | 0 | 4 | 0 |
| < Wärme | 2 | 2 | 1 | 1 | 4 | 2 | 1 | 1 |
| > im Freien | 2 | 2 | 1 | 1 | 4 | 3 | 3 | 2 |
| Regelblutung spät | 4 | 4 | 4 | 2 | 4 | 4 | 3 | 4 |
| Regelblutung schwach | 3 | 4 | 2 | 1 | 4 | 4 | 2 | 3 |
| Geschlechtstrieb schwach | 2 | 2 | 2 | 1 | 0 | 2 | 0 | 4 |
| Abneigung g. Bewegung | 3 | 1 | 2 | 1 | 2 | 1 | 4 | 1 |
| Harnabgang oft | 2 | 2 | 1 | 2 | 1 | 1 | 1 | 4 |
| Harnabgang gering | 2 | 3 | 1 | 1 | 3 | 4 | 3 | 3 |
| < beim Harnen | 4 | 3 | 3 | 2 | 4 | 2 | 3 | 2 |
| > Dunkelheit | 3 | 3 | 3 | 4 | 3 | 4 | 3 | 2 |
| **Gegenpolsymptome** | | | | | | | | |
| Hitze m. Abneig. geg. Entblößung | 0 | 0 | 1 | 0 | 2 | 2 | 1 | 0 |
| > Wärme | 1 | 3KI | 2 | 1 | 1 | 2 | 3KI | 4KI |
| < im Freien | 1 | 1 | 1 | 2 | 1 | 1 | 0 | 1 |
| Regelblutung früh | 1 | 2 | 3 | 4KI | 1 | 1 | 1 | 1 |
| Regelblutung stark | 2 | 2 | 3KI | 4KI | 2 | 0 | 1 | 1 |
| Geschlechtstrieb stark | 2 | 4KI | 1 | 3KI | 4KI | 3KI | 1 | 1 |
| Verlangen n. Bewegung | 1 | 1 | 1 | 1 | 1 | 0 | 2 | 0 |
| Harnabgang selten | 1 | 1 | 1 | 1 | 3KI | 1 | 3KI | 1 |
| Harnabgang viel | 1 | 2 | 1 | 1 | 1 | 1 | 2 | 1 |
| < Dunkelheit | 3 | 0 | 0 | 5(KI) | 2 | 0 | 0 | 0 |

## Repertorisation 1. Folgemittel

Die jetzige Repertorisation (▶ Tab. 2.10) ergibt 4 Arzneimittel, die alle Symptome abdecken, aber nur Lycopodium clavatum weist keine Kontraindikationen auf.

## Materia-medica-Vergleich für Lycopodium clavatum [21]

**Harnorgane:** Harndrang und allzu häufiges Harnen. Spärlicher und seltener Abgang am Tage.

**Allgemeines:** Im Freien stets besseres Befinden als im Zimmer, wo Hitzegefühl und Unruhe sich oft nicht aushalten lassen.

## Mittelgabe und Verlauf

Frau C. erhält jetzt eine Dosis **Lycopodium** C 200. Die nächste Kontrolle vergisst sie und kommt erst nach 2 Monaten wieder in die Praxis. In den ersten 4 Wochen nach Lycopodium war sie völlig beschwerdefrei, danach hatte sie wieder eine Zystitis und Kopfschmerzen, was sie an die versäumte Kontrolle erinnerte. Die Besserung beziffert sie jetzt mit 86 %. Im ersten Monat sei es besser gewesen. – Weitere Dosen von Lycopodium in den Potenzen M, XM, LM und CM beseitigen alle bisherigen Beschwerden.

Während sich die ursprüngliche Symptomatik absolut ruhig hält, beginnen einige Monate später Hitzewallungen, v. a. nachts, verbunden mit pulsierenden Kopfschmerzen und häufigem Erwachen. Die frühere Befürchtung der Patientin, dass bereits klimakterische Symptome beginnen, bewahrheitet sich. Da es sich um ein neues Leiden handelt, ist auch eine neue Fallaufnahme erforderlich. Im **Fragebogen Gynäkologie** unterstreicht die Patientin die folgenden Symptome:

## 2 – Übungsfälle

- Hitze mit Neigung zu Entblößung – P
- < Anstrengung körperlich – P
- < während Bewegung – P
- < Warmwerden im Bett – P
- < Kopfschütteln – P
- > Reiben – P
- > im Freien – P
- Erwachen öfters nachts

▶ **Tab. 2.11**  Repertorisation 2. Folgemittel (Arzneimittel geordnet nach Anzahl Treffer).

| Arzneimittel | Sulph. | Calc. | Bry. | Merc. | Nux-v. | Spig. | Staph. | Rhus-t. |
|---|---|---|---|---|---|---|---|---|
| **Treffer** | 8 | 8 | 8 | 8 | 8 | 8 | 8 | 8 |
| **Polaritätsdifferenz** | 15 | 11 | 10 | 6 | 4 | 7 | 5 | 1 |
| **Patientensymptome** | | | | | | | | |
| Hitze m. Neig. z. Entblößung | 2 | 3 | 1 | 1 | 1 | 3 | 2 | 1 |
| < Anstrengung körp. | 4 | 3 | 4 | 2 | 3 | 1 | 1 | 4 |
| < Bewegung | 2 | 2 | 4 | 3 | 4 | 3 | 3 | 1 |
| < Warmwerden im Bett | 4 | 2 | 1 | 4 | 2 | 1 | 1 | 2 |
| < Kopfschütteln | 2 | 1 | 3 | 2 | 4 | 3 | 2 | 1 |
| > Reiben | 3 | 4 | 2 | 3 | 1 | 1 | 2 | 2 |
| > im Freien | 2 | 1 | 2 | 1 | 1 | 1 | 1 | 1 |
| Erwachen öfters | 4 | 4 | 2 | 3 | 3 | 2 | 3 | 3 |
| **Gegenpolsymptome** | | | | | | | | |
| Hitze m. Abneig. geg. Entblößung | 0 | 0 | 1 | 2 | 4KI | 0 | 1 | 3KI |
| > Anstrengung körp. | 0 | 0 | 0 | 0 | 0 | 0 | 0 | 0 |
| > Bewegung | 1 | 1 | 1 | 3 | 0 | 1 | 1 | 4KI |
| > Warmwerden im Bett | 1 | 0 | 4KI | 0 | 4KI | 0 | 1 | 2 |
| > Kopfschütteln | 0 | 0 | 0 | 0 | 0 | 0 | 0 | 0 |
| < Reiben | 1 | 2 | 0 | 2 | 0 | 2 | 2 | 0 |
| < im Freien | 1 | 2 | 1 | 3KI | 4KI | 3KI | 2 | 2 |

### Repertorisation 2. Folgemittel

Elf Arzneimittel decken alles ab (zusätzlich Thuja und Nitricum acidum), aber nur 6 haben keine Kontraindikationen (Sulphur, Calcium carbonicum, Staphysagria, Thuja, Nitricum acidum). Aufgrund der Höhe der Polaritätsdifferenz kommen v.a. Sulphur und Calcium carbonicum infrage (▶ Tab. 2.11).

### Materia-medica-Vergleich für Sulphur [21]

**Kopf:** Blutandrang zum Kopf, mit pulsierenden Schmerzen […]

**Allgemeines:** Empfindung von plötzlichen und häufigen Hitzewallungen über den ganzen Körper. Die meisten Beschwerden erscheinen oder verschlimmern sich nachts.

**Schlaf:** Erwacht nachts häufig und wird plötzlich hellwach.

### Materia-medica-Vergleich für Calcium carbonicum [21]

**Kopf:** Blutandrang zum Kopf mit rotem Gesicht und betäubendem Kopfschmerz, < morgens beim Erwachen und durch alkoholische Getränke.

**Allgemeines:** Blutwallung bei großer Vollblütigkeit, Wallung zum Kopf und in die Brust.

**Schlaf:** Nachtschlaf unruhig, mit Herumwerfen und häufigem Erwachen. Nächtliche Engbrüstigkeit mit Hitze, Bangigkeit und Unruhe.

### Mittelgabe und Verlauf

Der Materia-medica-Vergleich spricht viel eher für Sulphur als für Calcium carbonicum. Die Patientin erhält jetzt eine Dosis **Sulphur** C 200. Die nächsten 4 Wochen geht es wieder sehr gut, und die Patientin beziffert die Besserung der Menopausebeschwerden mit 90 %. Eine weitere Dosis

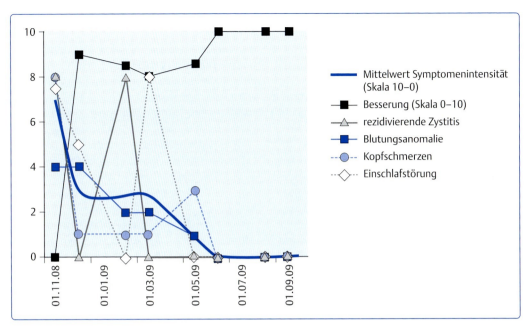

▶ **Abb. 2.3** Grafische Verlaufskontrolle T.C. – 1. Behandlungsetappe.

Sulphur M und ein anschließender Versuch mit Jodum ändert daran nichts. Eine neue Fallaufnahme führt erneut zu **Lycopodium clavatum**. Mit einer Dosis C 200 verschwinden die klimakterischen Beschwerden jetzt vollständig und bleibend (▶ Abb. 2.3).

## Anmerkungen zum Fallbeispiel 5

An diesem Fallbeispiel ist gut ersichtlich, wie eine seit Langem bestehende Kälteempfindlichkeit unter der homöopathischen Behandlung verschwindet. Eine solche zeigt in der Regel, dass der Patient geschwächt ist; der Wechsel zur Wärmeempfindlichkeit, wie hier, zeigt, dass sich seine Widerstandskraft im Verlaufe des Heilungsprozesses verbessert hat. Für einen erfolgreichen Heilungsverlauf ist es ganz wichtig, dass das verabreichte Arzneimittel die Temperaturmodalitäten genau abdeckt, d.h., dass diese vom Patienten auch richtig beobachtet werden.

## 2.2.4 Fallbeispiel 6: Angst als Leitsymptom

**Frau D.Z., 51 Jahre: Wann sind Mittelwechsel indiziert, wann nicht?**

Frau Z. ist Fußreflexzonen-Therapeutin und treibt regelmäßig Sport. Sie kommt in die homöopathische Sprechstunde, nachdem sie 6 Monate zuvor auf einer Bergtour einen Schwächeanfall mit Unwohlsein und Anstrengungsdyspnoe erlitten hatte, weswegen sie die Tour abbrechen musste. Seither treten auf jeder Bergwanderung solche Beschwerden auf, sobald sie die Höhe von 2000 Meter überschreitet. Als Besonderheit bemerkt sie, dass die Schwäche eher besser wird, wenn sie daran denkt. Sie müsse sich sehr Mühe geben, ihre Muskeln zu kontrollieren, sonst versagten diese ihre Dienste.

Das Problem löst bei ihr Angstzustände aus, die jeweils von starkem Herzklopfen begleitet werden. Ihr Gemüt ist angegriffen, sie ist frustriert und traurig, dass ihr Solches passiert. Auch schämt sie sich, weil ihre Schwäche für andere sichtbar ist. Als Ursache vermutet Frau Z. eine Überforderung durch ihre Arbeit als Therapeutin und Hausfrau. Auch kränke es sie, dass sie von ihrem Ehemann zu wenig Anerkennung für Ihre Leistungen erhalte.

Die weitere Exploration ergibt, dass sie auch dauernd an starken Rückenschmerzen leidet und ungefähr 8-mal pro Jahr eine Migräne durchmacht. In der kalten Jahreszeit komme es oft zu Infekten der oberen Luftwege mit einer Entzündung der Kiefer- und Stirnhöhlen. Im Jahre 2002 hatte sie eine Hysterektomie wegen eines 1,4 kg schweren Myoms. Sicherheitshalber wird vor Beginn der Behandlung eine kardiale Abklärung veranlasst, welche aber keine pathologischen Befunde ergibt.

Die Patientin bereitet sich mit den folgenden Fragebögen auf die komplexe Fallaufnahme vor:
- Herz-Kreislauf → Leistungsabfall, Herzklopfen
- Psyche → Angstzustände, Kränkung, angegriffenes Gemüt
- Neurologie → Kopfschmerzen
- Bewegungsapparat → Lumbalgie
- Allgemein → Sinusitis, übrige Nebenbeschwerden
- Umfeld → Begleitumstände

### Anamneseprotokoll

Die von der Patientin zur großen Fallaufnahme mitgebrachten Symptome sind in ▶ Tab. 2.12 zusammengefasst.

## 2.2 Fallbeispiele

▲ Tab. 2.12  Anamneseprotokoll Patientin D. Z.

| Diagnose Beginn der Symptomatik | Häufigkeit der Beschwerden | Datum der Konsultationen (rechts) Charakteristische Symptome (unten) | 08.02.08 | 05.03.08 | 01.04.08 | 07.05.08 | 13.06.08 | 16.07.08 | 26.08.08 | 26.09.08 | 29.10.08 | 28.11.08 | 05.01.09 | 02.02.09 | 28.04.09 |
|---|---|---|---|---|---|---|---|---|---|---|---|---|---|---|---|
| | | **Mittelwert Symptomenintensität (Skala 10–0)** | 8,3 | 3,5 | 1,8 | 0,3 | 0,3 | 1,8 | 1,3 | 1,3 | 1,2 | 1,7 | 1,8 | 0,3 | 0,1 |
| | | **Besserung (Skala 0–10)** | 0 | 8 | 9 | 8 | 9 | 8 | 8 | 8 | 8 | 8 | 8 | 9 | 10 |
| **Leistungsabfall** 2007 | über 2000 m immer | Schwäche Taumeln Muskeln schlaff – P Hunger – P Puls hart – P Puls langsam – P < Anstrengung körp. – P < Stehen – P > Ruhe – P > Sitzen – P > Alleinsein – P > Denken an Leiden – P* | 10 | 3 | 2 | 0 | 0 | 0 | 0 | 0 | 0 | 0 | 0 | 0 | 0 |
| **Gemüt angegriffen** 2006 | immer | Stressintoleranz Traurigkeit – P Angst Nervenschwäche < Zimmer – P < Anstrengung geist. – P < Anstrengung körp. – P | 8 | 3 | 1 | 1 | 1 | 0 | 0 | 0 | 0 | 0 | 0 | 1 | 0 |
| **Migräneartige Kopfschmerzen** 2006 | 8-mal/Jahr | Muskeln klamm Kopf innen re. – P Gehör empfindlich < Licht < nach Hinlegen – P < nach Aufstehen aus dem Bett – P | 9 | 0 | 0 | 0 | 0 | 4 | 2 | 2 | 2 | 3 | 4 | 0 | 0 |

▲ Tab. 2.12 (Forts.)

| Diagnose Beginn der Symptomatik | Häufigkeit der Beschwerden | Datum der Konsultationen (rechts) Charakteristische Symptome (unten) | 08.02.08 | 05.03.08 | 01.04.08 | 07.05.08 | 13.06.08 | 16.07.08 | 26.08.08 | 26.09.08 | 29.10.08 | 28.11.08 | 05.01.09 | 02.02.09 | 28.04.09 |
|---|---|---|---|---|---|---|---|---|---|---|---|---|---|---|---|
| | | Mittelwert Symptomenintensität (Skala 10–0) | 8,3 | 3,5 | 1,8 | 0,3 | 0,3 | 1,8 | 1,3 | 1,3 | 1,2 | 1,7 | 1,8 | 0,3 | 0,1 |
| | | Besserung (Skala 0–10) | 0 | 8 | 9 | 8 | 9 | 8 | 8 | 8 | 8 | 8 | 8 | 9 | 10 |
| Rezidivierende Sinusitis max. bds. 2006 | 2-mal/Jahr | Fließschnupfen < Kälte – P** < Liegen Seite – P > Liegen Rücken – P > Wärme – P** > feuchte Luft – P | 8 | 5 | 6 | 0 | 0 | 0 | 0 | 0 | 0 | 0 | 0 | 0 | 0 |
| Herzklopfen 2001 | wenn krank, bei Aufregung | Puls hart – P Herzklopfen Angst | 8 | 2 | 2 | 0 | 0 | 0 | 0 | 0 | 0 | 0 | 0 | 0 | 0 |
| Lumbalgie 1979 | täglich | Muskeln klamm < Bücken – P < Kälte – P | 7 | 8 | 0 | 1 | 1 | 7 | 6 | 6 | 5 | 7 | 7 | 1 | 1 |

*) Dieses Symptom hat nur wenige Arzneimittelzuordnungen und soll deshalb primär nicht in die Repertorisation einfließen, da es die Mittelwahl zu stark einschränken würde. Es kann aber nachträglich über den Materia-medica-Vergleich eingebracht werden.

**) < Kälte/> Wärme sind bei Bönninghausen identische Rubriken. Nur eine davon für die Repertorisation verwenden, da sonst die Polarität künstlich überhöht wird.

2.2 Fallbeispiele

▶ **Tab. 2.13** Repertorisation (Arzneimittel geordnet nach Höhe der Polaritätsdifferenz).

| Arzneimittel | Bry. | Hell. | Calc. | Acon. | Graph. | Ign. | Sulph. | Hep. |
|---|---|---|---|---|---|---|---|---|
| **Treffer** | 18 | 18 | 17 | 16 | 15 | 18 | 20 | 15 |
| **Polaritätsdifferenz** | 30 | 24 | 23 | 19 | 19 | 17 | 17 | 16 |
| **Patientensymptome** | | | | | | | | |
| Muskeln schlaff | 1 | 2 | 4 | 0 | 1 | 0 | 3 | 0 |
| Hunger | 3 | 3 | 4 | 0 | 4 | 2 | 1 | 0 |
| Puls hart | 4 | 1 | 0 | 4 | 0 | 3 | 2 | 3 |
| Puls langsam | 0 | 3 | 0 | 0 | 0 | 1 | 0 | 1 |
| < Anstrengung körp. | 4 | 1 | 3 | 3 | 1 | 1 | 4 | 2 |
| < Stehen | 2 | 1 | 1 | 1 | 1 | 2 | 3 | 1 |
| > Ruhe | 4 | 3 | 2 | 1 | 3 | 1 | 1 | 3 |
| > Sitzen | 4 | 2 | 2 | 2 | 1 | 1 | 1 | 1 |
| > Allein | 0 | 2 | 0 | 0 | 0 | 0 | 2 | 0 |
| Traurigkeit | 2 | 1 | 2 | 4 | 3 | 4 | 2 | 1 |
| < Zimmer | 3 | 3 | 1 | 3 | 4 | 2 | 2 | 0 |
| < Anstrengung geistig | 0 | 1 | 4 | 0 | 2 | 4 | 3 | 0 |
| Innerer Kopf re. | 3 | 2 | 4 | 1 | 2 | 4 | 2 | 3 |
| < Licht | 2 | 2 | 4 | 3 | 4 | 3 | 3 | 3 |
| < Hinlegen nach dem | 3 | 1 | 3 | 2 | 3 | 2 | 3 | 3 |
| < nach Aufstehen a.d. Bett | 2 | 3 | 3 | 1 | 3 | 3 | 3 | 2 |
| < Kälte | 2 | 3 | 1 | 3 | 2 | 3 | 1 | 4 |
| < Liegen auf Seite | 4 | 0 | 4 | 4 | 0 | 3 | 3 | 0 |
| > Liegen auf Rücken | 4 | 0 | 4 | 3 | 0 | 2 | 2 | 0 |
| > Luft feucht | 3 | 0 | 0 | 3 | 0 | 0 | 1 | 4 |
| < Bücken beim | 4 | 2 | 4 | 3 | 3 | 1 | 1 | 3 |
| **Gegenpolsymptome** | | | | | | | | |
| Muskeln straff | 0 | 0 | 0 | 4KI | 1 | 0 | 2 | 0 |
| Appetitlosigkeit | 3 | 2 | 3 | 1 | 1 | 3KI | 3KI | 1 |
| Puls weich | 0 | 0 | 0 | 3 | 0 | 0 | 0 | 1 |
| Puls schnell | 4KI | 0 | 1 | 4KI | 0 | 2 | 2 | 1 |
| > Anstrengung körp. | 0 | 0 | 0 | 0 | 0 | 3KI | 0 | 0 |
| > Stehen | 2 | 2 | 2 | 0 | 2 | 1 | 0 | 2 |
| < Ruhe | 1 | 0 | 1 | 1 | 0 | 1 | 1 | 1 |
| < Sitzen | 1 | 1 | 2 | 1 | 4KI | 1 | 1 | 1 |
| < Allein | 0 | 0 | 0 | 0 | 0 | 0 | 0 | 3KI |
| Fröhlichkeit | 0 | 0 | 0 | 0 | 0 | 2 | 0 | 0 |
| > Zimmer | 1 | 1 | 2 | 0 | 1 | 2 | 1 | 2 |
| > Anstrengung geistig | 0 | 0 | 0 | 0 | 0 | 0 | 0 | 0 |
| Innerer Kopf li. | 2 | 1 | 3 | 2 | 3KI | 1 | 3KI | 1 |
| > Licht | 0 | 0 | 2 | 0 | 0 | 0 | 0 | 0 |
| > Hinlegen nach dem | 4(KI) | 1 | 4(KI) | 1 | 3 | 1 | 1 | 3 |
| > nach Aufstehen a.d. Bett | 1 | 2 | 2 | 2 | 2 | 3 | 3 | 1 |
| > Kälte | 1 | 1 | 1 | 1 | 1 | 1 | 2 | 1 |
| > Liegen auf Seite | 2 | 0 | 0 | 1 | 0 | 1 | 1 | 0 |
| < Liegen auf Rücken | 1 | 0 | 0 | 1 | 0 | 2 | 2 | 0 |
| < Luft feucht | 1 | 0 | 4KI | 0 | 0 | 0 | 3KI | 1 |
| > Bücken beim | 0 | 1 | 0 | 0 | 0 | 1 | 1 | 0 |

## Repertorisation

Sulphur deckt die meisten Symptome ab, weist aber 3 Kontraindikationen auf (▶ Tab. 2.13). Nur Helleborus niger hat keine Kontraindikationen, aber 3 Symptome fehlen (< Liegen auf Seite, > Liegen auf Rücken und < beim Bücken). – Das auffälligste Symptom **Denken an sein Leiden bessert** wird nur durch 3 Arzneimittel abgedeckt, darunter Helleborus. Dieses Symptom wurde nicht repertorisiert, weil es die Mittelwahl unzulässig stark eingrenzen könnte. Es sei hier an *Organon* § 211 erinnert, in dem Hahnemann festhält, dass der Gemütszustand „oft am meisten den Ausschlag gibt" bei der homöopathischen Mittelwahl. Das ist nach Bönninghausen so zu verstehen, dass die Differenzialdiagnose der infrage kommenden Arzneimittel aufgrund charakteristischer Symptome, also besonders der Modalitäten (*Organon* § 133), erarbeitet wird, und danach die Veränderungen des Gemüts den Ausschlag geben für die Mittelentscheidung.

Bezogen auf diese Patientin findet sich in der Enzyklopädie von Clarke [21] bei Helleborus folgendes Symptom: „Verminderte Herrschaft des Geistes über den Körper, bei fehlender Aufmerksamkeit versagen die Muskeln ihre Dienste, sodass sie z.B. das Glas fallen lässt, wenn sie während des Trinkens angeredet wird; die Muskeln arbeiten nicht richtig, wenn sein Wille nicht fest genug auf ihre Tätigkeit gerichtet ist …"

## Mittelgabe und Verlauf

Die Patientin erhält **Helleborus niger** C 200. Der Schnupfen bessert sich sofort. Ungefähr 10 Tage nach der Mittelgabe tritt ein (alter) Hautausschlag im Gesicht wieder auf, bleibt während einigen Tagen bestehen und verschwindet dann. Die Patientin hat während dieser Zeit auch ein starkes Verlangen nach Süßigkeiten, und der Urin ist übel riechend. Nach 4 Wochen ist sie viel fröhlicher und motivierter als zuvor und meint, die Symptomatik sei 70–80 % besser. Eine Verstopfung, die sie in der Fallaufnahme gar nicht erwähnte, ist ebenfalls verschwunden. Ihr Gehör sei zudem besser als vor einem Monat. Es folgt eine Dosis Helleborus M. Wieder einen Monat später hat die Besserung auf 85 % zugenommen. Frau Z. machte in der Zwischenzeit ohne Probleme eine einstündige Bergwanderung. Sie erhält jetzt Helleborus XM.

Ein paar Tage später ruft sie an, sie hätte irrtümlicherweise die mentholhaltige Zahnpaste ihres Mannes benützt. Wir warten ab, ohne etwas zu ändern. Nach 4 weiteren Wochen hat sich nicht mehr viel geändert, die durchschnittliche Besserung liegt aber mit 82 % minimal tiefer.

Mit Helleborus LM steigt die Besserung innerhalb von 4 weiteren Wochen auf 90 %. Frau Z. fühlt sich jetzt noch besser, fitter und motivierter. Nochmals einen Monat später, nach Helleborus CM, klagt sie über ein Wiederauftreten der Rückenschmerzen, ausgelöst durch intensive Gartenarbeiten. Die Besserung ist auf 75 % abgesunken. Neu habe sie auch klimakterisch bedingte Hitzewallungen mit Kopfschmerzen und es gehe ihr auch psychisch eher schlechter, v.a. sei sie wieder viel schneller und länger gekränkt, wenn ihre Arbeit nicht genügend Anerkennung finde.

Aufgrund der neuen Situation wird eine neue Fallaufnahme nötig.

Im Anamneseprotokoll markiert die Patientin die folgenden noch vorhandenen Symptome und ergänzt diese mit den neu aufgetretenen Beschwerden:

**Lumbalgie**
- < Anstrengung körperlich – P
- < Liegen auf Rücken – P
- < Drehen leidender Teile – P
- < beim Bücken – P
- < beim Aufstehen aus dem Bett – P
- < Lagewechsel (= < Drehen) – P

**Kopfschmerzen**
- Hitzewallungen
- > im Freien – P
- < Liegen (< Liegen auf Rücken)
- < nach Erwachen – P
- < nach Aufstehen aus dem Bett – P
- < Kopfschütteln – P
- < Sehen angestrengt – P
- < Lesen – P
- < Berührung – P
- Sehen undeutlich

**Nebensymptome**
- < Kränkung

▶ Tab. 2.14 Repertorisation 1. Folgemittel (Arzneimittel geordnet nach Höhe der Polaritätsdifferenz).

| Arzneimittel | Graph. | Nat-m. | Croc. | Bry. | Spig. | Arn. | Hep. | Sil. |
|---|---|---|---|---|---|---|---|---|
| **Treffer** | 11 | 12 | 11 | 12 | 11 | 10 | 11 | 10 |
| **Polaritätsdifferenz** | 26 | 26 | 25 | 22 | 22 | 20 | 20 | 20 |
| **Patientensymptome** | | | | | | | | |
| < Anstrengung körp. | 1 | 3 | 2 | 4 | 1 | 4 | 2 | 3 |
| < Liegen auf Rücken | 0 | 1 | 0 | 1 | 3 | 1 | 0 | 3 |
| < Drehen leidender Teile | 1 | 3 | 2 | 3 | 3 | 3 | 1 | 0 |
| < beim Bücken | 3 | 2 | 3 | 4 | 4 | 3 | 3 | 3 |
| < beim Aufstehen a.d. Bett | 3 | 3 | 2 | 4 | 3 | 0 | 3 | 3 |
| > im Freien | 3 | 2 | 4 | 2 | 1 | 2 | 1 | 0 |
| < nach Erwachen | 5 | 4 | 2 | 2 | 2 | 3 | 4 | 3 |
| < nach Aufstehen a.d. Bett | 3 | 3 | 1 | 2 | 3 | 0 | 2 | 2 |
| < Kopfschütteln | 2 | 2 | 2 | 3 | 3 | 3 | 3 | 1 |
| < Sehen angestrengt | 3 | 4 | 4 | 1 | 3 | 2 | 1 | 4 |
| < Lesen | 3 | 4 | 2 | 2 | 0 | 2 | 3 | 4 |
| < Berührung | 2 | 2 | 2 | 3 | 4 | 3 | 4 | 3 |
| **Gegenpolsymptome** | | | | | | | | |
| > Anstrengung körp. | 0 | 1 | 0 | 0 | 0 | 0 | 0 | 2 |
| > Liegen auf Rücken | 0 | 2 | 0 | 4KI | 1 | 2 | 0 | 1 |
| > Drehen leidender Teile | 0 | 0 | 0 | 0 | 0 | 0 | 2 | 0 |
| > beim Bücken | 0 | 1 | 0 | 0 | 0 | 1 | 0 | 0 |
| > beim Aufstehen a.d. Bett | 0 | 0 | 0 | 0 | 0 | 0 | 0 | 0 |
| < im Freien | 1 | 1 | 0 | 1 | 3KI | 1 | 3KI | 4KI |
| > nach Erwachen | 0 | 0 | 0 | 1 | 1 | 0 | 0 | 0 |
| > nach Aufstehen a.d. Bett | 2 | 1 | 1 | 1 | 3 | 1 | 1 | 2 |
| > Kopfschütteln | 0 | 0 | 0 | 0 | 0 | 0 | 0 | 0 |
| > Sehen angestrengt | 0 | 0 | 0 | 0 | 0 | 0 | 0 | 0 |
| > Lesen | 0 | 0 | 0 | 0 | 0 | 0 | 0 | 0 |
| > Berührung | 0 | 1 | 0 | 2 | 0 | 1 | 1 | 0 |

## Repertorisation 1. Folgemittel

Sieben Arzneimittel decken alle Symptome ab; aber nur Natrium muriaticum und Causticum Hahnemanni haben keine Kontraindikationen (▶ Tab. 2.14). Aufgrund der hohen Polaritätsdifferenz und der typischen Verschlimmerung durch Kränkung ist Natrium muriaticum, welches auch gut zum familiären psychodynamischen Hintergrund passt, die erste Wahl. Die Patientin erhält jetzt eine Dosis Natrium muriaticum C 200.

Vier Wochen später sind die Rückenschmerzen trotz fortgesetzter Gartenarbeit etwas besser und Wallungen sowie Kopfschmerzen nur noch halb so schlimm wie vorher. Es folgt eine Dosis Natrium muriaticum M, die in den nächsten 4 Wochen aber gar nichts Weiteres bewirkt.

Was ist zu tun? Zurück zu Helleborus oder neue Fallaufnahme? – Die Entscheidung fällt zugunsten einer Aufnahme der noch vorliegenden Restsymptome.

Die erneute Symptomenerhebung ergibt nur marginale Veränderungen gegenüber der letzten, die sich aber trotzdem auf die Wahl des Arzneimittels auswirken:

- Muskeln straff – P
- < Druck äußerer – P
- < Bewegung, während – P
- < Anstrengung des Körpers – P
- < nach Hinlegen – P
- < Sitzen krumm – P
- < Drehen leidender Teile – P
- < Lagewechsel – P
- < beim Aufrichten – P

- < beim Aufstehen aus dem Bett – P
- < beim Bücken – P
- < im Zimmer – P
- > beim Gehen – P
- Durst – P
- Traurigkeit – P

▶ **Tab. 2.15** Repertorisation 2. Folgemittel (Arzneimittel geordnet nach Vollständigkeit der Symptomenabdeckung).

| Arzneimittel | Rhus-t. | Puls. | Acon. | Caust. | Bry. | Phos. | Sep. | Plat. |
|---|---|---|---|---|---|---|---|---|
| **Treffer** | 15 | 15 | 15 | 15 | 14 | 14 | 14 | 14 |
| **Polaritätsdifferenz** | 20 | 9 | 32 | 11 | 24 | 20 | 10 | 17 |
| **Patientensymptome** | | | | | | | | |
| Muskeln straff | 2 | 2 | 4 | 3 | 0 | 4 | 4 | 3 |
| < Druck äußerer | 1 | 1 | 1 | 1 | 1 | 2 | 3 | 3 |
| < Bewegung | 1 | 1 | 1 | 3 | 4 | 3 | 1 | 1 |
| < Anstrengung körp. | 4 | 1 | 3 | 1 | 4 | 2 | 2 | 1 |
| < nach Hinlegen | 4 | 4 | 2 | 2 | 3 | 3 | 3 | 4 |
| < Sitzen krumm | 3 | 2 | 3 | 1 | 2 | 3 | 2 | 0 |
| < Drehen leidender Teile | 3 | 3 | 1 | 1 | 3 | 0 | 3 | 2 |
| < Lagewechsel | 2 | 4 | 1 | 2 | 2 | 3 | 0 | 1 |
| < beim Aufrichten | 4 | 3 | 4 | 1 | 4 | 3 | 1 | 1 |
| < beim Aufstehen a.d. Bett | 3 | 2 | 3 | 1 | 4 | 3 | 2 | 1 |
| < beim Bücken | 2 | 2 | 3 | 1 | 4 | 1 | 4 | 2 |
| < im Zimmer | 3 | 5 | 3 | 2 | 3 | 4 | 1 | 4 |
| > beim Gehen | 4 | 4 | 1 | 1 | 1 | 1 | 3 | 3 |
| Durst | 3 | 2 | 4 | 2 | 4 | 1 | 2 | 1 |
| Traurigkeit | 3 | 3 | 4 | 1 | 2 | 1 | 2 | 3 |
| **Gegenpolsymptome** | | | | | | | | |
| Muskeln schlaff | 0 | 2 | 0 | 0 | 1 | 0 | 0 | 1 |
| > Druck äußerer | 3KI | 1 | 1 | 3KI | 2 | 1 | 1 | 0 |
| > Bewegung | 4KI | 4KI | 1 | 1 | 1 | 1 | 3KI | 3KI |
| > Anstrengung körp. | 0 | 0 | 0 | 0 | 0 | 0 | 4KI | 0 |
| > nach Hinlegen | 1 | 1 | 1 | 1 | 4(KI) | 1 | 2 | 0 |
| > Sitzen krumm | 1 | 1 | 0 | 1 | 1 | 0 | 0 | 0 |
| > Drehen leidender Teile | 2 | 3 | 1 | 0 | 0 | 0 | 0 | 0 |
| > Lagewechsel | 0 | 2 | 0 | 0 | 0 | 0 | 0 | 0 |
| > beim Aufrichten | 1 | 2 | 1 | 1 | 2 | 1 | 4KI | 0 |
| > beim Aufstehen a.d. Bett | 3 | 4KI | 0 | 1 | 0 | 0 | 4KI | 3KI |
| > beim Bücken | 1 | 1 | 0 | 0 | 0 | 1 | 0 | 0 |
| > im Zimmer | 2 | 1 | 0 | 1 | 1 | 1 | 1 | 1 |
| < beim Gehen | 2 | 1 | 1 | 1 | 4KI | 3KI | 1 | 1 |
| Durstlosigkeit | 2 | 4KI | 0 | 1 | 1 | 2 | 3KI | 1 |
| Fröhlichkeit | 0 | 2 | 0 | 0 | 0 | 3KI | 0 | 3 |

## Repertorisation 2. Folgemittel

Vier Arzneimittel decken alle Symptome ab. Aconitum napellus hat als einziges keine Kontraindikationen und zudem die höchste Polaritätsdifferenz (▶ Tab. 2.15). Die Patientin erhält jetzt **Aconitum C 200**.

Zwei Tage nach der Mittelgabe tritt seit längerer Zeit erstmals wieder ein Migräneanfall auf. Nach 4 Wochen sind die Rückenschmerzen leicht besser, die Kopfschmerzen gleich, und ein Husten mit zähem Auswurf ist neu aufgetreten. Frau Z. bewertet die Besserung ihrer Symptome seit Beginn der Behandlung mit 80 %.

Der Husten ist eine interkurrente Erkrankung, die eine Neuaufnahme der aktuellen Symptome erfordert. Die wichtigsten noch vorhandenen Modalitäten der älteren Symptome sollten durch das neue Arzneimittel ebenfalls abgedeckt sein. Die Patientin schreibt aus der Checkliste für akute Erkrankungen der Atemwege die folgenden Symptome heraus:

- Husten mit Auswurf
- Auswurf zäh
- < Wärme allgemein – P
- < Zimmerwärme – P
- > im Freien – P
- < Bewegung beginnend
- < Drehen leidender Teile – P
- < Beim Aufstehen aus dem Bett – P

## Repertorisation 3. Folgemittel

Vier Arzneimittel decken alle Symptome ab und haben keine Kontraindikationen (▶ Tab. 2.16). Die Differenzialdiagnose ist schwierig, und die zusätzliche Befragung der Patientin und der Materia-medica-Vergleich unergiebig. In einem solchen Fall orientiert man sich am besten an der Höhe der Polaritätsdifferenz. Die Patientin erhält jetzt also **Sabina** C 200, und **Graphites naturalis** C 200 als Reserve, für den Fall, dass sich die akuten Symptome nicht innerhalb von 2 Tagen deutlich, d. h. um wenigstens 50 % bessern.

Der Atemwegsinfekt verschwindet mit Sabina schnell. In der Hoffnung, dass dieses auch auf die übrigen Restbeschwerden einen Einfluss hat, wird mit einer nächsten Mittelgabe noch 3 Wochen zugewartet. Das aber ist leider nur verlorene Zeit. Sie erzählt nun, dass sich ihr Ehemann in den nächsten Wochen einer Herzklappenoperation unterziehen muss, wovor sie sehr Angst hat. Deswegen haben auch die Rücken- und Kopfschmerzen wieder zugenommen, und sie ist wieder niedergeschlagen, gibt aber immer noch eine Gesamtbesserung von 75 % an. – Ohne neue Repertorisation wird jetzt **Helleborus niger** C 200 wiederholt.

Die nächste Kontrolle findet 6 Wochen später statt. Die Herzoperation des Ehemannes war erfolgreich, obschon es postoperativ einige Komplikationen gab. Die Patientin macht wieder einen gelösten Eindruck, und alle ihre Beschwerden sind jetzt praktisch verschwunden. Die Besserung beziffert sie mit 90 %. – Wir fahren weiter mit Helleborus M als Folgedosis. Bei der Nachkontrolle 3 Monate später ist die Besserung auf 98 % gestiegen. Dieses Mal erhält sie die nächste Dosis Helleborus XM nur als Reserve, die sie bei einem Wiederauftreten von Symptomen einnehmen kann, mit der Aufforderung, sich in einem solchen Falle nach 4 Wochen wieder zu melden (▶ Abb. 2.4).

▶ Tab. 2.16 Repertorisation 3. Folgemittel (Arzneimittel geordnet nach Vollständigkeit der Symptomenabdeckung).

| Arzneimittel | Puls. | Sabin. | Bry. | Graph. | Calc. | Carb-v. | Caust. | Lyc. |
|---|---|---|---|---|---|---|---|---|
| **Treffer** | 8 | 8 | 8 | 8 | 8 | 8 | 8 | 7 |
| **Polaritätsdifferenz** | 8 | 11 | 8 | 9 | 5 | 3 | 8 | 7 |
| **Patientensymptome** | | | | | | | | |
| Husten mit Auswurf | 4 | 1 | 3 | 2 | 4 | 2 | 2 | 4 |
| Auswurf zäh | 1 | 1 | 1 | 1 | 1 | 1 | 2 | 0 |
| < Wärme allg. | 4 | 2 | 1 | 2 | 1 | 1 | 1 | 2 |
| < Zimmerwärme | 4 | 4 | 1 | 3 | 1 | 1 | 1 | 2 |
| > im Freien | 4 | 4 | 2 | 3 | 1 | 1 | 2 | 2 |
| < Bewegung beginnend | 4 | 1 | 2 | 1 | 1 | 3 | 3 | 4 |
| < Drehen leidender Teile | 3 | 2 | 3 | 1 | 4 | 1 | 1 | 3 |
| < beim Aufstehen a.d. Bett | 2 | 3 | 4 | 3 | 3 | 4 | 1 | 3 |
| **Gegenpolsymptome** | | | | | | | | |
| > Wärme allg. | 1 | 0 | 2 | 2 | 1 | 2 | 4KI | 1 |
| > Zimmerwärme | 0 | 0 | 0 | 0 | 0 | 0 | 2 | 0 |
| < im Freien | 1 | 1 | 1 | 1 | 2 | 3KI | 1 | 1 |
| > Drehen leidender Teile | 3 | 2 | 0 | 0 | 2 | 0 | 0 | 0 |
| > beim Aufstehen a.d. Bett | 4KI | 1 | 0 | 0 | 0 | 0 | 1 | 3 |

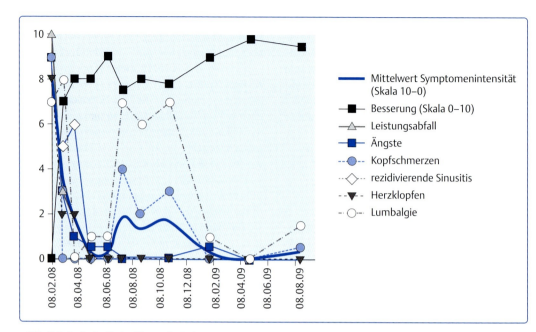

▶ **Abb. 2.4** Grafische Verlaufskontrolle Patientin D.Z.

### Anmerkungen zum Fallbeispiel 6

Rückblickend stellt sich hier die Frage, ob die Mittelwechsel auf Natrium muriaticum und Aconitum wirklich nötig waren. Viel haben sie nicht gebracht. Letzten Endes hat bei dieser Patientin nur Helleborus die chronischen Symptome geheilt.

### Wann soll ein Mittel gewechselt werden?

- beim Auftreten neuer Symptome
- bei interkurrenten Erkrankungen, wie hier der Atemweginfektion
- wenn die Heilung ohne äußere Hindernisse nicht zügig voranschreitet (wie z.B. in **Fallbeispiel 1**, ▶ S. 7)

### Wann sollte das Mittel nicht gewechselt werden?

Wenn sich **durch äußere Umstände** alte Symptome wieder leicht verstärken.

## 2.2.5 Fallbeispiel 7: Schlafstörung mit Folgen

### Frau S.T., 45 Jahre: Wie begegnet man einem Mangel an polaren Symptomen?

Frau T. ist Lehrerin und Mutter von zwei Kindern. Seit diese selbst zur Schule gehen, unterrichtet sie wieder ein volles Pensum. Die Doppelbelastung von Beruf und Familie bringt die eher feine, zierliche Patientin an die Grenzen ihrer Kräfte. Wegen einer Extrasystolie und einer Schlafstörung besucht sie ihren Hausarzt, der ihr Magnesium, ein Anxiolytikum und ein Schlafmittel verschreibt. Da dies alles nichts bringt, schickt er sie zusätzlich zu einem Psychiater, der das Anxiolytikum durch ein Antidepressivum ersetzt.

Der Patientin, die ihre Kinder homöopathisch behandeln lässt, wird diese Art der Medizin unheimlich, und sie ersucht um einen Termin in der homöopathischen Praxis. Ihr größtes Problem ist die schwere Schlafstörung: Sie kann kaum einschlafen und erwacht nachts öfters mit einem Engegefühl, Druck und Brennen in der Brust und einem Pulsieren im ganzen Körper. Ihr jetziger Zustand löst Ängste aus, ihre Hände zittern, sie ist lärm- und kälteempfindlich und kann kaum mehr essen.

Für die komplexe Fallaufnahme bereitet sie sich mit den folgenden Fragebögen vor:
- Schlafstörungen → Ein- und Durchschlafstörung
- Herz-Kreislauf → Extrasystolie, Pulsieren im Körper, Herzklopfen
- Psyche → Stresssymptome, Spannungszustand
- Allgemein → Frostigkeit, Harndrang, Knacken in Gelenken und übrige Nebenbeschwerden
- Umfeld → Begleitumstände

### Anamneseprotokoll

Die bei der großen Fallaufnahme übermittelten Symptome sind in ▶ Tab. 2.17 zusammengefasst.

▶ Tab. 2.17 Anamneseprotokoll Patientin S.T.

| Diagnose Beginn der Symptomatik | Häufigkeit der Beschwerden | Datum der Konsultationen (rechts) Charakteristische Symptome (unten) | 27.04.08 | 28.05.08 | 08.07.08 | 26.08.08 | 26.09.08 | 16.11.08 | 20.01.09 | 03.04.09 |
|---|---|---|---|---|---|---|---|---|---|---|
| | | Mittelwert Symptomenintensität (Skala 10–0) | 6,3 | 4,5 | 1,3 | 0 | 0 | 0 | 0 | 0 |
| | | Besserung (Skala 0–10) | 0 | 1 | 8 | 10 | 10 | 10 | 10 | 10 |
| Schlafstörung 3 Monate | täglich | Einschlafen spät Hyperventilation Kribbeln i.d. Fingern Erwachen nachts < Anstrengung geist. – P < Schlafmangel* < Kälte – P > Reiben – P > Anstrengung körp. – P** | 10 | 10 | 2 | 0 | 0 | 0 | 0 | 0 |

2 – Übungsfälle

▶ Tab. 2.17 (Forts.)

| Diagnose<br>Beginn der<br>Symptomatik | Häufigkeit<br>der Be-<br>schwer-<br>den | Datum der Konsultationen (rechts)<br>Charakteristische Symptome (unten) | 27.04.08 | 28.05.08 | 08.07.08 | 26.08.08 | 26.09.08 | 16.11.08 | 20.01.09 | 03.04.09 |
|---|---|---|---|---|---|---|---|---|---|---|
| | | Mittelwert Symptomenintensität (Skala 10–0) | 6,3 | 4,5 | 1,3 | 0 | 0 | 0 | 0 | 0 |
| | | Besserung (Skala 0–10) | 0 | 1 | 8 | 10 | 10 | 10 | 10 | 10 |
| **Neurasthenie**<br>3 Monate | täglich | Schwindel<br>Konzentrationsmangel<br>Schreckhaftigkeit<br>Kloß im Hals<br>Engegefühl i.d. Brust<br>Traurigkeit – P<br>Libido vermindert – P<br>< Gemütsbewegungen (Kummer, Kränkung, Angst)<br>< Lärm<br>< beim Einschlafen – P<br>> Gehen im Freien – P<br>> im Freien – P<br>> Ruhe – P<br>> Liegen – P | 8 | 5 | 2 | 0 | 0 | 0 | 0 | 0 |
| **Extrasystolie**<br>3 Monate | immer | Puls aussetzend<br>Pulsieren innerer Teile<br>Herzklopfen mit Angst<br>Zusammenschnüren i.d. Brust<br>Lippenzyanose | 3 | 2 | 1 | 0 | 0 | 0 | 0 | 0 |
| **Harndrang**<br>2001 | 1-mal/<br>Woche | Harndrang<br>Harnabgang wenig – P<br>Harnabgang unvollst. | 4 | 1 | 0 | 0 | 0 | 0 | 0 | 0 |

*) Schlafmangel verschlimmert (16 Arzneizuordnungen) ist ein banales Symptom, deshalb weglassen.
**) Anstrengung körp. bessert = Ermüdung bessert (banales Symptom, das mit 6 Arzneimittelzuordnungen den Fall unzulässig eingrenzen würde).

## 2.2 Fallbeispiele

▶ **Tab. 2.18** Repertorisation (Arzneimittel geordnet nach Vollständigkeit der Symptomenabdeckung).

| Arzneimittel | Sulph. | Ph-ac. | Laur. | Phos. | Calc. | Bell. | Hep. | Nat-m. |
|---|---|---|---|---|---|---|---|---|
| **Treffer** | 16 | 16 | 16 | 15 | 15 | 15 | 15 | 15 |
| **Polaritätsdifferenz** | 6 | 1 | 11 | 10 | 12 | 9 | 8 | 11 |
| **Patientensymptome** | | | | | | | | |
| < Anstrengung geistig | 3 | 1 | 1 | 1 | 4 | 3 | 0 | 4 |
| < Kälte | 1 | 1 | 1 | 2 | 1 | 3 | 4 | 1 |
| > Reiben | 3 | 2 | 2 | 4 | 4 | 1 | 1 | 0 |
| Traurigkeit | 2 | 1 | 1 | 1 | 2 | 3 | 1 | 4 |
| Geschlechtstrieb schwach | 2 | 3 | 1 | 1 | 1 | 1 | 3 | 2 |
| < vor Einschlafen | 3 | 2 | 2 | 4 | 5 | 4 | 3 | 2 |
| > Gehen im Freien | 1 | 2 | 1 | 2 | 1 | 1 | 1 | 1 |
| > im Freien | 2 | 2 | 4 | 3 | 1 | 1 | 1 | 2 |
| > Ruhe | 1 | 1 | 1 | 3 | 2 | 4 | 3 | 3 |
| > Liegen | 1 | 1 | 1 | 1 | 3 | 3 | 2 | 3 |
| Harnabgang gering | 3 | 2 | 3 | 3 | 1 | 3 | 3 | 1 |
| Einschlafen spätes | 3 | 2 | 2 | 4 | 4 | 3 | 3 | 2 |
| Erwachen nachts häufig | 4 | 2 | 1 | 4 | 4 | 2 | 4 | 2 |
| Nervenschwäche | 3 | 2 | 2 | 3 | 3 | 3 | 2 | 2 |
| Puls aussetzend | 3 | 4 | 2 | 0 | 0 | 0 | 3 | 4 |
| Harndrang allg. | 4 | 4 | 1 | 3 | 2 | 3 | 2 | 2 |
| **Gegenpolsymptome** | | | | | | | | |
| > Anstrengung geistig | 0 | 0 | 0 | 0 | 0 | 0 | 0 | 0 |
| > Kälte | 2 | 1 | 1 | 1 | 1 | 1 | 1 | 2 |
| < Reiben | 1 | 1 | 0 | 1 | 2 | 0 | 0 | 0 |
| Fröhlichkeit | 0 | 1 | 1 | 3KI | 0 | 3 | 0 | 1 |
| Geschlechtstrieb stark | 4KI | 0 | 1 | 4KI | 3KI | 1 | 1 | 3KI |
| > vor Einschlafen | 0 | 0 | 0 | 0 | 0 | 0 | 0 | 0 |
| < Gehen im Freien | 3KI | 3KI | 1 | 2 | 2 | 5KI | 4KI | 2 |
| < im Freien | 1 | 2 | 1 | 1 | 2 | 4KI | 3KI | 1 |
| < Ruhe | 1 | 3KI | 1 | 1 | 1 | 1 | 1 | 1 |
| < Liegen | 2 | 3KI | 1 | 1 | 1 | 1 | 3KI | 1 |
| Harnabgang viel | 2 | 3KI | 0 | 1 | 1 | 2 | 1 | 1 |

### Repertorisation

Die Repertorisation mit den polaren Symptomen allein ergibt 3 mögliche Arzneimittel, Kalium carbonicum, Laurocerasus und Ammonium carbonicum (▶ Tab. 2.18). Im Materia-medica-Vergleich mit der Enzyklopädie von Clarke ergeben sich Argumente für jedes der 3 Mittel, sodass dieser nicht weiterhilft. Eine mögliche (Not-)Lösung ist der Einbezug der Hauptbeschwerden (kursiv) in die Repertorisation. Damit bleibt nur noch Laurocerasus, das alle Symptome abdeckt.

### Bestätigungssymptome für Laurocerasus [21]

Bei der Durchsicht der Schlaf- und Gemütssymptome von Laurocerasus zusammen mit der Patientin ergeben sich die folgenden Bestätigungssymptome:

**Gemüt:** Große Ängstlichkeit um geringfügige Sachen, er kann nicht einschlafen, abends im Bett. Schwermütige Beklommenheit, die ängstlich macht, nicht arbeiten lässt und ins Freie treibt. Ängstlichkeit, auch besonders abends im Bett und am Einschlafen hindernd, im Freien vergehend. Große befürchtende Angst und Unruhe, die nirgends bleiben und abends nicht einschlafen lässt, im Freien aber vergehend. So angegriffen, dass sie kein lautes Wort sprechen kann. Reizbarkeit, mit Unaufgelegtheit zu geistigem Arbeiten. Hastigkeit. Unfähigkeit die Gedanken zu sammeln.

**Schlaf**: Schlaflosigkeit wegen Aufgeregtheit und Anfällen von Hitze.

## Mittelgabe und Verlauf

Die Patientin erhält eine Dosis **Laurocerasus** C 200. Vier Wochen später ist die Schlafstörung unverändert vorhanden, die Nebenbeschwerden haben aber deutlich abgenommen. Sie beziffert die Besserung mit nur 10 %. Rechnerisch beträgt die Gesamtbesserung ca. 30 %, was sicher ungenügend ist. Frau T. geht jetzt nochmals das Anamneseprotokoll durch und unterstreicht die jetzt noch vorhandenen Symptome:

- Nervenschwäche
- Angst, Schreckhaftigkeit
- Kloß im Hals/Enge in der Brust
- Einschlafen spät, Erwachen nachts häufig
- Puls aussetzend
- < Gemütsbewegung (jede)
- < Schlafmangel
- < Lärm
- < beim Einschlafen – P
- > Gehen im Freien – P
- > im Freien – P
- > Ruhe – P
- > Liegen – P
- > Reiben – P
- Libido vermindert – P

▶ **Tab. 2.19** Repertorisation 1. Folgemittel (Arzneimittel geordnet nach Vollständigkeit der Symptomenabdeckung).

| Arzneimittel | Hep. | Sulph. | Alum. | Ph-ac. | Laur. | Sabin. | Mur-ac. | Phos. |
|---|---|---|---|---|---|---|---|---|
| Treffer | 11 | 11 | 11 | 11 | 11 | 11 | 11 | 10 |
| Polaritätsdifferenz | 2 | 1 | 9 | 1 | 7 | 5 | 1 | 8 |
| **Patientensymptome** | | | | | | | | |
| < vor Einschlafen | 3 | 3 | 1 | 2 | 2 | 2 | 1 | 4 |
| > Gehen im Freien | 1 | 1 | 4 | 2 | 1 | 3 | 1 | 2 |
| > im Freien | 1 | 2 | 4 | 2 | 4 | 4 | 1 | 3 |
| > in Ruhe | 3 | 1 | 1 | 1 | 1 | 1 | 1 | 3 |
| > Liegen | 2 | 1 | 1 | 1 | 1 | 1 | 1 | 1 |
| > Reiben | 1 | 3 | 3 | 2 | 2 | 1 | 3 | 4 |
| Geschlechtstrieb schwach | 3 | 2 | 2 | 3 | 1 | 1 | 3 | 1 |
| Nervenschwäche | 2 | 3 | 2 | 2 | 2 | 2 | 1 | 3 |
| Einschlafen spätes | 3 | 3 | 2 | 2 | 2 | 1 | 3 | 4 |
| Erwachen häufig | 4 | 4 | 2 | 2 | 1 | 2 | 2 | 4 |
| Puls aussetzend | 3 | 3 | 1 | 4 | 2 | 1 | 2 | 0 |
| **Gegenpolsymptome** | | | | | | | | |
| > vor Einschlafen | 0 | 0 | 0 | 0 | 0 | 0 | 0 | 0 |
| < Gehen im Freien | 4KI | 3KI | 1 | 3KI | 1 | 2 | 1 | 2 |
| < im Freien | 3KI | 1 | 1 | 2 | 1 | 1 | 2 | 1 |
| < in Ruhe | 1 | 1 | 2 | 3KI | 1 | 1 | 2 | 1 |
| < Liegen | 3KI | 2 | 2 | 3KI | 1 | 1 | 3KI | 1 |
| < Reiben | 0 | 1 | 0 | 1 | 0 | 0 | 1 | 1 |
| Geschlechtstrieb stark | 1 | 4KI | 1 | 0 | 1 | 3KI | 1 | 4KI |

## Repertorisation 1. Folgemittel

Werden nur die polaren Symptome repertorisiert, so decken 29 Arzneimittel alles ab. Auch hier müssen wir, wie bei der ersten Repertorisation, die wichtigsten Leidensbereiche einbeziehen. Damit decken noch 7 Arzneimittel alle Symptome ab, aber nur 2 Alumina und Laurocerasus, haben keine Kontraindikationen (▶ Tab. 2.19).

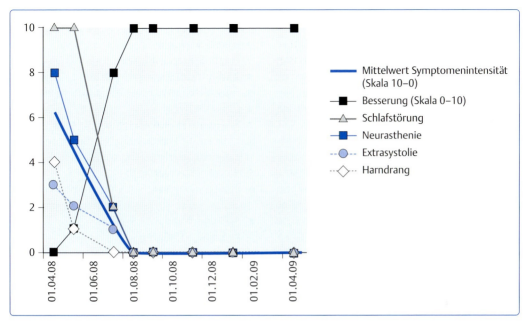

▶ **Abb. 2.5** Grafische Verlaufskontrolle Patientin S.T.

**Materia-medica-Vergleich für Alumina** [21]
**Gemüt:** Bangigkeit mit viel Unruhe. Ängstliches, in sich gekehrtes, verdrießliches Gemüt. Er glaubt, nicht mehr gesund werden zu können. Ängstlichkeit mit Herzklopfen und Pulsieren. Sehr schreckhaft, fährt zusammen, wenn das Geringste fällt. Unaufgelegt, es freut ihn nichts. Große Zerstreutheit und Unentschlossenheit, Gedächtnisschwäche.

**Schlaf:** Einschlafen lange verhindert […] wegen Unruhe in den Gliedern oder Schwere in den Armen. Ruheloser Schlaf, erwacht immer mit Herzklopfen.

## Mittelgabe und Verlauf

Frau T. erhält nun eine Dosis **Alumina** C 200. Der weitere Verlauf ist gekennzeichnet durch eine fulminante Besserung: Nach einem Monat beziffert sie diese bereits mit 85 %, unter Alumina M 4 Wochen später mit 95 % und weitere 4 Wochen später, nach Alumina XM 100 %. Etwa 2 Monate später sinkt die Besserung leicht ab, mit etwas Herzklopfen und unruhigerem Schlaf. Eine nochmalige Dosis Alumina C 200 behebt auch diese Episode wieder vollständig. Seither ist die Patientin beschwerdefrei (▶ **Abb. 2.5**). Beobachtungszeit: 18 Monate.

## Anmerkungen zum Fallbeispiel 7

- Dieser Fall kann wegen seiner relativen Armut an polaren Symptomen, die sich auch in niederen Polaritätsdifferenzen niederschlägt, nicht mit diesen allein gelöst werden. Die von der Patientin übermittelten nichtpolaren Modalitäten sind eher im Bereich des Banalen anzusiedeln und führen deshalb nicht weiter bzw. sogar eher zu einer Verwirrung der Differenzialdiagnose. Auch der Materia-medica-Vergleich ist unergiebig, womit die Mittelwahl schwierig wird.
- Die Lösung des Problems liegt im Einbezug der nichtpolaren Hauptbeschwerden. Allerdings bleibt damit eine gewisse Unsicherheit bestehen, die sich auch in der unbefriedigenden Wirkung von Laurocerasus niederschlug.

## 2.2.6 Fallbeispiel 8: ADHS

### Frau B. F., 40 Jahre: Symptomenfülle und Hering'sche Regel

Frau F. ist eine sportliche Lehrerin von schlankem Habitus und quirligem Temperament. Sie hat eine harmonische Ehe mit zwei Kindern im Alter von 13 und 14 Jahren. Ihr 14-jähriger Sohn ist seit längerer Zeit in homöopathischer Behandlung wegen einem ADHS, der Tochter geht es gut. Frau F. unterrichtet neben ihren Pflichten als Mutter und Hausfrau Kinder der Grundschulstufe in einem Teilpensum. Bei den Kontrollen für ihren Sohn wirkt sie oft hektisch und gestresst und ist eher wortkarg. Bei Kindern mit ADHS findet man oft auch bei einem oder beiden Elternteilen ADHS-Symptome. In dieser Familie ist Frau F. davon betroffen, während ihr Mann der ruhende Pol ist.

Vor einigen Jahren hatte sie wegen einer beginnenden Coxarthrose rechts eine Variations-Osteotomie. Die Hüftschmerzen haben nach anfänglicher Besserung in der letzten Zeit wieder zugenommen. Zusätzlich sind Schulterschmerzen, Schmerzen im rechten Ellbogengelenk (nach Entfernung einer Gelenkmaus) und Schmerzen in beiden Sprunggelenken aufgetreten, weshalb sie jetzt selbst einen Versuch mit der Homöopathie wagen möchte, auch zur Behandlung ihres ADHS. Die weitere Exploration ergibt als Nebenleiden ein konventionell behandeltes Asthma, eine Neigung zu Durchfällen seit ihrer Kindheit, starke Stimmungsschwankungen und lang dauernde Phasen mit depressiven Verstimmungen. Die fünf Leidensbereiche machen eine komplexe Fallaufnahme erforderlich.

Sie ist etwas überrascht über die Menge an Papier, die sie als Vorbereitung auf die Arzneimittelbestimmung bearbeiten muss. Es handelt sich um die folgenden Fragebögen:

- Bewegungsapparat → Coxarthrose und Schulterschmerzen
- ADS und Wahrnehmungsstörungen → ADHS
- Allergische Erkrankungen → Asthma
- Psyche → Stimmungsschwankungen
- Magen-Darm-Trakt → Durchfälle
- Allgemeiner Fragebogen → Nebenbeschwerden
- Umfeld → Begleitumstände

### Anamneseprotokoll

Zur großen Fallaufnahme bringt die Patientin eine große Menge an Symptomen mit (▶ Tab. 2.20).

2.2 Fallbeispiele

▴ Tab. 2.20 Anamneseprotokoll Patientin B.F.

| Diagnose<br>Beginn der Symptomatik | Häufigkeit der Beschwerden | Datum der Konsultationen (rechts)<br>Charakteristische Symptome (unten) | 10.09.08 | 14.11.08 | 09.12.08 | 09.02.09 | 10.02.09 | 09.03.09 | 21.04.09 | 15.05.09 | 12.06.09 | 10.07.09 |
|---|---|---|---|---|---|---|---|---|---|---|---|---|
| | | Mittelwert Symptomenintensität (Skala 10–0) | 7,0 | 4,4 | 3,2 | 3,8 | 2,2 | 2,4 | 3,4 | 2,2 | 1,6 | 1,2 |
| | | Besserung (Skala 0–10) | 0 | 5 | 8 | 7 | 9 | 8,5 | 8,5 | 9 | 9,5 | 9,5 |
| **Arthrosen**<br>1994 | immer | Gelenke kraftlos | 7 | 4 | 3 | 4 | 3 | 4 | 3 | 2 | 2 | 1 |
| | | Muskeln schlaff – P | | | | | | | | | | |
| | | Knacken/Stechen i.d.Gelenken | | | | | | | | | | |
| | | < Anstrengung körp. – P | | | | | | | | | | |
| | | < Kaltwerden – P | | | | | | | | | | |
| | | < feuchte Umschläge – P | | | | | | | | | | |
| | | < Steigen hinunter – P | | | | | | | | | | |
| | | < nach Aufstehen aus dem Bett – P | | | | | | | | | | |
| | | < Auftreten, hartes – P | | | | | | | | | | |
| | | < Sitzen krumm – P | | | | | | | | | | |
| | | < Bewegung beginnend | | | | | | | | | | |
| | | < Wetterwechsel | | | | | | | | | | |
| | | < Zugluft | | | | | | | | | | |
| | | < Durchnässung | | | | | | | | | | |
| | | < Kleiderdruck | | | | | | | | | | |
| | | < Heranziehen d. Glieder – P. | | | | | | | | | | |
| | | > Bewegung – P | | | | | | | | | | |
| | | > Liegen – P | | | | | | | | | | |
| | | > Wärme – P | | | | | | | | | | |
| | | > Einhüllen – P | | | | | | | | | | |
| | | > Reiben – P | | | | | | | | | | |
| | | > Hängenlassen d. Glieder – P | | | | | | | | | | |

▸ Tab. 2.20 (Forts.)

| Diagnose Beginn der Symptomatik | Häufigkeit der Beschwerden | Datum der Konsultationen (rechts) Charakteristische Symptome (unten) Mittelwert Symptomenintensität (Skala 10–0) Besserung (Skala 0–10) | 10.09.08 | 14.11.08 | 09.12.08 | 09.02.09 | 10.02.09 | 09.03.09 | 21.04.09 | 15.05.09 | 12.06.09 | 10.07.09 |
|---|---|---|---|---|---|---|---|---|---|---|---|---|
| | | Mittelwert Symptomenintensität (Skala 10–0) | 7,0 | 4,4 | 3,2 | 3,8 | 2,2 | 2,4 | 3,4 | 2,2 | 1,6 | 1,2 |
| | | Besserung (Skala 0–10) | 0 | 5 | 8 | 7 | 9 | 8,5 | 8,5 | 9 | 9,5 | 9,5 |
| **ADHS** seit Kindheit | immer | Zerstreutheit | 7 | 5 | 4 | 5 | 3 | 3 | 3 | 2 | 2 | 2 |
| | | Gereiztheit – P | | | | | | | | | | |
| | | Gehör empfindlich | | | | | | | | | | |
| | | Geruchssinn empfindlich – P | | | | | | | | | | |
| | | Abneigung gegen Bewegung – P | | | | | | | | | | |
| | | > Einhüllen – P | | | | | | | | | | |
| | | < nach Erwachen – P | | | | | | | | | | |
| **Atopie** 1994 | 1-mal/Jahr | Atemnot | 9 | 7 | 2 | 2 | 2 | 2 | 6 | 3 | 1 | 1 |
| | | Atemversetzung | | | | | | | | | | |
| | | Fließschnupfen | | | | | | | | | | |
| | | Tränen | | | | | | | | | | |
| | | Hautausschläge | | | | | | | | | | |
| | | Abneigung gegen Bewegung – P | | | | | | | | | | |
| | | Verlangen freie Luft – P | | | | | | | | | | |
| | | < Anstrengung körp. – P | | | | | | | | | | |
| | | < Liegen auf Rücken – P | | | | | | | | | | |
| | | < Ausatmen – P | | | | | | | | | | |
| | | < Einatmen – P | | | | | | | | | | |
| | | < Tiefatmen – P | | | | | | | | | | |
| | | < Sprechen – P | | | | | | | | | | |
| | | < Licht – P | | | | | | | | | | |
| | | < Augen öffnen – P | | | | | | | | | | |
| | | < Kratzen – P | | | | | | | | | | |
| | | < Schwitzen – P | | | | | | | | | | |
| | | > Sitzen – P | | | | | | | | | | |
| | | > Nahrungsmittel, Wasser, Kaltes – P | | | | | | | | | | |

## 2.2 Fallbeispiele

▶ Tab. 2.20 (Forts.)

| Diagnose Beginn der Symptomatik | Häufigkeit der Beschwerden | Datum der Konsultationen (rechts) Charakteristische Symptome (unten) | 10.09.08 | 14.11.08 | 09.12.08 | 09.02.09 | 10.02.09 | 09.03.09 | 21.04.09 | 15.05.09 | 12.06.09 | 10.07.09 |
|---|---|---|---|---|---|---|---|---|---|---|---|---|
| | | Mittelwert Symptomenintensität (Skala 10–0) | 7,0 | 4,4 | 3,2 | 3,8 | 2,2 | 2,4 | 3,4 | 2,2 | 1,6 | 1,2 |
| | | Besserung (Skala 0–10) | 0 | 5 | 8 | 7 | 9 | 8,5 | 8,5 | 9 | 9,5 | 9,5 |
| **Depressionen** seit Kindheit | immer | Traurigkeit – P | 4 | 4 | 3 | 5 | 3 | 2 | 2 | 2 | 1 | 1 |
| | | Gereiztheit – P | | | | | | | | | | |
| | | Ängste | | | | | | | | | | |
| | | nervöse Aufregung | | | | | | | | | | |
| | | Gemüt angegriffen | | | | | | | | | | |
| | | Hoffnungslosigkeit | | | | | | | | | | |
| | | Misstrauen | | | | | | | | | | |
| | | Libido vermindert – P | | | | | | | | | | |
| | | < Einschlafen – P | | | | | | | | | | |
| | | < Erwachen – P | | | | | | | | | | |
| | | < Entblößen – P | | | | | | | | | | |
| | | < Ärger | | | | | | | | | | |
| | | < Kummer | | | | | | | | | | |
| | | < Kränkung | | | | | | | | | | |
| | | < Denken daran – P | | | | | | | | | | |
| | | < Menschenüberfüllte Räume | | | | | | | | | | |
| | | > Liegen – P | | | | | | | | | | |
| | | > Wärme – P | | | | | | | | | | |
| | | > Einhüllen – P | | | | | | | | | | |
| | | > Essen – P | | | | | | | | | | |

▲ Tab. 2.20 (Forts.)

| Diagnose Beginn der Symptomatik | Häufigkeit der Beschwerden | Datum der Konsultationen (rechts) Charakteristische Symptome (unten) | 10.09.08 | 14.11.08 | 09.12.08 | 09.02.09 | 10.02.09 | 09.03.09 | 21.04.09 | 15.05.09 | 12.06.09 | 10.07.09 |
|---|---|---|---|---|---|---|---|---|---|---|---|---|
| | | Mittelwert Symptomenintensität (Skala 10–0) | 7,0 | 4,4 | 3,2 | 3,8 | 2,2 | 2,4 | 3,4 | 2,2 | 1,6 | 1,2 |
| | | Besserung (Skala 0–10) | 0 | 5 | 8 | 7 | 9 | 8,5 | 8,5 | 9 | 9,5 | 9,5 |
| **Durchfälle** seit Kindheit | 3–4-mal/ Woche | Durchfall schmerzhaft Krämpfe innere Teile Speichelvermehrung – P Muskeln schlaff – P < Kleiderdruck < nach Essen – P < Trinken – P < Milch – P < Liegen auf Rücken – P > Blähungsabgang > nach Stuhlgang P > Druck äußerer – P > Reiben – P > Sitzen krumm – P > Tiefatmen – P | 8 | 2 | 4 | 3 | 0 | 1 | 3 | 2 | 2 | 1 |

Der Versuch, diese Fülle an Symptomen **widerspruchsfrei** einem einzigen homöopathischen Arzneimittel zuzuordnen, wird unweigerlich scheitern. Die Lösung des Problems findet sich in der Hering'schen Regel [23]. Diese besagt, dass die Symptome des Patienten in der umgekehrten Reihenfolge ihres Erscheinens verschwinden sollten, damit eine definitive Heilung zustande kommt. Das bedeutet, dass die jüngsten oder jüngeren Symptome in der Rangordnung über die älteren zu setzen sind. Frau F. hat zwei jüngere Leiden, nämlich die Gelenkbeschwerden (Arthrosen) und die Atopie (Asthma, Heuschnupfen, Ekzem), die beide seit ungefähr 14 Jahren bestehen, und drei ältere, das ADHS, die depressiven Stimmungsschwankungen und die Durchfälle, die alle seit Kindheit bzw. Jugendzeit bestehen. – Das erste Mittel muss v.a. die Gelenkbeschwerden und die Atopie abdecken. Die älteren Leiden werden vorerst aus der Repertorisation ausgeklammert [23].

**Praktisches Vorgehen**

1. Repertorisation aller polaren Symptome, die die Gelenke und die Atopie betreffen, die also den jüngsten Leiden zuzuordnen sind.
2. Analyse der Kontraindikationen bei den **höchstpolaren** Arzneimitteln, in diesem Falle bei Bryonia alba, Rhus toxicodendron und Phosphorus.
3. Besprechung der betroffenen Symptome mit der Patientin. Diese macht dabei die folgenden **Präzisierungen**:

- Muskeln schlaff → ist immer so, nicht nur bei Krankheit, also kein Symptom
- < feuchte Umschläge → ist in **< Kaltwerden** eingeschlossen
- < Steigen hinunter → Patientin bestätigt das Symptom
- > durch Bewegung → Patientin bestätigt das Symptom
- > Liegen → Patientin meint > Liegen auf Seite
- < Heranziehen der Gliedmaßen → Patientin meint damit **< Sitzen krumm**
- Abneigung gegen Bewegung → ist bedingt durch **< durch Anstrengung körperlich**
- Verlangen freie Luft → Patientin meint **> im Freien**
- < Liegen auf Rücken → Patientin bestätigt das Symptom
- < Ausatmen/Einatmen/Tiefatmen → Patientin meint damit **Atemnot**
- < Augenöffnen → Patientin meint damit **< Licht**
- > Sitzen → Patientin meint damit > durch aufrechtes Sitzen (entspricht **< Sitzen krumm**)
- > Trinken kaltes Wasser → ist immer so, nicht nur bei Krankheit, also kein Symptom
- Hautsymptome → sind auch im übertragenen Sinne oberflächlich und damit kaum relevant

▶ Tab. 2.21 Repertorisation (Arzneimittel geordnet nach Vollständigkeit der Symptomenabdeckung).

| Arzneimittel | Rhus-t. | Bry. | Phos. | Sulph. | Nux-v. | Nat-c. | Caust. | Bell. |
|---|---|---|---|---|---|---|---|---|
| **Treffer** | 16 | 16 | 15 | 15 | 14 | 14 | 14 | 14 |
| **Polaritätsdifferenz** | 36 | 10 | 20 | 14 | 15 | 19 | 11 | 7 |
| **Patientensymptome** | | | | | | | | |
| < Anstrengung körp. | 4 | 4 | 2 | 4 | 3 | 2 | 1 | 0 |
| < Kaltwerden | 4 | 3 | 3 | 2 | 4 | 2 | 3 | 2 |
| < Steigen hinunter | 1 | 1 | 0 | 1 | 0 | 0 | 0 | 1 |
| < nach Aufstehen a.d. Bett | 4 | 2 | 3 | 3 | 3 | 1 | 1 | 1 |
| < Auftreten hartes | 4 | 4 | 3 | 3 | 3 | 3 | 3 | 3 |
| < Sitzen krumm | 3 | 2 | 3 | 3 | 2 | 0 | 1 | 0 |
| > Bewegung | 4 | 1 | 1 | 1 | 0 | 4 | 1 | 1 |
| > Liegen auf Seite | 2 | 2 | 3 | 1 | 4 | 1 | 2 | 2 |
| > Wärme | 4 | 2 | 2 | 3 | 4 | 2 | 4 | 3 |
| > Warmeinhüllen | 4 | 1 | 1 | 0 | 3 | 2 | 0 | 2 |
| > Reiben | 2 | 2 | 4 | 3 | 1 | 4 | 1 | 1 |
| > Hängenlassen d. Gliedes | 3 | 2 | 1 | 2 | 1 | 2 | 1 | 3 |
| > im Freien | 1 | 2 | 3 | 2 | 1 | 1 | 2 | 1 |
| < Liegen auf Rücken | 3 | 1 | 4 | 2 | 4 | 1 | 3 | 1 |
| < Sprechen | 4 | 3 | 3 | 4 | 2 | 4 | 2 | 3 |
| < Licht | 1 | 2 | 4 | 3 | 3 | 3 | 2 | 3 |
| **Gegenpolsymptome** | | | | | | | | |
| > Anstrengung körp. | 0 | 0 | 0 | 0 | 0 | 0 | 0 | 0 |
| > Kaltwerden | 1 | 3 | 1 | 3KI | 1 | 1 | 1 | 1 |
| > Steigen hinunter | 2 | 4KI | 1 | 2 | 3KI | 2 | 1 | 1 |
| > nach Aufstehen a.d. Bett | 3 | 1 | 3 | 3 | 3 | 2 | 1 | 3KI |
| > Auftreten hartes | 0 | 0 | 0 | 0 | 0 | 0 | 0 | 0 |
| > Sitzen krumm | 1 | 1 | 0 | 1 | 1 | 0 | 1 | 3KI |
| < Bewegung | 1 | 4KI | 3KI | 2 | 4KI | 1 | 3KI | 4KI |
| < Liegen auf Seite | 0 | 4KI | 4(KI) | 3KI | 2 | 2 | 1 | 1 |
| < Wärme | 1 | 1 | 1 | 2 | 1 | 1 | 1 | 1 |
| < Warmeinhüllen | 1 | 1 | 2 | 2 | 1 | 0 | 0 | 0 |
| < Reiben | 0 | 0 | 1 | 1 | 0 | 1 | 3KI | 0 |
| < Hängenlassen d. Gliedes | 0 | 0 | 2 | 1 | 1 | 0 | 2 | 0 |
| < im Freien | 2 | 1 | 1 | 1 | 4KI | 2 | 1 | 4KI |
| > Liegen auf Rücken | 0 | 4KI | 1 | 2 | 2 | 1 | 1 | 2 |
| > Sprechen | 0 | 0 | 0 | 0 | 0 | 0 | 0 | 0 |
| > Licht | 0 | 0 | 0 | 0 | 0 | 0 | 0 | 0 |

### Repertorisation

Nur Rhus toxicodendron, Natrium carbonicum und Magnesium muriaticum als entfernteres Arzneimittel haben keine Kontraindikationen (▶ Tab. 2.21). Rhus toxicodendron deckt als einziges alle repertorisierten Symptome ab und hat auch eine herausragende Polaritätsdifferenz.

### Materia-medica-Vergleich für Rhus toxicodendron [21], Natrium carbonicum [21], und Magnesium muriaticum [21]

Jedes der 3 Arzneimittel könnte zu dieser Symptomatik passen. Der Materia-medica-Vergleich hilft deswegen nicht weiter.

## Mittelgabe und Verlauf

Aufgrund der hohen Polaritätsdifferenz fällt die Mittelwahl auf **Rhus toxicodendron**. Da bei ADHS-Patienten Q-Potenzen stabilere Besserungen ergeben als Einzeldosen, wird die Behandlung mit Rhus toxicodendron Q 3 (flüssig) in täglicher Verabreichung begonnen. Bei der ersten Kontrolle nach 4 Wochen hat die Patientin Mühe zu sagen, ob es ihr besser gehe, weil sie die ganze Zeit in der Türkei in den Ferien war. Sie erhält nun Rhus toxicodendron Q 6, wiederum in täglicher Verabreichung. Nach einem weiteren Monat sind die Durchfälle fast verschwunden und Asthma und Gelenkschmerzen deutlich besser. Unverändert sind die Stimmungsschwankungen. Die Patientin beziffert die Besserung mit 50 %. Nach einer weiteren Etappe mit Rhus toxicodendron Q 9 erreicht diese 77 %; auch die Stimmungsschwankungen haben jetzt nachgelassen. Die nächsten 4 Wochen mit Rhus toxicodendron Q 12 fallen in die Weihnachtsferien. Da Ferien für die Patientin immer stressig sind, weil der Alltag der Familie weniger strukturiert ist, fällt die Besserung auf 65 % zurück. Mit dem nachfolgenden Rhus toxicodendron Q 15 gewinnt sie wieder an Terrain (Besserung 90 %), und so geht es weiter mit Besserungen zwischen 85 % und 90 % bis in den Frühling, in dem sich das Asthma trotz der bisher erfolgreichen Behandlung wieder meldet. Jetzt muss die noch vorhandene Restsymptomatik ermittelt werden.

Die Patientin markiert im Anamneseprotokoll die folgenden noch vorhandenen Symptome:
- Verlangen nach freier Luft – P
- < beim Tiefatmen – P
- < beim Sprechen – P
- < Anstrengung körp. – P
- < Licht – P
- < beim Einschlafen – P
- < beim Erwachen – P
- < nach Aufstehen aus dem Bett – P
- < Entblößung – P
- < Kaltwerden – P
- < Auftreten hartes – P

Neu erwähnt die Patientin die Modalitäten:
- < vor Regelblutung
- \> Druck, äußerer – P

▶ **Tab. 2.22** Repertorisation 1. Folgemittel (Arzneimittel geordnet nach Vollständigkeit der Symptomenabdeckung).

| Arzneimittel | Rhus-t. | Graph. | Bry. | Sep. | Nat-m. | Nat-c. | Bor. | Calc. |
|---|---|---|---|---|---|---|---|---|
| Treffer | 13 | 13 | 13 | 13 | 13 | 13 | 13 | 12 |
| Polaritätsdifferenz | 33 | 29 | 23 | 8 | 21 | 20 | 15 | 15 |
| Patientensymptome | | | | | | | | |
| Verlangen freie Luft | 1 | 1 | 1 | 1 | 2 | 1 | 3 | 1 |
| < beim Tiefatmen | 4 | 3 | 4 | 1 | 2 | 1 | 3 | 1 |
| < beim Sprechen | 4 | 3 | 3 | 3 | 4 | 4 | 2 | 4 |
| < Anstrengung körp. | 4 | 1 | 4 | 2 | 3 | 2 | 1 | 3 |
| < Licht | 1 | 4 | 2 | 3 | 1 | 3 | 2 | 4 |
| < beim Einschlafen | 5 | 3 | 5 | 4 | 2 | 2 | 2 | 5 |
| < beim Erwachen | 4 | 5 | 2 | 4 | 4 | 4 | 1 | 4 |
| < nach Aufstehen a.d. Bett | 4 | 3 | 2 | 2 | 3 | 1 | 1 | 3 |
| < Entblößung | 4 | 2 | 1 | 2 | 2 | 2 | 1 | 0 |
| < Kaltwerden | 4 | 3 | 3 | 3 | 1 | 2 | 2 | 2 |
| < Auftreten hartes | 4 | 3 | 4 | 3 | 3 | 3 | 1 | 3 |
| < vor Regelblutung | 1 | 2 | 1 | 4 | 3 | 1 | 1 | 4 |
| \> Druck äußerer | 3 | 3 | 3 | 1 | 1 | 4 | 3 | 1 |

▶ **Tab. 2.22** (Forts.)

| Arzneimittel | Rhus-t. | Graph. | Bry. | Sep. | Nat-m. | Nat-c. | Bor. | Calc. |
|---|---|---|---|---|---|---|---|---|
| Treffer | 13 | 13 | 13 | 13 | 13 | 13 | 13 | 12 |
| Polaritätsdifferenz | 33 | 29 | 23 | 8 | 21 | 20 | 15 | 15 |
| Gegenpolsymptome | | | | | | | | |
| Abneigung freie Luft | 3KI | 1 | 3KI | 3KI | 1 | 4KI | 0 | 4KI |
| > beim Tiefatmen | 0 | 0 | 0 | 1 | 0 | 0 | 0 | 0 |
| > beim Sprechen | 0 | 0 | 0 | 0 | 0 | 0 | 0 | 0 |
| > Anstrengung körp. | 0 | 0 | 0 | 4KI | 1 | 0 | 0 | 0 |
| > Licht | 0 | 0 | 0 | 0 | 0 | 0 | 0 | 2 |
| > beim Einschlafen | 0 | 0 | 0 | 0 | 0 | 0 | 0 | 0 |
| > beim Erwachen | 0 | 0 | 1 | 4 | 0 | 1 | 0 | 1 |
| > nach Aufstehen a.d. Bett | 3 | 2 | 1 | 4KI | 1 | 2 | 3KI | 2 |
| > Entblößung | 1 | 0 | 1 | 1 | 0 | 0 | 3KI | 3KI |
| > Kaltwerden | 1 | 2 | 3 | 1 | 1 | 1 | 0 | 1 |
| > Auftreten hartes | 0 | 0 | 0 | 0 | 0 | 0 | 0 | 0 |
| < Druck äußerer | 1 | 0 | 1 | 3KI | 3KI | 1 | 1 | 3KI |

## Repertorisation 1. Folgemittel

Graphites deckt als einziges Mittel alle Symptome ohne Kontraindikationen ab (▶ Tab. 2.22). Magnesium muriaticum wäre jetzt zweite Wahl (< Anstrengung körp. fehlt, PD 21, keine KI), Phosphorus 3. Wahl (> Tiefatmen fehlt, PD 16, keine KI).

## Materia-medica-Vergleich für Graphites naturalis [21]

**Gemüt:** Melancholie mit Neigung zum Kummer.

**Augen:** Entzündung der Augen mit Photophobie und roten, geschwollenen Lidern.

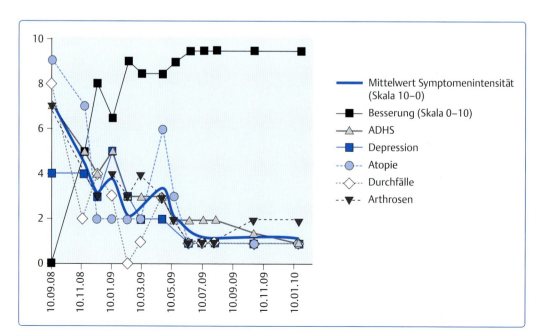

▶ **Abb. 2.6** Grafische Verlaufskontrolle Patientin B.F.

**Brust:** Engbrüstigkeit und Brustbeklemmung. Nächtliche Erstickungsanfälle, beim Einschlafen. Schwieriges Atmen. Pfeifen in der Luftröhre beim Einatmen.

**Extremitäten:** Reißen und Stechen in den Schultern. Gichtiges Reißen in den Hüftgelenken. Gefühl von Verkürzung der Sehnen der Kniekehle.

## Mittelgabe und Verlauf

Wegen der deutlich höheren Polaritätsdifferenz erhält Frau F. eine Dosis **Graphites** C 200. Vier Wochen später ist das Asthma viel besser und die übrigen Symptome (inkl. ADHS) haben weiter abgenommen. Frau F. beziffert die Besserung wieder mit 90 %. Weitere Dosen von **Graphites in aufsteigenden Potenzen** steigern die Besserung auf 95 %, wo sie auch langfristig bleibt (▶ Abb. 2.6).

## Anmerkungen zum Fallbeispiel 8

- Das Ergebnis der Vorbereitung mit den Fragebögen ist bei Patienten mit Wahrnehmungsstörungen nicht selten problematisch. Sie bringen entweder zu wenig oder – wie in diesem Fall – zu viele Symptome mit, weil sie ungenau beobachten oder sich selbst gar nicht richtig wahrnehmen. Nicht weniger problematisch ist hier eine freie Fallaufnahme, die sehr oft mühsam ist und nur stereotype Symptome zu Tage fördert (also das, was alle haben, und nichts Individuelles). Deshalb gehören ADS- und ADHS-Patienten zu den schwierigsten in der Homöopathie überhaupt.
- Die Hering'sche Regel hilft nicht nur, Heilungsverläufe zu beurteilen. Sie hat auch ganz direkte Auswirkungen auf die Rangordnung der Symptome, nämlich dann, wenn sich nicht alle Symptome widerspruchsfrei einem Arzneimittel zuordnen lassen, was bei einer Symptomenfülle die Regel ist. In einem solchen Fall wird das Arzneimittel allein aufgrund der jüngeren Symptome ermittelt.
- Das Ausklammern der älteren Symptome bedeutet aber nicht, dass diese nicht auch durch das so gewählte Arzneimittel beeinflusst werden. Bei Frau F. besserten sich zunächst neben den Gelenkschmerzen und der Atopie auch die Durchfälle und das ADHS, im weiteren Verlauf auch die Depression. Die Hering'sche Regel vereinfacht also die Mittelwahl erheblich, ohne das Resultat zu beeinträchtigen.
- Schwankungen der Besserung, wie in diesem Verlauf, können bei ADHS-Patienten nicht selten beobachtet werden. Die hier schließlich erreichte subjektive Besserung von 95 % ist bei diesem Leiden aber außergewöhnlich hoch und erfreulich.

## 2.2.7 Fallbeispiel 9:
## Die somatisierte Depression

### Herr R. L., 34 Jahre: Wann dürfen konstitutionelle Aspekte verwendet werden?

Herr L. ist ein feiner, zurückhaltender und ernster junger Mann, der vor ca. 10 Jahren seinen besten Freund an einer malignen Erkrankung verlor. Seither plagen ihn verschiedene körperliche Leiden, wie Schmerzen im Bereich des Bewegungsapparates (Nacken/Steißbein/Füße), Sodbrennen und Blähungen, ein chronischer Schnupfen, Allergien, eine Schlafstörung und vor allem seine Psyche: Kaum etwas macht ihm mehr Freude. Sein Hochschulstudium schließt er mit gutem Erfolg ab, wechselt danach aber mehrmals die Arbeitsstellen, weil ihn nichts befriedigt. Über mehrere Jahre ist er arbeitslos. Auch im Beziehungsbereich ist Herr L. ohne Glück. Alle therapeutischen Anstrengungen wie Psychotherapie, Antidepressiva und eine Ritalin-Behandlung (mit fragwürdiger Indikation) bleiben ohne wesentliche Wirkung, was schließlich zu Resignation und Hoffnungslosigkeit führt. In dieser scheinbar ausweglosen Situation kommt Herr L. in die homöopathische Behandlung, der er aber eher skeptisch entgegenblickt. Wie sollte Homöopathie heilen, wenn alles andere bisher nichts brachte?

Bei der ersten Konsultation fallen deutliche konstitutionelle Calcium-carbonicum-Züge auf: helles Hautkolorit, Muskelhypotonie, eine leichte Neigung zu Übergewicht sowie seine zurückhaltende, zögernde Wesensart.

Der Patient bereitet sich mit den folgenden Fragebögen auf die komplexe Fallaufnahme vor:
- Psyche → Depression, Schlafstörung, Zähneknirschen
- Bewegungsapparat → Schmerzzustände
- Magen-Darm-Trakt → Sodbrennen, Colon irritabile
- Allergien → Heuschnupfen
- Allgemein → Nebenbeschwerden
- Umfeld → Familiäre und berufliche Einflüsse

### Anamneseprotokoll
In ▶ Tab. 2.23 sind die von der Patientin mitgebrachten Symptome aufgeführt.

## 2.2 Fallbeispiele

▶ Tab. 2.23   Anamneseprotokoll Patient R.L.

| Diagnose Beginn der Symptomatik | Häufigkeit der Beschwerden | Datum der Konsultationen (rechts) Charakteristische Symptome (unten) | 22.05.08 | 17.06.08 | 22.07.08 | 25.08.08 | 15.09.08 | 24.10.08 | 26.11.08 | 13.01.09 | 04.03.09 |
|---|---|---|---|---|---|---|---|---|---|---|---|
| | | Mittelwert Symptomenintensität (Skala 10–0) | 5,7 | 3,7 | 3,3 | 1,7 | 1,1 | 1,3 | 1,0 | 0,5 | 0,4 |
| | | Besserung (Skala 0–10) | 0 | 4,0 | 5,1 | 6,6 | 7,5 | 7,7 | 8,2 | 9,0 | 9,5 |
| **Depression** 2000 | immer | Traurigkeit – P | 8 | 6 | 5 | 4 | 3 | 3 | 2 | 1 | 1 |
| | | Hoffnungslosigkeit | | | | | | | | | |
| | | Apathie | | | | | | | | | |
| | | Stimmungsschwankungen | | | | | | | | | |
| | | Angst | | | | | | | | | |
| | | Schlaf unerquicklich | | | | | | | | | |
| | | Schlafen zu lang | | | | | | | | | |
| | | Zähneknirschen | | | | | | | | | |
| | | Verdrießlichkeit | | | | | | | | | |
| | | Boshaftigkeit | | | | | | | | | |
| | | Abneigung gegen Bewegung – P | | | | | | | | | |
| | | Verlangen n. Wein – P | | | | | | | | | |
| | | < unglückliche Liebe | | | | | | | | | |
| | | < Ärger/Zorn | | | | | | | | | |
| | | < Kummer | | | | | | | | | |
| | | < Kränkung | | | | | | | | | |
| | | < Anstrengung körp. – P | | | | | | | | | |
| | | < nach Erwachen – P | | | | | | | | | |
| | | < nach Essen – P | | | | | | | | | |
| | | < Alkohol – P | | | | | | | | | |
| | | < Denken an Leiden – P* | | | | | | | | | |
| | | > Bewegung – P* | | | | | | | | | |
| | | > im Freien – P* | | | | | | | | | |
| | | > Licht – P* | | | | | | | | | |
| **Colon irritabile Sodbrennen** 2002 | täglich | Blähungsschmerz | 5 | 4 | 3 | 1 | 1 | 2 | 1 | 1 | 0 |
| | | Sodbrennen | | | | | | | | | |
| | | Erbrechen/Durchfall | | | | | | | | | |
| | | Stuhl wundmachend | | | | | | | | | |
| | | Heißhunger | | | | | | | | | |
| | | Geschmack metallisch | | | | | | | | | |
| | | < Kummer | | | | | | | | | |
| | | < Essen zuviel | | | | | | | | | |
| | | < nach Essen – P | | | | | | | | | |
| | | < Kaffee – P | | | | | | | | | |
| | | < fette Speisen | | | | | | | | | |
| | | < blähende Speisen | | | | | | | | | |
| | | > Blähungsabgang | | | | | | | | | |
| | | > Liegen – P | | | | | | | | | |
| | | > Sitzen krumm – P | | | | | | | | | |
| | | > Nüchtern – P | | | | | | | | | |
| | | > Reiben – P | | | | | | | | | |

## 2 – Übungsfälle

▶ **Tab. 2.23** (Forts.)

| Diagnose<br>Beginn der<br>Symptomatik | Häufigkeit der Beschwerden | Datum der Konsultationen (rechts)<br>Charakteristische Symptome (unten) | 22.05.08 | 17.06.08 | 22.07.08 | 25.08.08 | 15.09.08 | 24.10.08 | 26.11.08 | 13.01.09 | 04.03.09 |
|---|---|---|---|---|---|---|---|---|---|---|---|
| | | Mittelwert Symptomenintensität (Skala 10–0) | 5,7 | 3,7 | 3,3 | 1,7 | 1,1 | 1,3 | 1,0 | 0,5 | 0,4 |
| | | Besserung (Skala 0–10) | 0 | 4,0 | 5,1 | 6,6 | 7,5 | 7,7 | 8,2 | 9,0 | 9,5 |
| Schmerzen in Nacken, Steißbein und Füßen<br>2001 | täglich | Muskeln straff – P<br>Muskeln verkürzt<br>Stechen hinauf – P<br>< Gemütsbewegung<br>< Bewegen Kopf<br>< Anstrengung körp. – P<br>< Laufen – P<br>< Stehen – P**<br>< Sitzen – P**<br>< Wetter/Luft kalt – P<br>< Zugluft<br>> Liegen auf Rücken – P<br>> Reiben – P | 6 | 4 | 4 | 1 | 1 | 1 | 1 | 0 | 0 |
| Schnupfen<br>2003 | immer | Stockschnupfen<br>Gefühl v. Kloß in Hals<br>> feuchte Luft – P | 4 | 3 | 2 | 3 | 2 | 2 | 2 | 1 | 1 |
| Allergie<br>1988 | Frühling | Augen jucken<br>Niesen<br>< Einschlafen – P<br>< Erwachen – P<br>< Liegen auf Rücken – P | 4 | 1 | 2 | 0 | 0 | 0 | 0 | 0 | 0 |

*) Diese Symptome bedeuten **Ablenkung bessert** und müssen weggelassen werden.
**) Nach Rückfrage bedeuten **< Stehen und < Sitzen = < Druck** (auf die schmerzhaften Stellen an Füßen und Os coccygis)

Bei psychischen Leiden bessert **Ablenkung** sehr häufig. Der Patient drückt das indirekt aus mit den Symptomen:
- < Denken an das Leiden
- > Bewegung
- > im Freien
- > Licht

Die hier genannten Symptome bzw. Modalitäten verdienen bei psychischen Leiden „wenig Aufmerksamkeit", wie Hahnemann im *Organon* § 153 schreibt, weil sie im Praxisalltag häufig anzutreffen sind und somit allgemeinen und unbestimmten Charakter haben. Im Sinne von *Organon* § 133 lassen sie deswegen auch nicht „das Eigenthümliche und Charakteristische" [der Symptomatik] offenbar werden. – Sie sollten also nicht in die Repertorisation einfließen.

## 2.2 Fallbeispiele

▶ Tab. 2.24 Repertorisation (Arzneimittel geordnet nach Vollständigkeit der Symptomenabdeckung).

| Arzneimittel | Sulph. | Caust. | Nux-v. | Sep. | Bell. | Chin. | Ars. | Rhus-t. |
|---|---|---|---|---|---|---|---|---|
| **Treffer** | 20 | 19 | 18 | 18 | 18 | 18 | 17 | 17 |
| **Polaritätsdifferenz** | 25 | 32 | 39 | 13 | 32 | 20 | 26 | 19 |
| **Patientensymptome** | | | | | | | | |
| Traurigkeit | 2 | 1 | 2 | 2 | 3 | 2 | 0 | 3 |
| Abneigung geg. Bewegung | 1 | 1 | 4 | 2 | 2 | 1 | 4 | 0 |
| Verlangen Wein | 4 | 0 | 0 | 4 | 0 | 1 | 0 | 0 |
| < Anstrengung körp. | 4 | 1 | 3 | 2 | 0 | 3 | 4 | 4 |
| < nach Erwachen | 5 | 4 | 4 | 4 | 3 | 5 | 5 | 4 |
| < nach Essen | 4 | 4 | 5 | 4 | 1 | 3 | 4 | 4 |
| < Alkohol | 3 | 1 | 4 | 1 | 3 | 3 | 4 | 3 |
| < Kaffee | 3 | 5 | 4 | 2 | 2 | 0 | 1 | 2 |
| Muskeln straff | 2 | 3 | 4 | 4 | 1 | 1 | 2 | 2 |
| Stechen hinauf | 2 | 3 | 0 | 1 | 4 | 2 | 2 | 1 |
| < Laufen | 4 | 3 | 3 | 2 | 3 | 2 | 5 | 3 |
| < Druck | 1 | 1 | 1 | 3 | 1 | 1 | 1 | 1 |
| < Wetter/Luft kalt | 2 | 4 | 4 | 3 | 5 | 1 | 4 | 4 |
| < vor Einschlafen | 3 | 2 | 2 | 4 | 4 | 3 | 4 | 5 |
| < Liegen auf Rücken | 2 | 3 | 4 | 3 | 1 | 3 | 3 | 3 |
| > Liegen allg. | 1 | 2 | 4 | 1 | 3 | 1 | 1 | 1 |
| > Sitzen krumm | 1 | 1 | 1 | 0 | 3 | 1 | 1 | 1 |
| > Nüchtern | 2 | 3 | 2 | 1 | 1 | 3 | 2 | 1 |
| > Reiben | 3 | 1 | 1 | 0 | 1 | 2 | 0 | 2 |
| > Wetter/Luft feucht | 1 | 4 | 4 | 2 | 2 | 0 | 2 | 0 |
| **Gegenpolsymptome** | | | | | | | | |
| Fröhlichkeit | 0 | 0 | 0 | 0 | 3 | 0 | 0 | 0 |
| Verlangen n. Bewegung | 1 | 0 | 1 | 1 | 1 | 4KI | 2 | 4KI |
| Abneigung geg. Wein | 1 | 0 | 0 | 0 | 0 | 0 | 0 | 2 |
| > Anstrengung körp. | 0 | 0 | 0 | 4KI | 0 | 0 | 0 | 0 |
| > nach Erwachen | 0 | 0 | 3 | 4 | 0 | 2 | 3 | 0 |
| > nach Essen | 0 | 1 | 1 | 2 | 0 | 2 | 1 | 2 |
| > Alkohol | 0 | 0 | 0 | 0 | 0 | 0 | 0 | 0 |
| > Kaffee | 0 | 0 | 0 | 0 | 0 | 0 | 3KI | 0 |
| Muskeln schlaff | 3KI | 0 | 0 | 0 | 0 | 2 | 0 | 0 |
| Stechen hinunter | 2 | 3 | 1 | 1 | 1 | 0 | 0 | 0 |
| > Laufen | 0 | 1 | 0 | 4KI | 0 | 0 | 0 | 0 |
| > Druck | 2 | 3KI | 2 | 1 | 2 | 1 | 2 | 3KI |
| > Wetter/Luft kalt | 3KI | 0 | 1 | 2 | 0 | 0 | 0 | 1 |
| > vor Einschlafen | 0 | 0 | 0 | 0 | 0 | 0 | 0 | 0 |
| > Liegen auf Rücken | 2 | 1 | 2 | 1 | 2 | 1 | 0 | 0 |
| < Liegen allg. | 2 | 1 | 1 | 3KI | 1 | 1 | 4KI | 4KI |
| < Sitzen krumm | 3KI | 1 | 2 | 2 | 0 | 2 | 3KI | 3KI |
| < Nüchtern | 2 | 1 | 2 | 3KI | 0 | 1 | 1 | 2 |
| < Reiben | 1 | 3KI | 0 | 3KI | 0 | 0 | 2 | 0 |
| < Wetter/Luft feucht | 3KI | 0 | 1 | 1 | 1 | 2 | 2 | 4KI |

## Repertorisation

Bei der ersten Durchsicht der Differenzialdiagnose werden insbesondere Arzneimittel mit hoher Polaritätsdifferenz (Causticum Hahnemanni, Nux vomica, Belladonna) genauer unter die Lupe genommen (▶ **Tab. 2.24**). Dabei fallen bei diesem Patienten die Symptome **< beim Sitzen** (Schmerz im Bereich des Steißbeins) und **< beim Stehen** (Fußschmerzen) auf. Diese stellen Kontraindikationen für Nux vomica dar, welches das höchstpolare Mittel ist. In der klärenden Befragung des Patienten sagt dieser aber, dass er damit eigentlich meint **Druck auf die schmerzenden Stellen verschlimmere**. Deshalb werden im zweiten Durchgang diese beiden Symptome durch **Druck verschlimmert** ersetzt. Damit klärt sich die Differenzialdiagnose völlig: Causticum entfällt. Nur Nux vomica und Belladonna haben jetzt keine Kontraindikationen mehr.

Für die definitive Arzneimittelbestimmung kann nun auch die Psychodynamik herangezogen werden. Darauf angesprochen, interpretiert der Patient sein Leiden so, dass ihn die jetzige Arbeitssituation überaus stresse, da er nicht die hohen Leistungen erbringen kann, die er eigentlich möchte. Damit fällt die Entscheidung definitiv auf Nux vomica. Das „Konstitutionsmittel" Calcium carbonicum fällt mit dieser Symptomatik vorläufig aus dem Rennen.

## Mittelgabe und Verlauf

Einen Monat nach **Nux vomica** C 200 geht es dem Patienten deutlich besser, er wirkt entspannter und zufriedener, obschon er ohne Rücksprache Ritalin und Antidepressiva abgesetzt hat. Das Ausmaß der Besserung beziffert er mit 40 %. Er erhält nun die zweite Dosis Nux vomica, diesmal in der Potenz M.

Zwei Monate nach Therapiebeginn geht es ihm nochmals etwas besser, aber der weitere Fortschritt bleibt mit 51 % Besserung hinter den Erwartungen zurück. Neue Symptome sind nicht aufgetreten. Der Patient erhält nun das Anamneseprotokoll mit der Aufforderung, die noch vorhandenen Symptome zu kennzeichnen. Diese sind:

- Traurigkeit – P
- Apathie
- Abneigung gegen Bewegung – P
- Muskeln klamm
- Stechen äußerer Teile
- < Anstrengung körp. – P
- < Laufen – P
- < Kälte – P
- < Druck – P (< Sitzen/Stehen)
- < beim Einschlafen – P
- < nach Erwachen – P
- < nach Essen – P
- < Kaffee – P
- < durch Alkohol – P
- < fette Speisen
- < im Wind
- < Lärm
- < Gemütsbewegung/Ärger/Zorn

## 2.2 Fallbeispiele

▶ **Tab. 2.25** Repertorisation 1. Folgemittel (Arzneimittel geordnet nach Vollständigkeit der Symptomenabdeckung).

| Arzneimittel | Lyc. | Sulph. | Calc. | Ign. | Caust. | Sep. | Merc. |
|---|---|---|---|---|---|---|---|
| **Treffer** | 12 | 12 | 12 | 12 | 12 | 12 | 12 |
| **Polaritätsdifferenz** | 33 | 26 | 24 | 15 | 21 | 11 | 19 |
| **Patientensymptome** | | | | | | | |
| Traurigkeit | 3 | 2 | 2 | 4 | 1 | 2 | 1 |
| Abneigung geg. Bewegung | 3 | 1 | 1 | 3 | 1 | 2 | 2 |
| < Anstrengung körperlich | 5 | 4 | 3 | 1 | 1 | 2 | 2 |
| < Laufen | 3 | 4 | 2 | 3 | 3 | 2 | 3 |
| < Kälte | 1 | 1 | 1 | 3 | 4 | 2 | 1 |
| < Druck äußerer | 4 | 1 | 3 | 1 | 1 | 3 | 2 |
| < beim Einschlafen | 5 | 3 | 5 | 3 | 2 | 4 | 5 |
| < beim Erwachen | 4 | 5 | 4 | 4 | 4 | 4 | 4 |
| < nach Essen | 4 | 4 | 4 | 1 | 4 | 4 | 1 |
| < nach Kaffee | 3 | 3 | 1 | 4 | 5 | 2 | 3 |
| < nach Alkohol | 3 | 3 | 4 | 4 | 1 | 1 | 2 |
| (Folgemittel von Nux-v)* | 4 | 3 | 4 | 3 | 3 | 2 | 2 |
| **Gegenpolsymptome** | | | | | | | |
| Fröhlichkeit | 2 | 0 | 0 | 2 | 0 | 0 | 0 |
| Verlangen n. Bewegung | 1 | 1 | 1 | 1 | 0 | 1 | 1 |
| > Anstrengung körperlich | 0 | 0 | 0 | 3KI | 0 | 4KI | 0 |
| > Laufen | 0 | 0 | 0 | 3 | 1 | 4KI | 0 |
| > Kälte | 2 | 2 | 1 | 1 | 1 | 1 | 1 |
| > Druck äußerer | 0 | 2 | 1 | 2 | 3KI | 1 | 1 |
| > beim Einschlafen | 0 | 0 | 0 | 0 | 0 | 0 | 3 |
| > beim Erwachen | 0 | 0 | 1 | 1 | 0 | 4 | 0 |
| > nach Essen | 0 | 0 | 2 | 3KI | 1 | 2 | 1 |
| > nach Kaffee | 0 | 0 | 0 | 0 | 0 | 0 | 0 |
| > nach Alkohol | 0 | 0 | 0 | 0 | 0 | 0 | 0 |

* Diese Zeile zeigt durch die Gradierung an, welche Arzneimittel am besten auf Nux vomica folgen.

## Repertorisation 1. Folgemittel

Vier Arzneimittel decken alle Symptome ab, weisen keine Kontraindikationen auf, und haben hohe Polaritätsdifferenzen. Nehmen wir die nichtpolaren Modalitäten < fette Speisen, < im Wind, < Lärm und < Gemütsbewegung hinzu, so reduziert sich die Auswahl auf Lycopodium clavatum und Calcium carbonicum (▶ Tab. 2.25). Aufgrund der deutlich höheren Polaritätsdifferenz erhält Herr L. **Lycopodium**.

Ein Monat nach Lycopodium C 200 geht es mit der Psyche, der Verdauung und den Schmerzzuständen im Bereich des Bewegungsapparates weiter aufwärts. Herr L. beziffert die Besserung jetzt mit 65 %. Unter Lycopodium M steigt sie auf 75 %, um danach unter Lycopodium XM wieder zu stagnieren (77 %). Neue Symptome sind keine aufgetreten. Es erfolgt nun ein Wechsel zu **Calcium carbonicum**, welches ein hochwertiges Folgemittel für Lycopodium ist.

Mit Calcium carbonicum C 200 steigt die Besserung innerhalb von 4 weiteren Wochen auf 82 %, mit Calcium carbonicum M auf 90 %, wo sie auch mit Calcium carbonicum XM bleibt. Calcium carbonicum LM und CM schließlich führen zu einer stabilen Besserung von 95 %.

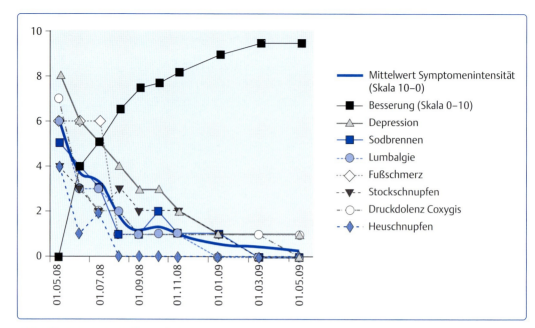

▶ **Abb. 2.7** Grafische Verlaufskontrolle Patient R.L.

## Anmerkungen zum Fallbeispiel 9

- Bei diesem Patienten erfolgte die Heilung über drei Stadien, in umgekehrter Reihenfolge der Krankheitsentwicklung. Vermuten kann man dies einerseits aus der ersten Therapiephase, in der der Patient durch sein Leiden übermäßig unter Stress stand, und deswegen eine Nux-vomica-Pathologie entwickelte. Andererseits entspricht der letzte Therapieabschnitt mit Calcium carbonicum am ehesten einer frühkindlichen Entwicklungsphase der Erkrankung.
- In diesem Zusammenhang ist wichtig anzumerken, dass eine Verschreibung nie aufgrund konstitutioneller Merkmale erfolgen darf, sondern immer auf den Krankheitssymptomen des Patienten basieren muss.

## 2.2.8 Fallbeispiel 10: Chronische Sinusitis

### Frau M.R., 36 Jahre: Körpersymptome enthüllen die Psychodynamik

Frau R. ist eine temperamentvolle Walliser Mutter, die mit ihren zwei Kindern in die pädiatrisch-homöopathische Praxis kommt. Anlässlich einer Vorsorgeuntersuchung für ihren zweiten Knaben erkundigt sie sich, ob sie nicht selbst wegen einer chronisch rezidivierenden Sinusitis eine homöopathische Behandlung beginnen dürfte. Da sie aktuell unter einem heftigen Sinusitis-frontalis-Schub leidet, wird notfallmäßig eine akute Fallaufnahme durchgeführt.

Aus der **Checkliste für akute Erkrankungen im HNO-Bereich** schreibt sie die folgenden Symptome heraus:
- Fließschnupfen
- Kopfschmerzen frontal
- Abneigung gegen Bewegung
- < Berührung – P
- < Druck – P
- < beim Bücken – P
- < während Bewegung – P
- < durch Anstrengung körperlich – P
- < beim Erwachen – P
- < nach Aufstehen aus dem Bett – P
- < Wetter kalt – P
- \> Liegen – P
- \> Ruhe – P

▶ **Tab. 2.26** Repertorisation Akute Sinusitis (Arzneimittel geordnet nach Vollständigkeit der Symptomenabdeckung).

| Arzneimittel | Nux-v. | Bry. | Nat-m. | Calc. | Lyc. | Sep. | Ars. | Phos. |
|---|---|---|---|---|---|---|---|---|
| Treffer | 11 | 11 | 11 | 11 | 11 | 11 | 11 | 11 |
| Polaritätsdifferenz | 23 | 20 | 22 | 16 | 6 | 1 | 6 | 9 |
| **Patientensymptome** | | | | | | | | |
| Abneigung geg. Bewegung | 4 | 2 | 3 | 1 | 3 | 2 | 4 | 2 |
| < Berührung | 4 | 3 | 2 | 1 | 4 | 4 | 2 | 1 |
| < Druck | 1 | 1 | 3 | 3 | 4 | 3 | 1 | 2 |
| < beim Bücken | 1 | 4 | 2 | 4 | 1 | 4 | 1 | 1 |
| < während Bewegung | 4 | 4 | 3 | 2 | 1 | 1 | 1 | 3 |
| < Anstrengung körp. | 3 | 4 | 3 | 3 | 5 | 2 | 4 | 2 |
| < beim Erwachen | 4 | 2 | 4 | 4 | 4 | 4 | 5 | 4 |
| < n. Aufstehen a.d. Bett | 3 | 2 | 3 | 3 | 1 | 2 | 2 | 3 |
| < Wetter kalt | 4 | 3 | 2 | 3 | 3 | 3 | 4 | 3 |
| > Liegen | 4 | 4 | 3 | 3 | 1 | 1 | 1 | 1 |
| > Ruhe | 4 | 4 | 3 | 2 | 1 | 1 | 1 | 3 |
| **Gegenpolsymptome** | | | | | | | | |
| Verlangen n. Bewegung | 1 | 2 | 0 | 1 | 1 | 1 | 2 | 0 |
| > Berührung | 0 | 2 | 1 | 4KI | 1 | 1 | 1 | 3KI |
| > Druck | 2 | 2 | 1 | 1 | 0 | 1 | 2 | 1 |
| > beim Bücken | 2 | 0 | 1 | 0 | 2 | 0 | 1 | 1 |
| > während Bewegung | 0 | 1 | 1 | 1 | 4KI | 3KI | 2 | 1 |
| > Anstrengung körp. | 0 | 0 | 1 | 0 | 0 | 4KI | 0 | 0 |
| > beim Erwachen | 3 | 1 | 0 | 1 | 0 | 4 | 3 | 4 |
| > n. Aufstehen a.d. Bett | 3 | 1 | 1 | 2 | 3KI | 4KI | 3KI | 3 |
| > Wetter kalt | 1 | 2 | 1 | 1 | 3 | 2 | 0 | 1 |
| < Liegen | 1 | 1 | 1 | 1 | 4KI | 3KI | 4KI | 1 |
| < Ruhe | 0 | 1 | 1 | 1 | 4KI | 3KI | 2 | 1 |

## Repertorisation

23 Arzneimittel decken alle Symptome ab, davon 9 ohne Kontraindikationen.

Polaritätsdifferenzen über 20 haben aber nur Nux vomica, Bryonia alba und Natrium muriaticum. Die Frage, ob sie sehr gestresst sei, bejaht Frau R. Sie sagt auch, dass sie sich am liebsten zurückziehe, wenn sie krank sei, und keinen Trost brauche.

## Mittelgabe und Verlauf

Die Patientin erhält **Nux vomica** C 200 in der Praxis, und **Natrium muriaticum** C 200 als Reservemittel, das sie bei ungenügender Besserung nach 2 Tagen einnehmen kann.

Nux vomica bewirkt nichts, Natrium muriaticum hingegen bessert nicht nur den akuten Sinusitis-Schub dramatisch; auch alle übrigen Beschwerden, für die wir eine komplexe Fallaufnahme vereinbart haben, sind deutlich zurückgegangen. Bei der großen Fallaufnahme beziffert die Patientin die Gesamtbesserung bereits mit 70 %.

Die übrigen Leiden der Patientin sind eine Erschöpfung, bedingt durch die hohen Ansprüche, die sie an sich selbst stellt, Schwindelanfälle, Benommenheit bei niedrigem Blutdruck, Kopfschmerzen und Blähungen. Zur Vorbereitung für die große Fallaufnahme hat sie die folgenden Fragebögen bearbeitet:

- HNO und Atemwege → Rezidivierende Sinusitis
- Magen-Darm-Trakt → Blähungen
- Psyche → Erschöpfung
- Neurologie → Schwindel, Benommenheit, Kopfschmerzen
- Allgemein → Nebenbeschwerden
- Umfeld → Familiäre und berufliche Einflüsse

Trotz der eindrücklichen Besserung wird an der komplexen Fallaufnahme festgehalten, wobei die erste Mittelwahl nun mithilfe der mitgebrachten Fragebögen überprüft werden kann.

## Anamneseprotokoll (▶ Tab. 2.27)

Im Umfeld-Fragebogen schreibt sie: „Mein älteres Kind ist nicht von meinem jetzigen Ehemann, sondern von meinem Ex-Mann, den ich hasse. Der Bub gleicht ihm sehr und erinnert mich mit seinen negativen Verhaltensweisen immer wieder an ihn. Er ist auch nicht gleich weit in seiner Entwicklung wie seine Altersgruppe. Das macht mir Mühe, obschon ich aufgrund meiner eigenen Erfahrung ja Verständnis für ihn habe. Ich möchte auch wieder auswärts arbeiten; ‚nur' Hausfrau sein ist nichts für mich. Bis vor einem Jahr arbeitete ich während sieben Jahren als Sachbearbeiterin bei einer Krankenkasse." Unter den früheren Erkrankungen erwähnt sie ein Melanom und einen Schwangerschaftsabbruch, beides 1997, und die Entfernung einer Zyste des Brustdrüsenkörpers im Jahr 2000. Beide Kinder kamen per Sektio zur Welt.

▶ **Tab. 2.27** Anamneseprotokoll Patientin M.R.

| Diagnose Beginn der Symptomatik | Häufigkeit der Beschwerden | Datum der Konsultationen (rechts) Charakteristische Symptome (unten) | 26.05.09 | 24.06.09 | 12.08.09 | 18.09.09 | 19.10.09 | 30.11.09 | 22.12.09 | 29.01.10 |
|---|---|---|---|---|---|---|---|---|---|---|
| | | Mittelwert Symptomenintensität (Skala 10–0) | 8,5 | 3,5 | 1,8 | 1,7 | 1,0 | 0,7 | 0,5 | 0,3 |
| | | Besserung (Skala 0–10) | 0 | 7 | 8 | 9 | 9,2 | 9,5 | 9,5 | 9,6 |
| Rezidivierende Sinusitis 1995 | 1-mal/ Monat | Fließschnupfen < Schnäuzen < Wetter feucht-kalt < Druck, äußerer – P < Anstrengung körp. – P < Bücken – P < Sehen angestrengt – P | 8 | 4 | 2 | 0 | 0 | 0 | 0 | 0 |

2.2 Fallbeispiele

▶ Tab. 2.27 (Forts.)

| Diagnose<br>Beginn der<br>Symptomatik | Häufigkeit<br>der Be-<br>schwer-<br>den | Datum der Konsultationen (rechts)<br>Charakteristische Symptome (unten) | 26.05.09 | 24.06.09 | 12.08.09 | 18.09.09 | 19.10.09 | 30.11.09 | 22.12.09 | 29.01.10 |
|---|---|---|---|---|---|---|---|---|---|---|
| | | Mittelwert Symptomen-intensität (Skala 10–0) | 8,5 | 3,5 | 1,8 | 1,7 | 1,0 | 0,7 | 0,5 | 0,3 |
| | | Besserung (Skala 0–10) | 0 | 7 | 8 | 9 | 9,2 | 9,5 | 9,5 | 9,6 |
| Erschöpfung<br>2008 | 1-mal/<br>Monat | Schwindel<br>Trunkenheitsgefühl<br>Traurigkeit – P<br>Gereiztheit – P<br>Gemüt, Angegriffenheit<br>Stimmungsschwankg.<br>Gedächtnis schwach<br>Schlaf fest, tief<br>< beim Erwachen – P<br>> Gehen im Freien – P<br>< Denken daran – P<br>< Ärger<br>< Kränkung | 8 | 3 | 1 | 0 | 0 | 0 | 0 | 0 |
| Schwindel<br>1995 | 1-mal/2<br>Monate | Benebelung<br>Sehen undeutlich<br>Taumeln<br>Ungeschicktheit<br>Abneigung g. Bewegen – P<br>< Bewegung – P<br>< Auftreten, hartes – P<br>< Stehen – P<br>< im Zimmer – P<br>> Sitzen – P<br>> Ruhe – P | 8 | 2 | 1 | 0 | 0 | 0 | 0 | 0 |
| Blähungen<br>2008 | je nach<br>Essen | Blähungsschmerz<br>Krämpfe, innere<br>< nach Essen – P<br>< Berührung – P<br>< Druck – P<br>> Blähungsabgang<br>> Nüchtern – P<br>> nach Stuhlgang – P | 7 | 4 | 3 | 3 | 3 | 3 | 2 | 2 |
| Rhagaden<br>2008 | immer | Risse in Fingerspitzen<br>Schlechte Wundheilung | 10 | 3 | 0 | 3 | 3 | 1 | 1 | 1 |
| PMS<br>1994 | 1-mal/<br>Monat | Gereiztheit – P<br>Mensesblut dunkel – P | 10 | 5 | 4 | 3 | 0 | 0 | 0 | 0 |

▶ **Tab. 2.28** Repertorisation Chronische Beschwerden (Arzneimittel geordnet nach Vollständigkeit der Symptomenabdeckung).

| Arzneimittel | Bry. | Sulph. | Nat-m. | Puls. | Sep. | Phos. | Arn. | Con. |
|---|---|---|---|---|---|---|---|---|
| **Treffer** | 18 | 18 | 17 | 17 | 17 | 17 | 17 | 17 |
| **Polaritätsdifferenz** | 31 | 23 | 31 | 18 | 10 | 10 | 18 | 5 |
| **Patientensymptome** | | | | | | | | |
| < Druck äußerer | 1 | 1 | 3 | 1 | 3 | 2 | 1 | 0 |
| < Anstreng. körp. | 4 | 4 | 3 | 1 | 2 | 2 | 4 | 1 |
| < Bücken beim | 4 | 1 | 2 | 2 | 4 | 1 | 3 | 1 |
| < Sehen angestrengt | 1 | 2 | 4 | 2 | 3 | 3 | 2 | 2 |
| < beim Erwachen | 2 | 5 | 4 | 5 | 4 | 4 | 3 | 3 |
| > Gehen im Freien | 1 | 1 | 1 | 4 | 2 | 2 | 1 | 3 |
| Abneig. Bewegung | 2 | 1 | 3 | 2 | 2 | 2 | 1 | 1 |
| < Bewegung während | 4 | 2 | 3 | 1 | 1 | 3 | 3 | 1 |
| < Auftreten hartes | 4 | 3 | 3 | 2 | 3 | 3 | 3 | 4 |
| < Stehen | 2 | 3 | 1 | 3 | 3 | 1 | 1 | 4 |
| < im Zimmer | 3 | 2 | 2 | 5 | 1 | 4 | 2 | 1 |
| > Sitzen | 4 | 1 | 2 | 1 | 0 | 2 | 2 | 1 |
| > Ruhe | 4 | 1 | 3 | 0 | 1 | 3 | 3 | 1 |
| < nach Essen | 4 | 4 | 4 | 4 | 4 | 4 | 2 | 4 |
| < Berührung | 3 | 4 | 2 | 3 | 4 | 1 | 3 | 1 |
| > Nüchtern | 3 | 2 | 4 | 1 | 1 | 2 | 1 | 4 |
| > nach Stuhlgang | 4 | 3 | 1 | 3 | 1 | 0 | 0 | 3 |
| Menses-Blut dunkel | 2 | 2 | 0 | 3 | 3 | 1 | 2 | 1 |
| **Gegenpolsymptome** | | | | | | | | |
| > Druck äußerer | 2 | 2 | 1 | 1 | 1 | 1 | 1 | 4KI |
| > Anstreng. körp. | 0 | 0 | 1 | 0 | 4KI | 0 | 0 | 0 |
| > Bücken beim | 0 | 1 | 1 | 1 | 0 | 1 | 1 | 3KI |
| > Sehen angestrengt | 0 | 0 | 0 | 0 | 0 | 0 | 0 | 0 |
| > beim Erwachen | 1 | 0 | 0 | 2 | 4 | 4 | 0 | 0 |
| < Gehen im Freien | 3KI | 3KI | 2 | 1 | 2 | 2 | 2 | 5(KI) |
| Verlangen Bewegung | 2 | 1 | 0 | 1 | 1 | 0 | 3KI | 1 |
| > Bewegung während | 1 | 1 | 1 | 4KI | 3KI | 1 | 1 | 4KI |
| > Auftreten hartes | 0 | 0 | 0 | 0 | 0 | 0 | 0 | 0 |
| > Stehen | 2 | 0 | 2 | 0 | 0 | 4KI | 2 | 0 |
| > im Zimmer | 1 | 1 | 1 | 1 | 1 | 1 | 1 | 3KI |
| < Sitzen | 1 | 1 | 1 | 4KI | 4KI | 1 | 1 | 4KI |
| < Ruhe | 1 | 1 | 1 | 4KI | 3KI | 1 | 1 | 4KI |
| > nach Essen | 1 | 0 | 0 | 2 | 2 | 3 | 1 | 0 |
| > Berührung | 2 | 2 | 1 | 0 | 1 | 3KI | 1 | 1 |
| < Nüchtern | 1 | 2 | 0 | 1 | 3KI | 1 | 0 | 0 |
| < nach Stuhlgang | 1 | 3 | 2 | 2 | 2 | 4KI | 1 | 2 |
| Menses-Blut helles | 2 | 1 | 0 | 1 | 1 | 3KI | 3KI | 0 |

## Repertorisation

Für die Repertorisation wurden wie gewohnt alle polaren Symptome verwendet, mit Ausnahme der Gemütssymptome, die über den Materia-medica-Vergleich eingebracht werden.

Zwei Arzneimittel decken alle Symptome ab (Bryonia, Sulphur), aber beide haben Kontraindikationen. Bei weiteren neun Arzneimitteln fehlt je ein Symptom. Auch hier haben alle außer Natrium muriaticum Kontraindikationen. Das fehlende Symptom bei Natrium muriaticum ist **Menstruationsblut dunkel.** Die Farbe des Blutes ist ein äußerst problematisches Symptom, weil es schwer ist zu entscheiden, wo die Grenze zwischen hellem und dunklem Blut liegt. Sie kann deswegen problemlos übergangen werden. Also bestätigt sich in der großen Fallaufnahme das Arzneimittel, das sich auch im akuten Schub der Sinusitis bewährt hat.

Bisher wurden die psychodynamischen Aspekte dieses Falles völlig ausgeklammert, weil Gemütssymptome sehr subjektiv sind, und deshalb leicht zu Fehlverordnungen führen können. Nun, da das Mittel durch die soliden Aspekte der Anamnese feststeht, kann über den Materia-medica-Vergleich auch die Psychodynamik berücksichtigt werden.

## Materia-medica-Vergleich für Natrium muriaticum [21]

**Gemüt:** Traurig und niedergeschlagen. Gebeugtes Gemüt, melancholische Gemütsstimmung. Kummervoll quält er sich selbst, indem er lauter unangenehme Ideen aufsucht, was ihn sehr schwächt. Sie nimmt alles von einer bösen Seite und weint und heult. Ängstlich um die Zukunft besorgt. Große Gereiztheit. Zornige Leidenschaftlichkeit. Hass gegen Personen, die ihn früher beleidigt hatten.

## Mittelgabe und Verlauf

Frau R. erhält eine weitere Dosis **Natrium muriaticum**, jetzt in der Potenzhöhe M. Vier Wochen später hat die Besserung in allen Bereichen weiter zugenommen, jetzt auf 80 %.

Mit Natrium muriaticum XM, LM und CM steigt die Besserung in den folgenden Monaten auf 94 % an (▶ Abb. 2.8). Dann wird die Patientin schwanger und leidet an Übelkeit und Verstopfung. Mit dem Fragebogen Gynäkologie und dem Allgemeinen Fragebogen bereitet sie sich auf eine neue Fallaufnahme vor.

Bei der neuen Fallaufnahme übermittelt sie die folgenden Symptome:

### Fragebogen Gynäkologie
- Ursache des Leidens: Schwangerschaft
- Übelkeit allgemein
- Geruchssinn empfindlich
- < nachmittags
- < vor Essen
- < nach Essen[5] – P
- < Bewegung – P
- < Kälte – P
- \> Ruhe – P
- \> Liegen – P
- \> Schlafen nachher – P
- Harnabgang oft – P
- Fluor mild, milchfarbig

### Allgemeiner Fragebogen
- Verstopfung mit Darmträgheit
- Durst – P
- \> Trinken nachher – P

### Repertorisation 1. Folgemittel
Nur 3 Mittel decken alle Symptome ab, Bryonia alba und Phosphorus ohne Kontraindikationen.

## Materia-medica-Vergleich für Bryonia alba [21]

**Magen:** Brechübelkeit, vorzüglich nach Speisen, die mit Wohlgeschmack genossen wurden, oder beim Aufrichten vom Liegen.

**Stuhl und Anus:** Stuhlverstopfung. Schwierig abgehender, dick geformter Stuhl.

**Harnorgane:** Öfteres Lassen wasserhellen Harns.

**Allgemeines:** Überempfindlichkeit der Sinne gegen äußere Eindrücke.

## Materia-medica-Vergleich für Phosphorus [21]

**Nase:** Überempfindlicher Geruch [...]

**Magen:** Übelkeit mit großem Hunger oder Durst, durch Essen oder Wassertrinken vergehend.

**Stuhl und Anus:** Verstopfung.

**Harnorgane:** Vermehrtes und öfteres Urinieren.

Der Materia-medica-Vergleich spricht eher für Bryonia, ganz besonders wegen der trefflichen Beschreibung der Beschwerden vor und nach dem Essen, die aber während des Essens gänzlich verschwinden.

---

[5] Auf eine entsprechende Rückfrage sagt die Patientin, dass sie sehr gerne esse, dass es ihr aber vorher und nachher nicht gut gehe.

▶ **Tab. 2.29** Repertorisation 1. Folgemittel (Arzneimittel geordnet nach Vollständigkeit der Symptomenabdeckung).

| Arzneimittel | Bry. | Phos. | Spig. | Nux-v. | Colch. | Calc. | Graph. | Chin. |
|---|---|---|---|---|---|---|---|---|
| **Treffer** | 10 | 10 | 10 | 9 | 9 | 9 | 9 | 9 |
| **Polaritätsdifferenz** | 16 | 13 | 8 | 20 | 17 | 7 | 11 | 5 |
| **Patientensymptome** | | | | | | | | |
| Geruchssinn empfindlich | 1 | 4 | 2 | 4 | 2 | 2 | 3 | 3 |
| < nach Essen | 4 | 4 | 1 | 5 | 1 | 4 | 3 | 3 |
| < Bewegung | 4 | 3 | 3 | 4 | 4 | 2 | 3 | 3 |
| < Kälte | 2 | 2 | 2 | 4 | 1 | 1 | 2 | 2 |
| > Ruhe | 4 | 3 | 3 | 4 | 4 | 2 | 3 | 1 |
| > Liegen | 4 | 1 | 2 | 4 | 3 | 3 | 2 | 1 |
| > Schlaf nach | 1 | 4 | 1 | 5 | 3 | 1 | 0 | 2 |
| Harnabgang oft | 3 | 2 | 3 | 0 | 1 | 2 | 1 | 1 |
| Durst | 4 | 1 | 1 | 3 | 4 | 4 | 1 | 4 |
| > Trinken nachher | 3 | 3 | 2 | 2 | 0 | 0 | 2 | 0 |
| **Gegenpolsymptome** | | | | | | | | |
| Geruchssinn schwach | 2 | 3 | 0 | 2 | 0 | 4KI | 1 | 0 |
| > nach Essen | 1 | 3 | 2 | 1 | 0 | 2 | 2 | 2 |
| > Bewegung | 1 | 1 | 1 | 0 | 0 | 1 | 0 | 1 |
| > Kälte | 1 | 1 | 1 | 1 | 2 | 1 | 1 | 1 |
| < Ruhe | 1 | 1 | 1 | 0 | 0 | 1 | 0 | 1 |
| < Liegen | 1 | 1 | 1 | 1 | 1 | 1 | 1 | 1 |
| < Schlaf nach | 2 | 0 | 2 | 1 | 0 | 2 | 2 | 1 |
| Harnabgang selten | 1 | 1 | 0 | 3KI | 1 | 1 | 1 | 2 |
| Durstlos | 1 | 2 | 3KI | 2 | 0 | 1 | 0 | 2 |
| < Trinken nach | 3 | 1 | 1 | 4KI | 1 | 0 | 1 | 4KI |

## Mittelgabe und Verlauf

Die Patientin erhält jetzt also Bryonia C 200. Damit bessern sich die Schwangerschaftsbeschwerden um 80 %. Als einzig relevantes Problem bestehen noch Risse in den Fingerspitzen, die die Patientin zuvor gar nicht erwähnt hat, die aber durch Bryonia abgedeckt sind. Mit weiteren Dosen dieser Arznei (M, XM, LM, CM) bilden sich auch diese zurück, und die weitere Schwangerschaft verläuft ungestört.

## Anmerkungen zum Fallbeispiel 10

Wie im ersten Fallbeispiel (▶ S. 7) deckt das Akutmittel gleich auch die chronische Symptomatik ab. Das Beispiel zeigt erneut, wie mit den polaren Symptomen sofort zum Kern der Probleme vorgestoßen wird.
- Das Arzneimittel kann hier einzig aus den polaren Modalitäten bestimmt werden, ohne dass die immer schwierig zu interpretierenden Gemütssymptome eingeschlossen werden müssen. Deren Einbezug über den Materia-medica-Vergleich beeinträchtigt die Genauigkeit der Differenzialdiagnose nicht und ist viel zuverlässiger. Eine Ausnahme von dieser Regel sind die polaren Gemütssymptome Gereiztheit/Sanftheit und Traurigkeit/Fröhlichkeit.
- Bei Krankheiten, in denen die Gemütssymptome einen wichtigen Teil des Hauptleidens darstellen, muss sorgfältig darauf geachtet werden, welche – scheinbar körperlichen – Modalitäten die Bedeutung von **Denken an das Leiden verschlimmert** haben, z.B. Verschlimmerung in Ruhe, beim Einschlafen, beim Liegen, oder umgekehrt, Anstrengung körperlich bessert, Gesellschaft bessert (welche die Bedeutung von **Ablenkung bessert** haben). Diese Symptome müssen weggelassen werden, weil sie in die Irre führen.

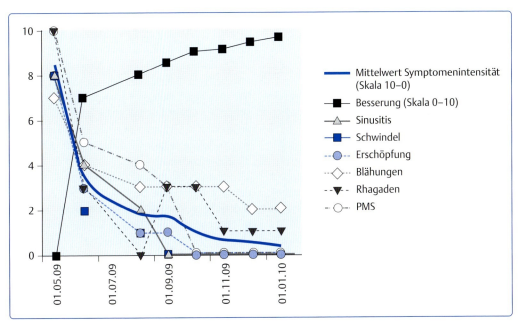

▸ **Abb. 2.8** Grafische Verlaufskontrolle Patientin M.R.

## 2.2.9 Fallbeispiel 11: Psychische Folgen einer Epilepsie

### Frau F.I., 40 Jahre: Die Arzneimittel entschlüsseln das Grundproblem

Frau I. ist eine lebhafte, extrovertierte Mutter, die seit Längerem mit ihrer Tochter in die pädiatrisch-homöopathische Praxis kommt. Seit ihrer Kindheit leidet sie an einer Epilepsie, hat aber keine Anfälle mehr. Die antiepileptische Behandlung wird wegen eines immer noch pathologischen EEGs weitergeführt. Aufgrund ihrer Krankheit konnte sie keine Berufslehre machen, trat deshalb nach der Grundschule als Hilfskraft zunächst in den elterlichen Maschinenbetrieb ein, und absolvierte danach eine Bäuerinnenschule. Später konnte sie sich im Büro einer renommierten Textilfirma emporarbeiten. Mit 27 Jahren heiratete sie glücklich, und hat jetzt eine harmonische Familie mit einer 11-jährigen Tochter. Ihr großes Problem ist, dass ihr wegen der Epilepsie nie eine Prüfung zugetraut wurde. Nun möchte sie eine Ausbildung als Bambusflötenpädagogin beginnen, hat aber panische Angst vor den damit verbundenen öffentlichen Auftritten und Prüfungen. Das ist der Grund für ihr Vorsprechen in unserer Praxis.

Die erweiterte Exploration zeigt, dass sie mindestens 2-mal im Monat eine Migräne durchmacht und auch sonst häufig Kopfschmerzen hat. Zudem leidet sie unter ihrer starken Monatsblutung, die mit heftigen Bauchkrämpfen verbunden ist. Sie hat auch einen Fluor und ist anfällig für Erkältungen. Als frühere Erkrankungen werden eine Appendektomie im Alter von 8 Jahren und eine Cholezystektomie wegen Gallensteinen im Alter von 38 Jahren erwähnt.

Für die große Fallaufnahme bereitet sie sich mit den folgenden Fragebögen vor:

- Psyche → Prüfungsängste
- Neurologie → Migräne, Kopfschmerzen und Epilepsie
- Gynäkologie → Dysmenorrhö
- Allgemein → Nebenbeschwerden
- Umfeld → Familiäre und berufliche Einflüsse

### Anamneseprotokoll

Zur großen Fallaufnahme übermittelt die Patientin die folgenden Symptome (▶ Tab. 2.30).

▶ Tab. 2.30 Anamneseprotokoll Patientin F.I.

| Diagnose Beginn der Symptomatik | Häufigkeit der Beschwerden | Datum der Konsultationen (rechts) Charakteristische Symptome (unten) | 23.03.09 | 23.04.09 | 29.05.09 | 29.06.09 | 29.07.09 | 31.08.09 | 26.10.09 | 22.12.09 | 25.01.09 |
|---|---|---|---|---|---|---|---|---|---|---|---|
| | | Mittelwert Symptomenintensität (Skala 10–0) | 8,3 | 5,0 | 3,0 | 1,3 | 1,3 | 1,3 | 0,7 | 0,3 | 0,3 |
| | | Besserung (Skala 0–10) | 0 | 5 | 7 | 8,4 | 8,4 | 8,4 | 9 | 9,5 | 9,5 |
| Prüfungsangst seit Kindheit | nach Situation | Gereiztheit – P | 7 | 5 | 4 | 0 | 0 | 0 | 0 | 0 | 0 |
| | | Stimmungsschwankung | | | | | | | | | |
| | | Gedächtnis schwach | | | | | | | | | |
| | | Aufregung, nervöse | | | | | | | | | |
| | | Unruhe | | | | | | | | | |
| | | Hypochondrie | | | | | | | | | |
| | | Ernsthaftigkeit | | | | | | | | | |
| | | Zerstreutheit | | | | | | | | | |
| | | Benebelung, Schwindel | | | | | | | | | |
| | | Durst (> Trinken) – P | | | | | | | | | |
| | | Appetitlosigkeit – P | | | | | | | | | |
| | | Harnen zu oft – P | | | | | | | | | |
| | | < Anstrengung geistig – P | | | | | | | | | |
| | | < Einschlafen – P | | | | | | | | | |
| | | < Kälte – P | | | | | | | | | |
| | | > im Freien – P* | | | | | | | | | |
| | | > Bewegung – P* | | | | | | | | | |
| | | > Berührung – P | | | | | | | | | |
| | | [> Licht – P]** | | | | | | | | | |
| | | < Angst | | | | | | | | | |
| | | < Denken daran – P* | | | | | | | | | |
| | | < Menschenüberfüllte Räume | | | | | | | | | |
| | | < Ärger | | | | | | | | | |
| | | < Gemütsbewegung | | | | | | | | | |
| Dysmenorrhö 1999 | 1-mal/ Monat | Krämpfe | 8 | 6 | 2 | 2 | 2 | 2 | 1 | 1 | 1 |
| | | Gereiztheit – P | | | | | | | | | |
| | | Ausfluss | | | | | | | | | |
| | | < Anstrengung körp. – P | | | | | | | | | |
| | | < Auftreten, hartes – P | | | | | | | | | |
| | | < Liegen auf schmerzhafter Seite – P | | | | | | | | | |
| | | < Kälte – P | | | | | | | | | |
| | | > Einhüllen – P | | | | | | | | | |
| | | > Liegen – P | | | | | | | | | |
| | | > Reiben – P | | | | | | | | | |
| | | > Druck – P | | | | | | | | | |

2 – Übungsfälle

▶ **Tab. 2.30** (Forts.)

| Diagnose Beginn der Symptomatik | Häufigkeit der Beschwerden | Datum der Konsultationen (rechts) Charakteristische Symptome (unten) | 23.03.09 | 23.04.09 | 29.05.09 | 29.06.09 | 29.07.09 | 31.08.09 | 26.10.09 | 22.12.09 | 25.01.09 |
|---|---|---|---|---|---|---|---|---|---|---|---|
| | | **Mittelwert Symptomenintensität (Skala 10–0)** | 8,3 | 5,0 | 3,0 | 1,3 | 1,3 | 1,3 | 0,7 | 0,3 | 0,3 |
| | | **Besserung (Skala 0–10)** | 0 | 5 | 7 | 8,4 | 8,4 | 8,4 | 9 | 9,5 | 9,5 |
| Migräne seit Kindheit | 2-mal/ Monat | Kopfschmerz halbseitig Hämmern/Pulsieren Pupillen eng – P Muskeln klamm < vor/während Menses < Anstrengung körp. – P < im Zimmer – P < Einschlafen – P < Wind trocken/kalt < Anstreng. geistig – P < Sehen angestrengt – P [< Licht – P]** < Kopfschütteln – P < Ärger/Kummer > Liegen – P > Druck – P > Reiben – P > Ruhe – P | 10 | 4 | 3 | 2 | 2 | 2 | 1 | 0 | 0 |

*) bedeutet **Ablenkung** bessert = normal bei Angst. Symptome weglassen
**) >/< Licht = widersprüchliches Symptom: weglassen

2.2 Fallbeispiele

▶ **Tab. 2.31** Repertorisation (Arzneimittel geordnet nach Vollständigkeit der Symptomenabdeckung).

| Arzneimittel | Phos. | Arn. | Calc. | Bell. | Sulph. | Sep. | Chin. | Nux-v. |
|---|---|---|---|---|---|---|---|---|
| **Treffer** | **20** | **20** | **19** | **19** | **19** | **19** | **19** | **18** |
| **Polaritätsdifferenz** | **32** | **30** | **23** | **26** | **25** | **11** | **18** | **28** |
| **Patientensymptome** | | | | | | | | |
| Gereiztheit | 3 | 2 | 2 | 3 | 3 | 3 | 2 | 4 |
| Durst | 1 | 3 | 4 | 3 | 4 | 2 | 4 | 3 |
| Appetitlosigkeit | 2 | 3 | 3 | 3 | 3 | 4 | 4 | 4 |
| Harnabgang oft | 2 | 2 | 2 | 2 | 2 | 1 | 1 | 0 |
| < Anstreng. geistig | 1 | 3 | 4 | 3 | 3 | 4 | 2 | 5 |
| < Einschlafen | 4 | 2 | 5 | 4 | 3 | 4 | 3 | 2 |
| < Kälte | 2 | 2 | 1 | 3 | 1 | 2 | 2 | 4 |
| > Berührung | 3 | 1 | 4 | 1 | 2 | 1 | 1 | 0 |
| < Anstreng. körperlich | 2 | 4 | 3 | 0 | 4 | 2 | 3 | 3 |
| < Auftreten hartes | 3 | 3 | 3 | 3 | 3 | 3 | 3 | 3 |
| < Liegen auf sz. Seite | 3 | 1 | 2 | 2 | 1 | 2 | 3 | 3 |
| > Warmeinhüllen | 1 | 2 | 0 | 2 | 0 | 2 | 2 | 3 |
| > Liegen | 1 | 3 | 3 | 3 | 1 | 1 | 1 | 4 |
| > Reiben | 4 | 3 | 4 | 1 | 3 | 0 | 2 | 1 |
| > Druck äußerer | 1 | 1 | 1 | 2 | 2 | 1 | 1 | 2 |
| Pupillen eng | 3 | 3 | 1 | 3 | 4 | 4 | 3 | 1 |
| < Zimmer | 4 | 2 | 1 | 1 | 2 | 1 | 0 | 1 |
| < Sehen angestrengt | 3 | 2 | 4 | 2 | 2 | 3 | 1 | 1 |
| < Kopfschütteln | 2 | 3 | 1 | 4 | 2 | 2 | 1 | 4 |
| > In Ruhe | 3 | 3 | 2 | 4 | 1 | 1 | 1 | 4 |
| **Gegenpolsymptome** | | | | | | | | |
| Sanftheit | 0 | 0 | 0 | 0 | 3 | 0 | 0 | 0 |
| Durstlosigkeit | 2 | 1 | 1 | 2 | 2 | 3KI | 2 | 2 |
| Hunger | 2 | 1 | 4(KI) | 3 | 1 | 3 | 4 | 2 |
| Harnabgang selten | 1 | 3KI | 1 | 2 | 1 | 1 | 2 | 3KI |
| > Anstreng. geistig | 0 | 0 | 0 | 0 | 0 | 0 | 0 | 0 |
| > Einschlafen | 0 | 0 | 0 | 0 | 0 | 0 | 0 | 0 |
| > Kälte | 1 | 1 | 1 | 1 | 2 | 1 | 1 | 1 |
| < Berührung | 1 | 3KI | 1 | 4KI | 4KI | 4KI | 1 | 4KI |
| > Anstreng. körperlich | 0 | 0 | 0 | 0 | 0 | 4KI | 0 | 0 |
| > Auftreten hartes | 0 | 0 | 0 | 0 | 0 | 0 | 0 | 0 |
| > Liegen auf sz. Seite | 0 | 2 | 3KI | 2 | 0 | 2 | 0 | 2 |
| < Warmeinhüllen | 2 | 0 | 3KI | 0 | 2 | 1 | 2 | 1 |
| < Liegen | 1 | 1 | 1 | 1 | 2 | 3KI | 1 | 1 |
| < Reiben | 1 | 1 | 2 | 0 | 1 | 3KI | 0 | 0 |
| < Druck äußerer | 2 | 1 | 3KI | 1 | 1 | 3KI | 1 | 1 |
| Pupillen erweitert | 1 | 2 | 4KI | 4(KI) | 0 | 0 | 3 | 3KI |
| > Zimmer | 1 | 1 | 2 | 2 | 1 | 1 | 3KI | 4KI |
| > Sehen angestrengt | 0 | 0 | 0 | 0 | 0 | 0 | 0 | 0 |
| > Kopfschütteln | 0 | 0 | 0 | 0 | 0 | 0 | 1 | 0 |
| < In Ruhe | 1 | 1 | 1 | 1 | 1 | 3KI | 1 | 0 |

## Repertorisation

Zwei Arzneimittel decken alle Symptome ab, aber nur Phosphorus hat keine Kontraindikationen (▶ Tab. 2.31).

## Materia-medica-Vergleich für Phosphorus [21]

**Gemüt:** Große Niedergeschlagenheit. Traurigkeit in der Dämmerung […], Ängstlichkeit und innere Unruhe, ohne erdenklichen Grund.

**Kopf:** Eingenommenheit und Schwere im Vorderkopf, > in der kühlen Luft […] im Zimmer wiederkommend. Anfälle von Migräne mit Übelkeit und Erbrechen, und zuckend, klopfendem Schmerz. Kopfschmerzen, nachts, nach abendlicher Übelkeit.

**Weibliche Geschlechtsorgane:** Regel zu früh, zu reichlich und von zu langer Dauer. Vor den Menses: Fluor, Harndrang und viel Weinen.

## Materia-medica-Vergleich für Arnica montana [21]

**Gemüt:** Starke Ängstlichkeiten. Hypochondrische Ängstlichkeit. Er wird nach Gehen im Freien unaufgelegt, zu denken und zu sprechen […] Große Unruhe und Angst mit Seufzen. Gleichgültigkeit gegen Geschäfte, es ist ihm alles gleichgültig. Niedergeschlagenheit und Gedankenlosigkeit.

**Kopf:** Ruckweises Stechen in Stirn und Schläfen, auch beim Bücken […]

**Weibliche Geschlechtsorgane:** Blutabgang aus dem Uterus zwischen den Menses, mit Übelkeit.

## Mittelgabe und Verlauf

Repertorisation und Materia-medica-Vergleich sprechen viel eher für Phosphorus als für Arnica montana. Die Patientin erhält eine Dosis **Phosphorus** C 200. Einen Monat später kommt sie begeistert zur Kontrolle: Nach einer anfänglichen Episode mit Kopfschmerzen während 2 Tagen sind alle Beschwerden deutlich besser. Frau R. bewertet die Gesamtbesserung mit 50 %.

Eine weitere Dosis Phosphorus, diesmal in der Potenz M, folgt. Die Besserung nimmt damit innerhalb von 4 Wochen auf 79 % zu. Nach Phosphorus LM musste sie das erste Mal auf der Bambusflöte vor 30 Leuten spielen, wobei sie völlig gelassen blieb. Die Besserung beträgt jetzt 84 %. Aber mit Phosphorus CM ändert sich nichts mehr. Im Gegenteil: Zu Beginn der Sommerferien wird sie mit Fieber, Schüttelfrost und einem Umlauf (Panaritium) krank. Gleichzeitig entsteht eine Vaginalmykose, und ein früher vorhandener Herpes genitalis meldet sich wieder. In unserer Abwesenheit wird sie vom Gynäkologen konventionell behandelt.

Die jetzige Erhebung der aktuell vorhandenen Symptome ergibt Folgendes:
- **Kopfschmerzen** halbseitig, hämmernd/pulsierend, mit undeutlichem Sehen und den Modalitäten:
  - < vor/während Menstruation
  - < Anstrengung körperlich – P
  - < Anstrengung geistig – P
  - < Lesen – P
  - < Sehen angestrengt – P
  - < Kopfschütteln – P
  - < Ärger
  - < Kummer
  - < Kränkung
  - > Druck – P
  - > Reiben – P
  - > in Ruhe – P
  - > im Freien – P
- **Dysmenorrhö** mit Krämpfen im Unterbauch und den Modalitäten:
  - < Anstrengung körperlich – P
  - < Auftreten hartes – P
  - > Wärme – P
  - > Reiben/Massieren – P

▶ **Tab. 2.32** Repertorisation 1. Folgemittel (Arzneimittel geordnet nach Vollständigkeit der Symptomenabdeckung).

| Arzneimittel | Nux-v. | Arn. | Sulph. | Calc. | Phos. | Bor. | Am-c. | Nat-m. |
|---|---|---|---|---|---|---|---|---|
| **Treffer** | 11 | 11 | 11 | 11 | 11 | 11 | 11 | 10 |
| **Polaritätsdifferenz** | 25 | 23 | 22 | 19 | 21 | 15 | 14 | 19 |
| **Patientensymptome** | | | | | | | | |
| < Anstrengung körperlich | 3 | 4 | 4 | 3 | 2 | 1 | 1 | 3 |
| < Anstrengung geistig | 5 | 3 | 3 | 4 | 1 | 2 | 1 | 4 |
| < Lesen | 3 | 2 | 3 | 4 | 3 | 1 | 2 | 4 |
| < Sehen angestrengt | 1 | 2 | 2 | 4 | 3 | 2 | 1 | 4 |
| < Kopfschütteln | 4 | 3 | 2 | 1 | 2 | 1 | 1 | 2 |
| > Druck | 2 | 1 | 2 | 1 | 1 | 3 | 3 | 1 |
| > Reiben | 1 | 3 | 3 | 4 | 4 | 2 | 1 | 0 |
| > in Ruhe | 4 | 3 | 1 | 2 | 3 | 2 | 2 | 3 |
| > im Freien | 1 | 2 | 2 | 1 | 3 | 2 | 1 | 2 |
| < Auftreten hartes | 3 | 3 | 3 | 3 | 3 | 1 | 2 | 3 |
| > Wärme | 4 | 2 | 3 | 1 | 2 | 3 | 3 | 1 |
| **Gegenpolsymptome** | | | | | | | | |
| > Anstrengung körperlich | 0 | 0 | 0 | 0 | 0 | 0 | 0 | 1 |
| > Anstrengung geistig | 0 | 0 | 0 | 0 | 0 | 0 | 0 | 0 |
| > Lesen | 0 | 0 | 0 | 0 | 0 | 0 | 0 | 0 |
| > Sehen angestrengt | 0 | 0 | 0 | 0 | 0 | 0 | 0 | 0 |
| > Kopfschütteln | 0 | 0 | 0 | 0 | 0 | 0 | 0 | 0 |
| < Druck | 1 | 1 | 1 | 3KI | 2 | 1 | 1 | 3KI |
| < Reiben | 0 | 1 | 1 | 2 | 1 | 1 | 0 | 0 |
| < in Ruhe | 0 | 1 | 1 | 1 | 1 | 1 | 1 | 1 |
| < im Freien | 4KI | 1 | 1 | 2 | 1 | 1 | 2 | 1 |
| > Auftreten hartes | 0 | 0 | 0 | 0 | 0 | 0 | 0 | 0 |
| < Wärme | 1 | 1 | 2 | 1 | 1 | 1 | 0 | 2 |

## Repertorisation 1. Folgemittel

Sieben Arzneimittel decken alle Symptome ab, aber nur Arnica montana, Sulphur, Phosphorus, Borax und Ammonium carbonicum haben keine Kontraindikationen (▶ Tab. 2.32). Phosphorus entfällt, da es als vorausgehendes Mittel keine weitere Besserung mehr bewirkte. Die jetzige Differenzialdiagnose umfasst also Arnica, Sulphur, Borax und Ammonium carbonicum.

Die Patientin wird nun gefragt, ob es eine Ursache für die erneute Erkrankung gibt. Sie bejaht: Bevor sie krank wurde, renovierte sie mit ein paar andern Pfadfinder-Müttern das „Pfadi-Heim", eine Baracke, die repariert, neu gestrichen und gesäubert werden musste. Diese Arbeit habe sie äußerst angestrengt und wahrscheinlich zur Erkrankung geführt.

## Materia-medica-Vergleich für Arnica montana [21]

**Gemüt:** Untauglich zu Anstrengungen […] Übertätigkeit, Neigung […] zu vielen, anhaltenden Arbeiten, ohne Kraft, es ohne Nachteil der Gesundheit auszuhalten.

**Kopf:** Kopfschmerzen, ausgelöst oder < schlimmer durch Gehen, Treppensteigen, Denken und Lesen […]

**Weibliche Genitalorgane:** Nichts Entsprechendes.

## Mittelgabe und Verlauf

Die Entscheidung fällt für **Arnica**, das auch in der ersten Fallaufnahme die zweite Wahl gewesen wäre. Die Patientin erhält eine Dosis in der Potenz C 200.

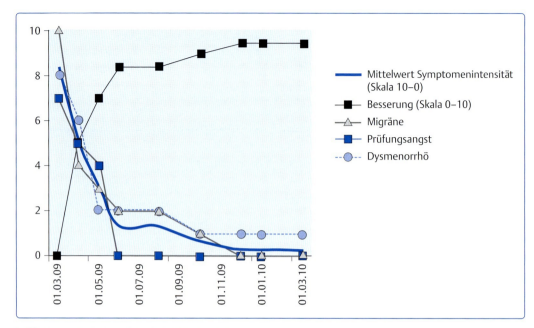

▶ **Abb. 2.9** Grafische Verlaufskontrolle Patientin F. I.

Bei der nächsten Kontrolle geht es ihr wieder ganz gut, und sie toleriert auch Anstrengungen deutlich besser. Unter weiteren Dosen von Arnica (M, XM, LM, CM) steigt die Besserung schnell auf 95 % an, wo sie auch langfristig bestehen bleibt (▶ **Abb. 2.9**).

### Anmerkungen zum Fallbeispiel 11

- Arzneimittel, die aufgrund der Polaritätsanalyse ausgewählt werden, zeigen oft auf, wo das Problem eines Patienten liegt, ohne dass wir vorher psychodynamische Zusammenhänge identifizieren. In diesem Fall zeigt Phosphorus den Konflikt auf zwischen dem Wunsch nach Selbstverwirklichung und Selbstdarstellung (auch in der Öffentlichkeit), und der durch die Epilepsie verursachten Unsicherheit und dem Mangel an Selbstvertrauen, die dies verhindern.
- Die Arnica-Symptomatik lässt sich dahingehend interpretieren, dass die Patientin immer noch nicht genügend belastbar ist, oder dass sie sich in der Euphorie über ihre Besserung selbst überschätzt hat. Die Behandlung mit diesem (nicht selten vorkommenden) Mittel konnte auch dieses Problem lösen.

## 2.2.10 Fallbeispiel 12: Chronische Divertikulitis

### Frau N.M., 73 Jahre: Wie weiter, wenn die Besserung bei 90 % stagniert?

Frau M. ist eine Patientin, die eine innere Vornehmheit ausstrahlt. Sie stammt aus einer Chemiker- und Ingenieurfamilie und ist Mutter dreier erwachsener Söhne, von denen einer, wie auch ihr Ehemann, vor einigen Jahren gestorben ist. Seit längerer Zeit wohnt sie allein in der ihr wichtigen Ruhe und Abgeschiedenheit ihres Landhauses. Aufgrund des familiären Hintergrundes hatte sie früher eine eher skeptische Einstellung zur Komplementärmedizin, bis sie mit Rhus toxicodendron und Arsenicum album von einer schulmedizinisch erfolglos behandelten Polymyalgia rheumatica geheilt wurde. Seither ist sie begeisterte Anhängerin der Homöopathie.

Jetzt kommt sie gleich mit drei Leiden in die homöopathische Sprechstunde. Seit einem aufregenden Ereignis im Vorjahr, bei dem eine Nachbarin bei einem Ausflug kollabierte, ist sie stark verunsichert. Sie leidet unter Herzklopfen, einem sporadisch auftretenden Engegefühl im Hals und erträgt Räume mit vielen Menschen nicht mehr. Als Nebenleiden hat sie eine Migräne und eine Gicht, die sie seit 3 Jahren mit Diät zu behandeln versucht. Etwas länger zurück liegt der Beginn einer Divertikulitis, die immer wieder zu Schüben von Bauchschmerzen führt.

Für die große Fallaufnahme bereitet sie sich mit den folgenden Fragebögen vor:
- Psyche → Neurasthenie (Ängste, Engegefühl im Hals, Herzklopfen)
- Neurologie → Migräne
- Bewegungsapparat → Gicht
- Magen-Darm-Trakt → Divertikulitis und Verdauungsinsuffizienz
- Allgemein → Nebenbeschwerden
- Umfeld → Familiäre und berufliche Einflüsse

### Anamneseprotokoll

Nachfolgend (▶ Tab. 2.33) sind die Symptome aufgeführt, die die Patientin zur großen Fallaufnahme mitbrachte.

▲ Tab. 2.33 Anamneseprotokoll Patientin N.M.

| Diagnose Beginn der Symptomatik | Häufigkeit der Beschwerden | Datum der Konsultationen (rechts) Charakteristische Symptome (unten) | 11.06.08 | 11.07.08 | 29.08.08 | 17.10.08 | 21.11.08 | 22.12.08 | 27.02.09 | 31.03.09 | 05.05.09 | 03.06.09 |
|---|---|---|---|---|---|---|---|---|---|---|---|---|
| | | Mittelwert Symptomenintensität (Skala 10–0) | 5,8 | 2,5 | 2,0 | 2,0 | 0,8 | 0,8 | 1,5 | 1,5 | 1,3 | 1,3 |
| | | Besserung (Skala 0–10) | 0 | 4 | 5,5 | 5,5 | 8,6 | 8,6 | 8 | 8 | 9 | 9 |
| Neurasthenie 2008 | immer | Herzklopfen Zusammenschnüren innerer Teile Fippern im Rücken < Schreckereignis < Gemütsbewegung < Menschenüberfüllte Räume < Kälte – P < Wetter kalt – P < Ostwind < Wetter stürmisch < Schneeluft < n. Aufstehen aus dem Bett – P < Anstrengung körp. – P > Warmeinhüllen – P > im Freien – p* | 5 | 3 | 2 | 2 | 0 | 0 | 0 | 0 | 0 | 0 |
| Migräne 2008 | 1-mal/ Monat | Kopfschmerzen innerer Kopf rechts – P Muskeln klamm Geruchssinn empfindlich – P Durst – P < Gemütsbewegung < in Menschenmengen < Trost < Sehen angestrengt – P < Wetter kalt – P > Ruhe – P < Erschütterung | 4 | 0 | 0 | 0 | 0 | 0 | 0 | 0 | 0 | 0 |

▶ Tab. 2.33 (Forts.)

| Diagnose Beginn der Symptomatik | Häufigkeit der Beschwerden | Charakteristische Symptome (rechts) (unten) | 11.06.08 | 11.07.08 | 29.08.08 | 17.10.08 | 21.11.08 | 22.12.08 | 27.02.09 | 31.03.09 | 05.05.09 | 03.06.09 |
|---|---|---|---|---|---|---|---|---|---|---|---|---|
| | | Mittelwert Symptomenintensität (Skala 10–0) | 5,8 | 2,5 | 2,0 | 2,0 | 0,8 | 0,8 | 1,5 | 1,5 | 1,3 | 1,3 |
| | | Besserung (Skala 0–10) | 0 | 4 | 5,5 | 5,5 | 8,6 | 8,6 | 8 | 8 | 9 | 9 |
| Gicht 2005 | immer | Fingergelenke (DIP II und III links) Klopfen/Stechen/Ziehen Nacken/Schultern Muskeln klamm < Anstrengung körp. – P < Kälte – P < Kaltwerden – P < Zugluft < Nasswerden < Berührung – -P < Entblößen – P < Druck – P < Drehen leidender Teile – P < Bücken – P < Erschütterung > Reiben – P | 6 | 1 | 2 | 2 | 1 | 3 | 4 | 4 | 2 | 2 |
| Divertikulose 2004 | 2-3-mal/Monat | Bauchkrämpfe re. Unterbauch Übelkeit im Bauch Völlegefühl Stechen hinaus – P** Blähungsschmerz Stuhldrang vergeblich Stuhl ungenügend Stuhl wundmachend | 8 | 6 | 4 | 4 | 2 | 0 | 2 | 2 | 3 | 3 |

▶ Tab. 2.33 (Forts.)

| Diagnose Beginn der Symptomatik | Häufigkeit der Beschwerden | Datum der Konsultationen (rechts) Charakteristische Symptome (unten) | 11.06.08 | 11.07.08 | 29.08.08 | 17.10.08 | 21.11.08 | 22.12.08 | 27.02.09 | 31.03.09 | 05.05.09 | 03.06.09 |
|---|---|---|---|---|---|---|---|---|---|---|---|---|
| | | Mittelwert Symptomenintensität (Skala 10–0) | 5,8 | 2,5 | 2,0 | 2,0 | 0,8 | 0,8 | 1,5 | 1,5 | 1,3 | 1,3 |
| | | Besserung (Skala 0–10) | 0 | 4 | 5,5 | 5,5 | 8,6 | 8,6 | 8 | 8 | 9 | 9 |
| Divertikulose 2004 | 2–3-mal/Monat | Durchfall schmerzhaft | 8 | 6 | 4 | 4 | 2 | 0 | 2 | 2 | 3 | 3 |
| | | Durst – P | | | | | | | | | | |
| | | Geschmack bitter | | | | | | | | | | |
| | | Speichelvermehrung – P*** | | | | | | | | | | |
| | | Kontrollzwänge | | | | | | | | | | |
| | | < Kummer | | | | | | | | | | |
| | | < Schreck | | | | | | | | | | |
| | | < Verlassen des Hauses | | | | | | | | | | |
| | | < Bewegung – P | | | | | | | | | | |
| | | < Anstrengung körp. – P | | | | | | | | | | |
| | | < Kälte – P | | | | | | | | | | |
| | | < Nahrungsmittel, Fettes | | | | | | | | | | |
| | | < Aufstoßen – P | | | | | | | | | | |
| | | < Liegen auf der Seite – P | | | | | | | | | | |
| | | < Sitzen krumm – P | | | | | | | | | | |
| | | < Bücken – P | | | | | | | | | | |
| | | < Kummer | | | | | | | | | | |
| | | < Druck (Kleider) | | | | | | | | | | |
| | | > nach Stuhlgang – P | | | | | | | | | | |

*) Besserung im Freien = Ablenkung bessert, was bei psychischen Problemen normal ist. Symptom nicht in die Repertorisation einschließen.
**) Die Richtung der Empfindung **Stechen** ist für die Patienten sehr oft schwierig anzugeben. Deshalb dieses Symptom nur in symptomarmen Fällen in die Repertorisation einfließen lassen.
***) Speichelvermehrung/-verminderung ist zwar ein polares Symptom, aber fast immer indifferent, deswegen kann es bei der Repertorisation weggelassen werden.

## 2.2 Fallbeispiele

▶ **Tab. 2.34** Repertorisation (Arzneimittel geordnet nach Höhe der Polaritätsdifferenz).

| Arzneimittel | Hep. | Bry. | Cic. | Ran-b. | Bar-c. | Nux-v. | Acon. | Arn. |
|---|---|---|---|---|---|---|---|---|
| **Treffer** | 19 | 21 | 15 | 15 | 18 | 20 | 18 | 17 |
| **Polaritätsdifferenz** | 37 | 31 | 27 | 26 | 25 | 25 | 24 | 24 |
| **Patientensymptome** | | | | | | | | |
| < Kälte | 4 | 2 | 3 | 3 | 3 | 4 | 3 | 2 |
| < Wetter kalt | 4 | 3 | 2 | 1 | 3 | 4 | 3 | 1 |
| < nach Aufstehen a.d. Bett | 2 | 2 | 0 | 3 | 2 | 3 | 1 | 0 |
| < Anstrengung körperlich | 2 | 4 | 1 | 0 | 0 | 3 | 3 | 4 |
| > Warmeinhüllen | 4 | 1 | 3 | 0 | 0 | 3 | 1 | 2 |
| Innerer Kopf rechts | 3 | 3 | 1 | 3 | 1 | 3 | 1 | 2 |
| Geruchssinn empfindlich | 2 | 1 | 0 | 0 | 2 | 4 | 3 | 1 |
| Durst | 3 | 4 | 2 | 1 | 2 | 3 | 4 | 3 |
| < Sehen angestrengt | 1 | 1 | 3 | 2 | 2 | 1 | 0 | 2 |
| > Ruhe | 3 | 4 | 2 | 3 | 2 | 4 | 1 | 3 |
| < Kaltwerden | 3 | 3 | 2 | 1 | 2 | 4 | 2 | 3 |
| < Berührung | 4 | 3 | 1 | 4 | 1 | 4 | 3 | 3 |
| < Druck äußerer | 4 | 1 | 0 | 3 | 4 | 1 | 1 | 1 |
| < Drehen leidender Teile | 1 | 3 | 3 | 2 | 2 | 3 | 1 | 3 |
| < beim Bücken | 3 | 4 | 3 | 1 | 3 | 1 | 3 | 3 |
| > Reiben | 1 | 2 | 2 | 1 | 0 | 1 | 0 | 3 |
| < Bewegung während | 3 | 4 | 2 | 3 | 2 | 4 | 1 | 3 |
| < Aufstoßen | 2 | 2 | 0 | 0 | 2 | 1 | 0 | 0 |
| < Liegen auf Seite | 0 | 4 | 0 | 2 | 3 | 2 | 4 | 1 |
| < Sitzen krumm | 0 | 2 | 3 | 0 | 1 | 2 | 3 | 0 |
| > nach Stuhlgang | 1 | 4 | 0 | 0 | 1 | 0 | 1 | 0 |
| **Gegenpolsymptome** | | | | | | | | |
| > Kälte | 1 | 1 | 0 | 0 | 1 | 1 | 1 | 1 |
| > Wetter kalt | 0 | 2 | 0 | 0 | 0 | 1 | 0 | 0 |
| > nach Aufstehen a.d. Bett | 1 | 1 | 1 | 2 | 1 | 3 | 2 | 1 |
| > Anstrengung körperlich | 0 | 0 | 0 | 0 | 0 | 0 | 0 | 0 |
| < Warmeinhüllen | 0 | 1 | 0 | 0 | 0 | 1 | 3KI | 0 |
| Innerer Kopf links | 1 | 2 | 3KI | 1 | 1 | 2 | 2 | 3KI |
| Geruchssinn vermindert | 2 | 2 | 0 | 0 | 0 | 2 | 0 | 0 |
| Durstlosigkeit | 1 | 1 | 0 | 0 | 0 | 2 | 0 | 1 |
| > Sehen angestrengt | 0 | 0 | 0 | 0 | 0 | 0 | 0 | 0 |
| < Ruhe | 1 | 1 | 1 | 0 | 1 | 0 | 1 | 1 |
| > Kaltwerden | 0 | 3 | 0 | 0 | 1 | 1 | 1 | 1 |
| > Berührung | 1 | 2 | 0 | 0 | 0 | 0 | 0 | 1 |
| > Druck äußerer | 0 | 2 | 0 | 0 | 0 | 2 | 1 | 1 |
| > Drehen leidender Teile | 2 | 0 | 0 | 0 | 0 | 1 | 1 | 0 |
| > beim Bücken | 0 | 0 | 0 | 3KI | 1 | 2 | 0 | 1 |
| < Reiben | 0 | 0 | 0 | 0 | 0 | 0 | 0 | 1 |
| > Bewegung während | 1 | 1 | 1 | 0 | 0 | 1 | 1 | 1 |
| > Aufstoßen | 0 | 3KI | 0 | 0 | 3KI | 3KI | 0 | 0 |
| > Liegen auf Seite | 0 | 2 | 0 | 1 | 1 | 4KI | 1 | 2 |
| > Sitzen krumm | 0 | 1 | 0 | 0 | 1 | 1 | 0 | 0 |
| < nach Stuhlgang | 2 | 1 | 0 | 0 | 1 | 4KI | 1 | 1 |

## Repertorisation

Nur Bryonia deckt alle Symptome ab, hat aber eine Kontraindikation (< Aufstoßen). Hepar sulfuris hat die höchste Polaritätsdifferenz, deckt aber 2 Symptome nicht ab (< Liegen auf Seite, < Sitzen krumm). Nach Rückfrage bekräftigt die Patientin, dass es sich bei beiden um die Verschlimmerung durch eine gebeugte Haltung handelt, welche auch über die Formulierung **Bücken verschlimmert** eingebracht worden ist. Auch ohne diesen Sachverhalt wäre Hepar sulfuris klar der Favorit dieser Repertorisation. Weitere Arzneimittel ohne Kontraindikationen sind Natrium muriaticum (17 Symptome, PD 23), Agaricus muscarius (15 Symptome, PD 20), Ruta graveolens (15 Symptome, PD 20) und Cina maritima (16 Symptome, PD 18). Natrium muriaticum könnte wegen der Abneigung, sich unter Menschen zu begeben, evtl. ebenfalls infrage kommen, wegen der deutlich niedrigeren Polaritätsdifferenz allerdings erst in zweiter Linie (▶ Tab. 2.34).

## Materia-medica-Vergleich für Hepar sulfuris [21]

**Gemüt:** Niedergeschlagen, traurig, bänglich. Widerwärtige Stimmung; er sieht die Seinen nicht gern an.

**Kopf:** Kopfschmerz alle Morgen, von jeder Erschütterung. Druck im Kopf halbseitig, [...] nachts und beim Erwachen am Morgen.

**Appetit:** Bitterer Geschmack im Mund und auch der Speisen. Viel Durst.

**Abdomen:** Zusammenziehschmerz im Unterleib. Krämpfe im Unterleib. Kollern im Bauch, Blähungsversetzung und schwieriger Abgang von Winden, morgens.

**Stuhl und Anus:** Stuhldrang, aber den dicken Därmen fehlt es an peristaltischen Bewegungen. Schwieriger Abgang weniger weicher Faeces, mit viel Drängen und Stuhlzwang (Tenesmus). Nach dem Stuhl Wundheitsgefühl am After und Absonderung von Jauche.

**Herz:** Starkes Herzklopfen. Reizbarkeit des Herzens.

**Äußerer Hals und Rücken:** Stechen und Ziehen im Rücken, zwischen den Schulterblättern und in den Halsmuskeln.

**Obere Extremitäten:** Gichtige Schwellung der Hand, der Finger und Fingergelenke, mit Hitze, Röte und Verstauchungsschmerz beim Bewegen.

**Allgemeines:** Große Nervenreizbarkeit: Jeder Eindruck auf Körper oder Gemüt erregt das Nervensystem bis zu einer Art inneren Zitterns. Extreme Empfindlichkeit gegen Berührung.

## Materia-medica-Vergleich für Natrium muriaticum [21]

**Gemüt:** Zieht es vor, allein zu sein. Kummervoll quält er sich selbst, indem er lauter unangenehme Ideen aufsucht, was ihn sehr schwächt. Maulfaul, wortkarg; es verdross ihn zu antworten. Von einer Unterredung wird sein Gemüt sehr angegriffen. Er fühlt sich ärgerlich und vermeidet Gesellschaft, weil er voraussieht, dass er leicht Verdruss machen könne.

**Kopf:** Anfälle von Kopfgicht (Migräne) mit Übelkeit und Erbrechen. Leichte Verkältlichkeit des Kopfes.

**Appetit:** Bitterkeit im Mund.

**Abdomen:** Aufgetriebenheit des Bauchs. Zusammenziehende, wehenartig ziehende Schmerzen. Kolik mit Übelkeit, > durch Abgang von Wind. Blähungskolik, vorzüglich bei Bewegung. Blähungsversetzung, auch nachts.

**Stuhl und Anus:** Obstipation; Stuhl schwierig auszuscheiden, hart, trocken, krümelig, wie Schafskot. Verstopfung durch Trägheit der Därme. Viel und starker Stuhldrang ohne Erfolg oder nur mit geringem Abgang. Bei und nach dem Stuhl Brennen im After und Mastdarm.

**Herz:** Starkes ängstliches Herzklopfen, bei jeder Körperbewegung sowie besonders arg beim Liegen auf der linken Seite.

**Obere Extremitäten:** Stiche in den Muskeln und Gelenken der Hände und Finger. Schwieriges Biegen der Fingergelenke.

**Allgemeines:** Chorea nach Schreck. Böse Folgen von Ärger und Zorn, Enttäuschung. Zittern im ganzen Körper, durch Tabakrauchen.

## Mittelgabe und Verlauf

Der Materia-medica-Vergleich ist nicht schlüssig. Aufgrund der höheren Polaritätsdifferenz erhält Frau M. eine Dosis **Hepar sulfuris** C 200.

Unmittelbar nach der Mitteleinnahme spürt sie ein Wärmegefühl und eine Entspannung des ganzen Abdomens. In den folgenden 2 Wochen ist sie völlig beschwerdefrei, dann kommen die Blähungen wieder etwas. Vorsichtig beziffert sie die Gesamtbesserung auf 40 %. Sie sagt auch, dass sie aufgrund ihres familiären Hintergrunds es vorziehen würde, täglich Hepar sulfuris einzunehmen. (In der Behandlung der Polymyalgia rheumatica wurden früher flüssige Q-(LM)-Potenzen eingesetzt, weil parallel die konventionelle Behandlung ausgeschlichen werden musste.) Die Behandlung wird mit Hepar sulfuris Q 3 Flüssigpotenz in täglicher Verabreichung weitergeführt [25].

Wegen den Sommerferien findet die nächste Kontrolle erst 6 Wochen später statt. Hepar sulfuris ist ihr 10 Tage zuvor ausgegangen. Solange sie es einnehmen konnte, war sie völlig beschwerdefrei. Die Bauch- und Gelenkbeschwerden meldeten sich aber nach dem Absetzen wieder langsam zurück. Migräne trat keine mehr auf, sodass die gesamte Besserung jetzt 55 % beträgt. Hepar sulfuris Q 6 bewirkt aber in den nächsten 4 Wochen keine weitere Besserung (55 %). Da sich auch die äußeren Umstände nicht so verändert haben, dass die Stagnation erklärt werden könnte, muss eine Neuaufnahme der Restsymptome die Wahl des nächsten Arzneimittels bestimmen. Im Anamneseprotokoll markiert Frau M. jetzt die folgenden Symptome:

## Gemüt
- < Menschenüberfüllte Räume
- < Kälte – P
- < Ostwind
- < nach Aufstehen aus dem Bett – P

## Gicht
- < Anstrengung körperlich – P
- < Entblößen – P
- < Kälte – P
- < Wetter feucht-kalt
- < Ostwind
- < Zugwind/Zugluft
- < Durchnässung
- < Berührung – P
- < Druck äußerer – P
- < beim Bücken – P

## Divertikulitis
- Durst – P
- < Bewegung – P
- < Anstrengung körperlich – P
- < Kälte – P
- < Sitzen krumm – P
- < Bücken – P

Die Patientin klagt ganz besonders über ihre (nicht polaren) Wettermodalitäten, die sie jetzt, im Herbst, besonders plagen. Neue Symptome sind keine aufgetreten.

▶ Tab. 2.35 Repertorisation 1. Folgemittel (Arzneimittel geordnet nach Vollständigkeit der Symptomenabdeckung).

| Arzneimittel | Nux-v. | Sep. | Puls. | Hep. | Rhus-t. | Bry. | Ars. | Phos. |
|---|---|---|---|---|---|---|---|---|
| **Treffer** | 14 | 14 | 14 | 13 | 13 | 13 | 13 | 13 |
| **Polaritätsdifferenz** | 16 | 6 | -4 | 24 | 13 | 17 | 11 | 5 |
| **Patientensymptome** | | | | | | | | |
| < Kälte | 4 | 2 | 1 | 4 | 4 | 2 | 4 | 2 |
| < nach Aufstehen a.d. Bett | 3 | 2 | 3 | 2 | 4 | 2 | 2 | 3 |
| < Anstrengung körperlich | 3 | 2 | 1 | 2 | 4 | 4 | 4 | 2 |
| < Entblößen | 3 | 2 | 1 | 4 | 4 | 1 | 3 | 1 |
| < Berührung | 4 | 4 | 3 | 4 | 3 | 3 | 2 | 1 |
| < Druck äußerer | 1 | 3 | 1 | 4 | 1 | 1 | 1 | 2 |
| < beim Bücken | 1 | 4 | 2 | 3 | 2 | 4 | 1 | 1 |
| Durst | 3 | 2 | 2 | 3 | 3 | 4 | 4 | 1 |
| < Bewegung | 4 | 1 | 1 | 3 | 1 | 4 | 2 | 3 |
| < Sitzen krumm | 2 | 2 | 2 | 0 | 3 | 2 | 3 | 3 |
| < Ostwind | 4 | 2 | 3 | 4 | 0 | 2 | 1 | 0 |
| < Wetter feucht-kalt | 1 | 1 | 2 | 1 | 4 | 1 | 3 | 1 |
| < Durchnässung | 2 | 4 | 4 | 3 | 4 | 3 | 2 | 2 |
| < Zugwind/Zugluft | 2 | 2 | 1 | 3 | 2 | 0 | 0 | 1 |
| **Gegenpolsymptome** | | | | | | | | |
| > Kälte | 1 | 1 | 4KI | 1 | 1 | 1 | 0 | 1 |
| > nach Aufstehen a.d. Bett | 3 | 4KI | 4(KI) | 1 | 3 | 1 | 3KI | 3 |
| > Anstrengung körperlich | 0 | 4KI | 0 | 0 | 0 | 0 | 0 | 0 |
| > Entblößen | 1 | 1 | 2 | 0 | 1 | 1 | 1 | 2 |
| > Berührung | 0 | 1 | 0 | 1 | 0 | 2 | 1 | 3KI |
| > Druck äußerer | 2 | 1 | 1 | 0 | 3KI | 2 | 2 | 1 |
| > beim Bücken | 2 | 0 | 1 | 0 | 1 | 0 | 1 | 1 |
| Durstlosigkeit | 2 | 3KI | 4KI | 1 | 2 | 1 | 3 | 2 |
| > Bewegung | 0 | 3KI | 4KI | 1 | 4KI | 1 | 2 | 1 |
| > Sitzen krumm | 1 | 0 | 1 | 0 | 1 | 1 | 1 | 0 |

## Repertorisation 1. Folgemittel

Werden hier nur die polaren Modalitäten repertorisiert, so fällt die Entscheidung zwischen Nux vomica und Bryonia schwer. Die von der Patientin hervorgehobenen Wettermodalitäten werden von Nux vomica aber vollkommener abgedeckt als von Bryonia. Zu beachten ist auch Silicea terra, das hier nicht dargestellt ist. Neben Hepar sulfuris weist es die höchste Polaritätsdifferenz auf und hat keine Kontraindikationen. Allerdings fehlen bei Silicea die Symptome **< Sitzen krumm** und **< Zugluft**. Die Mittelwahl fällt aber leicht, weil die Patientin auf Befragung betont, wie sehr sie sich durch ihre hohen Ansprüche an sich selbst unter Druck setze (▶ Tab. 2.35).

## Materia-medica-Vergleich für Nux vomica [21]

**Gemüt:** Er kann kein Geräusch, kein Gerede leiden. Sie sucht die Ruhe und Stille.

**Abdomen:** Aufgetriebenheit, Spannung und Vollheit im Bauch, auch nach wenigem Essen. Blähungsanhäufung und -versetzung. Tief im Unterbauch, eine Art Blähungskolik […]

**Stuhl und Anus:** Anhaltendes Gefühl von Stuhldrang im Rektum, wobei der Stuhl nie erscheint.

**Obere Extremitäten:** Schmerzen der Fingergelenke, wie nach heftiger Arbeit und als ob die Sehnen zu kurz wären.

## Materia-medica-Vergleich für Bryonia alba [21]

**Gemüt:** Nichts Entsprechendes.

**Abdomen:** Aufgetriebenheit des Bauches, besonders nach dem Essen.

**Stuhl und Anus:** Stuhlverstopfung. Schwierig abgehender, dick geformter Stuhl.

**Obere Extremitäten:** Heiße, blasse Geschwulst der Fingergelenke.

## Mittelgabe und Verlauf

Auch der Materia-medica-Vergleich spricht klar für **Nux vomica**, von dem die Patientin jetzt die Flüssigpotenz Q 3 erhält.

Ohne Erstreaktion erfolgt eine zunehmende Besserung innerhalb von 4 Wochen auf 86 %. Mit Nux vomica Q 6 und Q 9 bleibt ihr Zustand über 2 weitere Monate stabil. Danach sinkt die Besserung wieder auf 80 %. Die Patientin markiert jetzt im Anamneseprotokoll die folgenden noch vorhandenen Symptome:

### Gicht
- < Kälte
- < Anstrengung körperlich
- < Wetter kalt
- < Ostwind
- < Nasswerden

### Divertikulitis
- Krämpfe im Unterbauch
- Blähungen
- Stuhldrang vergeblich
- Durst

▶ **Tab. 2.36** Repertorisation 2. Folgemittel (Arzneimittel geordnet nach Höhe der Polaritätsdifferenz).

| Arzneimittel | Ars. | Acon. | Hep. | Rhus-t. | Nux-v. | Stront. | Verat. | Bry. |
|---|---|---|---|---|---|---|---|---|
| **Treffer** | 8 | 7 | 8 | 7 | 8 | 5 | 7 | 7 |
| **Polaritätsdifferenz** | 13 | 12 | 11 | 11 | 10 | 10 | 10 | 9 |
| **Patientensymptome** | | | | | | | | |
| < Kälte | 4 | 3 | 4 | 4 | 4 | 4 | 1 | 2 |
| < Anstrengung körperlich | 4 | 3 | 2 | 4 | 3 | 0 | 4 | 4 |
| < Wetter kalt | 4 | 3 | 4 | 4 | 4 | 4 | 5 | 3 |
| < Ostwind | 1 | 2 | 4 | 0 | 4 | 0 | 0 | 2 |
| < Nasswerden | 2 | 0 | 3 | 4 | 2 | 0 | 1 | 3 |
| Krämpfe innere Teile | 2 | 1 | 1 | 2 | 4 | 1 | 2 | 3 |
| Stuhldrang vergeblich | 2 | 3 | 2 | 4 | 4 | 1 | 3 | 0 |
| Durst | 4 | 4 | 3 | 3 | 3 | 2 | 3 | 4 |
| **Gegenpolsymptome** | | | | | | | | |
| > Kälte | 0 | 1 | 1 | 1 | 1 | 0 | 1 | 1 |
| > Anstrengung körperlich | 0 | 0 | 0 | 0 | 0 | 0 | 0 | 0 |
| > Wetter kalt | 0 | 0 | 0 | 1 | 1 | 0 | 0 | 2 |
| Durstlosigkeit | 3 | 0 | 1 | 2 | 2 | 0 | 2 | 1 |

## Repertorisation 2. Folgemittel

Zur Repertorisation werden alle Symptome verwendet, außer die Blähungen, die in dieser Formulierung völlig unspezifisch sind (123 Arzneimittelzuordnungen). Fünf Arzneimittel decken die Symptomatik ohne Kontraindikationen ab: neben Arsenicum album, Nux vomica und Hepar sulfuris noch Causticum (PD 9) und Ipecacuanha (PD 0). Nachdem Arsenicum album einen früheren Schub der Polymyalgia rheumatica geheilt hatte, fällt die Entscheidung zugunsten dieses Mittels leicht, auch weil es die höchste Polaritätsdifferenz aufweist (▶ Tab. 2.36).

## Mittelgabe und Verlauf

Die Patientin erhält jetzt eine Dosis **Arsenicum album** C 200. Vier Wochen später sagt Frau M., es gehe etwa gleich wie vor einem Monat, und sie habe das Gefühl, Nux vomica sei besser gewesen. Es folgt für die nächsten 4 Wochen **Nux vomica** Q 15, das aber wiederum keine Änderung der Situation bewirkt. Eine nochmalige Fallaufnahme ist jetzt unumgänglich. Im Anamneseprotokoll markiert die Patientin jetzt die folgenden noch oder wieder vorhandenen Symptome:

### Gicht
- < Anstrengung körperlich – P
- < Kälte (< Kaltwerden/< Wetter kalt/< Wetter feucht-kalt/< Nasswerden,< Zugluft) – P
- < Entblößen – P
- < Ostwind
- < Berührung – P
- < Druck äußerer – P
- < Bücken – P

### Divertikulitis
- Krämpfe im Unterbauch
- Blähungsschmerz
- Durst – P
- < Kälte – P
- < sobald sie ihr Haus verlässt

### Migräne
- < Gemütsbewegung
- < in Menschenmengen

▶ **Tab. 2.37** Repertorisation 3. Folgemittel (Arzneimittel geordnet nach Vollständigkeit der Symptomenabdeckung).

| Arzneimittel | Hep. | Sil. | Nux-v. | Bry. | Sep. | Acon. | Ars. | Puls. |
|---|---|---|---|---|---|---|---|---|
| **Treffer** | 8 | 8 | 8 | 8 | 8 | 8 | 8 | 8 |
| **Polaritätsdifferenz** | 21 | 19 | 11 | 12 | 8 | 13 | 11 | -1 |
| **Patientensymptome** | | | | | | | | |
| < Anstrengung körperlich | 2 | 3 | 3 | 4 | 2 | 3 | 4 | 1 |
| < Kälte | 4 | 3 | 4 | 2 | 2 | 3 | 4 | 1 |
| < Entblößen | 4 | 4 | 3 | 1 | 2 | 1 | 3 | 1 |
| < Ostwind | 4 | 2 | 4 | 2 | 2 | 2 | 1 | 3 |
| < Berührung | 4 | 3 | 4 | 3 | 4 | 3 | 2 | 3 |
| < Druck äußerer | 4 | 4 | 1 | 1 | 3 | 1 | 1 | 1 |
| < Bücken | 3 | 3 | 1 | 4 | 4 | 3 | 1 | 2 |
| Durst | 3 | 3 | 3 | 4 | 2 | 4 | 4 | 2 |
| **Gegenpolsymptome** | | | | | | | | |
| > Anstrengung körperlich | 0 | 2 | 0 | 0 | 4KI | 0 | 0 | 0 |
| > Kälte | 1 | 1 | 1 | 1 | 1 | 1 | 0 | 4KI |
| > Entblößen | 0 | 0 | 1 | 1 | 1 | 3KI | 1 | 2 |
| > Berührung | 1 | 0 | 0 | 2 | 1 | 0 | 1 | 0 |
| > Druck äußerer | 0 | 1 | 2 | 2 | 1 | 1 | 2 | 1 |
| > Bücken | 0 | 0 | 2 | 0 | 0 | 0 | 1 | 1 |
| Durstlosigkeit | 1 | 0 | 2 | 1 | 3KI | 0 | 3 | 4KI |

## Repertorisation 3. Folgemittel

Fünf Arzneimittel decken alle Symptome ohne Kontraindikationen ab; von diesen hatte die Patientin nur Silicea terra und Bryonia alba noch nicht erhalten (▶ Tab. 2.37).

### Materia-medica-Vergleich für Silicea terra [21]

**Gemüt:** Sehnsucht nach Hause. Auch von geringer Unterhaltung bekommt er sogleich Eingenommenheit des Kopfes und allgemeine Abspannung, sodass er die Unterhaltung abbrechen muss.

**Kopf:** Geistesarbeit, Bücken und Sprechen erregt die Kopfschmerzen vorzüglich. Die meisten Kopfschmerzen sind schlimmer durch kalte Luft und besser im warmen Zimmer; durch warmes Einhüllen des Kopfes. Reißende Kopfschmerzen, oft halbseitig […]

**Abdomen:** Arges Schneiden im Unterbauch mit Blähungsversetzung.

**Stuhl und Anus:** Verstopfung und zögernder, schwieriger, knotiger, harter Stuhl; aus hellen, harten Klumpen bestehend. Hartleibigkeit mit vielem vergeblichen Stuhldrang.

**Obere Extremitäten:** Schmerzen in den Fingergelenken beim Aufdrücken. Steifheit, Ungelenkigkeit und Kraftlosigkeit der Finger.

### Materia-medica-Vergleich für Bryonia alba
▶ S. 95.

### Mittelgabe und Verlauf

Aufgrund der Repertorisation, des Materia-medica-Vergleichs und der bisher schon verabreichten Arzneimittel ist **Silicea** das jetzige Mittel der Wahl. Die Patientin erhält es wieder als Flüssigpotenz zur täglichen Einnahme in der Potenzhöhe Q 3.

Vier Wochen später berichtet sie, es gehe ihr gut, und sie sei auch nicht mehr so kälteempfindlich wie vorher. Die Gesamtbesserung beziffert sie mit 90 % (▶ Abb. 2.10). Unter **weiteren Silicea-Q-Potenzen** in aufsteigender Reihe bleibt ihr Zustand zufriedenstellend und stabil. Angesprochen auf die fehlenden 10 % Besserung sagt sie: „In meinem Alter kann man so doch mehr als zufrieden sein. Viele meiner Freundinnen müssen täglich mehrere Medikamente einnehmen, obschon sie keine schlimmeren Leiden haben als ich, und es geht ihnen dabei doch weniger gut als mir."

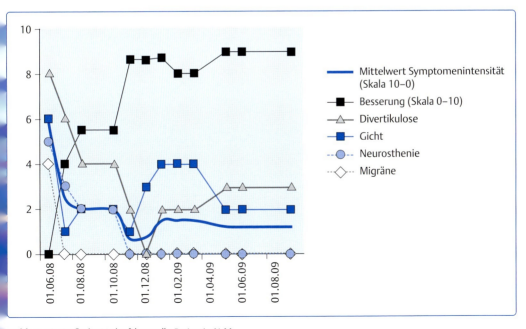

▶ **Abb. 2.10** Grafische Verlaufskontrolle Patientin N.M.

## Anmerkungen zum Fallbeispiel 12

- Wenn eine Besserung von 90 % erreicht ist und auf diesem Niveau stagniert, so stellt sich die Frage, ob man sich damit zufrieden geben soll, oder ob man versuchen soll, eine möglichst vollständige Heilung zu erreichen. Die Antwort ist nicht in jedem Fall dieselbe: Liegt eine heilbare Krankheit vor, und ist der Patient noch relativ jung (also bei Kindern und jungen Erwachsenen), lohnt sich oft die Anstrengung, eine Besserung von 100 % anzustreben. Voraussetzung ist, dass der Patient noch genügend Symptome für eine weitere Mittelbestimmung hat.

- Bei älteren Patienten muss man die Abnützungserscheinungen des Körpers und eine geringere Regenerationsfähigkeit berücksichtigen. Das Zitat unserer Patientin ist in diesem Falle völlig zutreffend. Allerdings sollte auch nicht zu früh aufgegeben werden, auch wenn wie hier die wiederholte Verabreichung von Arsenicum album und Nux vomica nicht das gewünschte Resultat erzielte. Dass diese Patientin ihre Kälteempfindlichkeit verloren hat zeigt, wie wichtig die Silicea-Gabe schließlich für sie war (siehe auch die Anmerkungen zum **Fallbeispiel 5,** ▶ S. 35).

## 2.2.11 Fallbeispiel 13: Chronische Gastritis

### Frau K.D., 48 Jahre: Ein hartnäckiges Hauptsymptom

Frau D. ist eine liebenswürdige, psychisch und physisch jedoch sehr sensible Patientin, die keine großen Belastungen erträgt. Ihre Mutter und ihre Schwester (mit Familie) wohnen in unmittelbarer Nähe und sind ein sehr wichtiges Beziehungsnetz und eine Stütze für sie. Ursprünglich Bankangestellte, arbeitet sie aktuell in der reformierten Kirchengemeinde ihres Dorfes in einem Teilzeitpensum. Die viel zu frühe Geburt ihres Sohnes (vor 18 Jahren) führte zu einer postnatalen Depression. Sie wagte deshalb nicht, weitere Kinder zu haben. Neun Jahre später machte sie erneut eine Depression durch, die so schwer war, dass sie deswegen in die Klinik eingewiesen werden musste. Davon hat sie sich in der Zwischenzeit erholt und nimmt auch keine Psychopharmaka mehr ein. Sie kommt in die homöopathische Sprechstunde, weil sie seit einem Jahr an einer chronischen Gastritis leidet, die mit Omeprazol behandelt wird. Ihr Ziel ist, keine konventionellen Medikamente mehr einnehmen zu müssen. Als Nebenleiden erwähnt sie einen Schulter-Arm-Schmerz, der ebenfalls seit einem Jahr besteht, rezidivierende Kopfschmerzen, ein prämenstruelles Syndrom, eine Schlafstörung und die Neigung zu Infekten der oberen Atemwege.

Für die große Fallaufnahme bereitet sie sich mit den folgenden Fragebögen vor:

- Magen-Darm-Trakt → Chronische Gastritis
- Bewegungsapparat → Schulter-Arm-Schmerz
- Neurologie → Kopfschmerzen
- Gynäkologie → Prämenstruelles Syndrom
- Schlafstörungen → Schlafstörung
- Allgemein → Infektneigung, Nebenbeschwerden
- Umfeld → Familiäre und berufliche Einflüsse

### Anamneseprotokoll

Nachfolgend sind die von ihr zur großen Fallaufnahme mitgebrachten Symptome aufgeführt (▶ Tab. 2.38).

▶ **Tab. 2.38** Anamneseprotokoll Patientin K.D.

| Diagnose Beginn der Symptomatik | Häufigkeit der Beschwerden | Datum der Konsultationen (rechts) Charakteristische Symptome (unten) | 09.03.09 | 08.05.09 | 05.06.09 | 07.07.09 | 02.08.09 | 02.09.09 | 19.10.09 | 24.11.09 | 21.12.09 | 27.01.10 |
|---|---|---|---|---|---|---|---|---|---|---|---|---|
| | | Mittelwert Symptomenintensität (Skala 10–0) | 6,2 | 2,5 | 2,2 | 1,5 | 1,5 | 1,0 | 0,7 | 1,2 | 0,7 | 1,0 |
| | | Besserung (Skala 0–10) | 0 | 6 | 8 | 8,5 | 8,5 | 9,5 | 9,8 | 9,8 | 9,8 | 9,5 |
| Chronische Gastritis 2008 | immer | Abmagerung | 10 | 8 | 10 | 8 | 8 | 5 | 2 | 5 | 2 | 2 |
| | | Sodbrennen | | | | | | | | | | |
| | | Durst – P | | | | | | | | | | |
| | | Geschmack sauer | | | | | | | | | | |
| | | Geschmack überempfindlich | | | | | | | | | | |
| | | Karies | | | | | | | | | | |
| | | Blähungsschmerz | | | | | | | | | | |
| | | Verlangen freie Luft – P | | | | | | | | | | |
| | | [< Liegen – P]* | | | | | | | | | | |
| | | [< Sitzen – P]* | | | | | | | | | | |
| | | < Anstrengung körp. – P | | | | | | | | | | |
| | | < nach Essen – P | | | | | | | | | | |
| | | < Kleiderdruck | | | | | | | | | | |
| | | < Ärger | | | | | | | | | | |
| | | < Alkohol – P** | | | | | | | | | | |
| | | < Kaffee – P** | | | | | | | | | | |
| | | > Ruhe – P | | | | | | | | | | |
| | | > Stehen – P | | | | | | | | | | |
| | | [< Entblößen – P]* | | | | | | | | | | |
| | | > Blähungsabgang | | | | | | | | | | |
| | | > nach Stuhlgang – P | | | | | | | | | | |

## 2.2 Fallbeispiele

| Diagnose Beginn der Symptomatik | Häufigkeit der Beschwerden | Datum der Konsultationen (rechts) / Charakteristische Symptome (unten) / Mittelwert Symptomenintensität (Skala 10–0) / Besserung (Skala 0–10) | 09.03.09 | 08.05.09 | 05.06.09 | 07.07.09 | 02.08.09 | 02.09.09 | 19.10.09 | 24.11.09 | 21.12.09 | 27.01.10 |
|---|---|---|---|---|---|---|---|---|---|---|---|---|
| | | Mittelwert Symptomenintensität (Skala 10–0) | 6,2 | 2,5 | 2,2 | 1,5 | 1,5 | 1,0 | 0,7 | 1,2 | 0,7 | 1,0 |
| | | Besserung (Skala 0–10) | 0 | 6 | 8 | 8,5 | 8,5 | 9,5 | 9,8 | 9,8 | 9,8 | 9,5 |
| Schulter-Arm-Schmerz 2008 | immer | Muskeln klamm<br>< Anstrengung körp. – P<br>< Wetterwechsel<br>< Ermüdung<br>< Berührung – P<br>< Kleiderdruck<br>< Bewegen – P<br>< Drehen leidender Teile – P<br>< Liegen auf schmerzhafter Seite – P<br>> Wärme – P<br>[> Sitzen – P]* | 8 | 2 | 0 | 0 | 0 | 0 | 0 | 0 | 0 | 0 |
| Schlafstörung 2008 | immer | Erwachen zu früh<br>Einschlafen unmöglich nach Erwachen<br>< Schlafmangel<br>> Frische Luft – P<br>> Ruhe – P | 8 | 4 | 1 | 0 | 0 | 0 | 1 | 1 | 1 | 2 |
| Prämenstruelles Syndrom 2005 | 1-mal/Monat | Hitze-(Blut-)Wallung<br>Schweißgeruch übel riechend<br>Verlangen freie Luft – P<br>Harndrang<br>< Anstrengung körp. – P<br>< Bewegen – P<br>> Ruhe – P<br>[> Entblößen – P]*<br>[> Liegen – P]*<br>> Wärme – P | 3 | 0 | 1 | 0 | 0 | 0 | 0 | 0 | 0 | 0 |

▶ Tab. 2.38 (Forts.)

| Diagnose Beginn der Symptomatik | Häufigkeit der Beschwerden | Datum der Konsultationen (rechts) Charakteristische Symptome (unten) | 09.03.09 | 08.05.09 | 05.06.09 | 07.07.09 | 02.08.09 | 02.09.09 | 19.10.09 | 24.11.09 | 21.12.09 | 27.01.10 |
|---|---|---|---|---|---|---|---|---|---|---|---|---|
| | | Mittelwert Symptomenintensität (Skala 10–0) | 6,2 | 2,5 | 2,2 | 1,5 | 1,5 | 1,0 | 0,7 | 1,2 | 0,7 | 1,0 |
| | | Besserung (Skala 0–10) | 0 | 6 | 8 | 8,5 | 8,5 | 9,5 | 9,8 | 9,8 | 9,8 | 9,5 |
| Kopfschmerzen 1981 | 1-mal/ Monat | Schmerzen okzipital aufsteigend | 3 | 1 | 1 | 1 | 1 | 1 | 1 | 1 | 1 | 1 |
| | | Muskeln schlaff – P | | | | | | | | | | |
| | | Verlangen freie Luft – P | | | | | | | | | | |
| | | < Anstrengung körp. – P | | | | | | | | | | |
| | | < Nordwind u. Südwind | | | | | | | | | | |
| | | < Sehen angestrengt – P | | | | | | | | | | |
| | | < Licht (helles) – P | | | | | | | | | | |
| | | < Sonneneinstrahlung | | | | | | | | | | |
| | | < Lärm | | | | | | | | | | |
| | | < Kopfschütteln – P | | | | | | | | | | |
| | | < Bewegen – P | | | | | | | | | | |
| | | < vor/während Menses | | | | | | | | | | |
| | | < Husten | | | | | | | | | | |
| | | < Gemütsbewegung | | | | | | | | | | |
| | | > Ruhe – P | | | | | | | | | | |
| | | [> Liegen – P]* | | | | | | | | | | |
| | | [> Kaltwerden – P]* | | | | | | | | | | |
| | | > im Freien – P | | | | | | | | | | |
| | | > nach Schlaf – P | | | | | | | | | | |
| Rezidivierende Infekte seit Kindheit | | Halsschmerzen | 5 | 0 | 0 | 0 | 0 | 0 | 0 | 0 | 0 | 1 |
| | | < Schlucken – P | | | | | | | | | | |
| | | < Schwitzen (beim) – P | | | | | | | | | | |
| | | [< Kaltwerden – P]* | | | | | | | | | | |

*) […] widersprüchliche Symptome, nicht zur Repertorisation verwenden.
**) Nahrungsmittelunverträglichkeiten sind oft unzuverlässige Symptome, deshalb werden sie in der Regel nicht zur Repertorisation verwendet, auch wenn sie polar sind.

▶ Tab. 2.39 Repertorisation (Arzneimittel geordnet nach Vollständigkeit der Symptomenabdeckung).

| Arzneimittel | Bry. | Thuj. | Calc. | Sulph. | Croc. | Sep. | Rhus-t. | Nat-m. |
|---|---|---|---|---|---|---|---|---|
| Treffer | 20 | 20 | 19 | 18 | 18 | 18 | 18 | 18 |
| Polaritätsdifferenz | 33 | 7 | 13 | 23 | 38 | 7 | 4 | 23 |
| **Patientensymptome** | | | | | | | | |
| Durst | 4 | 1 | 4 | 4 | 2 | 2 | 3 | 3 |
| Verlangen freie Luft | 1 | 1 | 1 | 1 | 4 | 1 | 1 | 2 |
| < Anstrengung körp. | 4 | 1 | 3 | 4 | 2 | 2 | 4 | 3 |
| < nach Essen | 4 | 2 | 4 | 4 | 1 | 4 | 4 | 4 |
| > Ruhe | 4 | 1 | 2 | 1 | 3 | 1 | 1 | 3 |
| > Stehen | 2 | 1 | 2 | 0 | 2 | 0 | 1 | 2 |
| > nach Stuhlgang | 4 | 2 | 0 | 3 | 1 | 1 | 4 | 1 |
| < Berührung | 3 | 1 | 1 | 4 | 2 | 4 | 3 | 2 |
| < Bewegung | 4 | 1 | 2 | 2 | 3 | 1 | 1 | 3 |
| < Drehen leid. Teile | 3 | 2 | 4 | 2 | 2 | 3 | 3 | 3 |
| < Liegen auf schmerz. Seite | 1 | 3 | 2 | 1 | 1 | 2 | 2 | 1 |
| > Wärme | 2 | 1 | 1 | 3 | 0 | 2 | 4 | 1 |
| > nach Schlaf | 1 | 1 | 1 | 0 | 0 | 4 | 0 | 0 |
| > im Freien | 2 | 1 | 1 | 2 | 4 | 1 | 1 | 2 |
| Muskeln schlaff | 1 | 1 | 4 | 3 | 3 | 0 | 0 | 0 |
| < Sehen angestrengt | 1 | 1 | 4 | 2 | 4 | 3 | 1 | 4 |
| < Licht | 2 | 1 | 4 | 3 | 3 | 3 | 1 | 1 |
| < Kopfschütteln | 3 | 1 | 1 | 2 | 2 | 2 | 1 | 2 |
| < Schlucken | 4 | 3 | 2 | 4 | 3 | 3 | 3 | 1 |
| < beim Schwitzen | 4 | 2 | 2 | 4 | 1 | 4 | 4 | 1 |
| **Gegenpolsymptome** | | | | | | | | |
| Durstlosigkeit | 1 | 1 | 1 | 2 | 0 | 3KI | 2 | 0 |
| Abneigung freie Luft | 3KI | 2 | 4KI | 3KI | 0 | 3KI | 3KI | 1 |
| > Anstrengung körp. | 0 | 0 | 0 | 0 | 0 | 4KI | 0 | 1 |
| > nach Essen | 1 | 0 | 2 | 0 | 0 | 2 | 2 | 0 |
| < Ruhe | 1 | 2 | 1 | 1 | 0 | 3KI | 4KI | 1 |
| < Stehen | 2 | 2 | 1 | 3KI | 1 | 3KI | 3KI | 1 |
| < nach Stuhlgang | 1 | 1 | 3KI | 3 | 0 | 2 | 2 | 2 |
| > Berührung | 2 | 3KI | 4KI | 2 | 0 | 1 | 0 | 1 |
| > Bewegung | 1 | 2 | 1 | 1 | 0 | 3KI | 4KI | 1 |
| > Drehen leid. Teile | 0 | 3KI | 2 | 0 | 0 | 0 | 2 | 0 |
| > Liegen auf schmerz. Seite | 4KI | 0 | 3KI | 0 | 0 | 2 | 5KI | 0 |
| < Wärme | 1 | 2 | 1 | 2 | 2 | 1 | 1 | 2 |
| < nach Schlaf | 2 | 1 | 4KI | 5KI | 2 | 4 | 4KI | 4KI |
| < im Freien | 1 | 2 | 2 | 1 | 0 | 1 | 2 | 1 |
| Muskeln straff | 0 | 0 | 0 | 2 | 0 | 4KI | 2 | 2 |
| > Sehen angestrengt | 0 | 0 | 0 | 0 | 0 | 0 | 0 | 0 |
| > Licht | 0 | 0 | 2 | 0 | 0 | 0 | 0 | 0 |
| > Kopfschütteln | 0 | 0 | 0 | 0 | 0 | 0 | 0 | 0 |
| > Schlucken | 0 | 0 | 0 | 1 | 0 | 0 | 1 | 0 |
| > beim Schwitzen | 1 | 0 | 1 | 0 | 0 | 0 | 1 | 0 |

## Repertorisation

Zwei Arzneimittel (Bryonia und Thuja) decken alle Symptome ab, haben aber beide Kontraindikationen (▶ Tab. 2.39). Das höchstpolare Mittel ist Crocus sativus mit einer Polaritätsdifferenz von 38, bei dem die Symptome **> Wärme** und **> nach Schlaf** fehlen, das zweithöchste ist Colchicum autumnale, mit einer Polaritätsdifferenz von 33 und den fehlenden Symptomen **Verlangen nach freier Luft, < Drehen leidender Teile, < Liegen auf schmerzhafte Seite, Muskeln schlaff, < Sehen angestrengt und < beim Schwitzen**. Als drittes Arzneimittel käme Borax veneta mit einer Polaritätsdifferenz von 27 und den fehlenden Symptomen **< Liegen auf schmerzhafte Seite, > nach Schlaf, und < beim Schwitzen** infrage.

## Materia-medica-Vergleich für Crocus sativus [21]

**Kopf:** Schwere des Kopfes am Morgen, mit Drücken im Scheitel.

**Innerer Hals:** Halsweh, als wäre das Zäpfchen verlängert. Kratzig und rau im Hals.

**Appetit:** Widerlich säuerlich-süßlicher Geschmack. Steter Durst am Abend, mit flauem Gefühl im Bauch, nach dem Trinken.

**Magen:** Sodbrennen nach Genuss wohlschmeckender Speisen. Brennen im Magen.

**Abdomen:** Auftreibung des Magens und Bauches. Kolikartige Bauchschmerzen […].

**Obere Extremitäten:** Schmerz im Schultergelenk, beim Bewegen des Oberarmes, als sei der Arm locker und wolle sich ausrenken.

**Allgemeines:** Blutwallungen, auch durch den ganzen Körper. Besserung der Beschwerden im Freien. Verlangen nach dem Freien.

**Schlaf:** Nichts Entsprechendes.

## Materia-medica-Vergleich für Colchicum autumnale [21]

**Kopf:** Kopfschmerzen, > nach dem Abendessen, durch Wärme und ruhiges Liegen im Bett.

**Innerer Hals:** Halsweh, wie durch Schwellung am Eingang der Speiseröhre.

**Appetit:** Geschmacklosigkeit der Speisen. Großer Durst.

**Magen:** Heftiges Brennen im Epigastrium.

**Abdomen:** Starke Aufgetriebenheit und Anspannung des Bauches, auch bei leerem Bauch und < durch den Genuss von Speisen. Kolikartige Bauchschmerzen.

**Obere Extremitäten:** Stiche in der rechten Schulter. Rheumatische Schmerzen in Schlüsselbein, den Schultern, Armen, Rücken und Hals, verhindert das Bewegen des Kopfes.

**Allgemeines:** Nichts Entsprechendes.

## Materia-medica-Vergleich für Borax veneta [21]

**Kopf:** Drückender Kopfschmerz über den Augen, beim Gehen im Freien bald vergehend. […] < beim Bücken, […] Schreiben und Lesen.

**Innerer Hals:** Nichts Entsprechendes.

**Appetit:** Durst früh, er muss viel trinken.

**Magen:** Nichts Entsprechendes.

**Abdomen:** Blähungserzeugung und öfterer Abgang derselben.

**Obere Extremitäten:** Nichts Entsprechendes.

**Allgemeines:** Ruhelosigkeit und Blutwallungen, besonders nach Sprechen, mit Übelkeit.

## Mittelgabe und Verlauf

Der Materia-medica-Vergleich liefert mehr Argumente für Crocus als für Colchicum, obwohl die beiden Arzneimittel sehr ähnlich sind. Borax entfällt gänzlich. Die Patientin erhält nun eine Dosis **Crocus** C 200.

Ein paar Tage nach der Einnahme von Crocus treten grippale Symptome auf, mit 38,7° Fieber, Glieder- und Kopfschmerzen, einer Aphonie, Schluckschmerzen und Ohrdruck bds. Natürlich stellt sich jetzt die Frage, ob das eine Reaktion auf Crocus ist oder ein viraler Infekt. Da diese Symptome aktuell epidemisch vorkommen, ist eher das zweite anzunehmen, weshalb der Entschluss zugunsten einer Akutbehandlung gefällt wird.

Auf der Checkliste für grippale Erkrankungen unterstreicht die Patientin die folgenden von ihr beobachteten Symptome:

- \> im Freien – P
- \> Verlangen nach freier Luft – P
- \> Ruhe – P
- < beim Erwachen – P
- < beim Sprechen – P
- < beim Schlucken – P
- \> Nahrungsmittel, Kaltes – P
- Durst – P
- Traurigkeit – P
- \> Alleinsein – P
- Zerschlagenheitsschmerz
- Schnupfen brennend gelbgrünlich
- Verstopftheit der Ohren
- Husten mit Auswurf
- Auswurf gelb, Auswurf Geschmack süßlich

▶ **Tab. 2.40** Repertorisation 1. Folgemittel (Arzneimittel geordnet nach Höhe der Polaritätsdifferenz).

| Arzneimittel | Nat-m. | Bry. | Acon. | Anac. | Bar-c. | Croc. | Graph. | Mag-c. |
|---|---|---|---|---|---|---|---|---|
| Treffer | 9 | 9 | 9 | 8 | 8 | 7 | 8 | 8 |
| Polaritätsdifferenz | 21 | 18 | 17 | 15 | 15 | 15 | 13 | 13 |
| **Patientensymptome** | | | | | | | | |
| > Im Freien | 2 | 2 | 3 | 5 | 2 | 4 | 3 | 4 |
| > Verlangen freie Luft | 2 | 1 | 1 | 1 | 3 | 4 | 1 | 3 |
| > Ruhe | 3 | 4 | 1 | 2 | 2 | 3 | 3 | 1 |
| < beim Erwachen | 4 | 2 | 1 | 1 | 2 | 2 | 5 | 3 |
| < beim Sprechen | 4 | 3 | 1 | 4 | 1 | 1 | 3 | 2 |
| < beim Schlucken | 2 | 4 | 2 | 2 | 3 | 3 | 1 | 2 |
| > Nahrungsmittel, Kaltes | 2 | 4 | 1 | 3 | 3 | 0 | 0 | 1 |
| Durst | 3 | 4 | 4 | 2 | 2 | 2 | 1 | 1 |
| Traurigkeit | 4 | 2 | 4 | 0 | 0 | 0 | 3 | 0 |
| **Gegenpolsymptome** | | | | | | | | |
| < Im Freien | 1 | 1 | 0 | 3 | 1 | 0 | 1 | 1 |
| < Verlangen freie Luft | 1 | 3KI | 0 | 1 | 0 | 0 | 1 | 0 |
| < Ruhe | 1 | 1 | 1 | 1 | 1 | 0 | 0 | 1 |
| > beim Erwachen | 0 | 1 | 0 | 0 | 0 | 0 | 0 | 0 |
| > beim Sprechen | 0 | 0 | 0 | 0 | 0 | 0 | 0 | 0 |
| > beim Schlucken | 0 | 0 | 0 | 0 | 0 | 0 | 2 | 1 |
| < Nahrungsmittel, Kaltes | 1 | 1 | 0 | 0 | 1 | 0 | 3KI | 1 |
| Durstlosigkeit | 0 | 1 | 0 | 0 | 0 | 0 | 0 | 0 |
| Fröhlichkeit | 1 | 0 | 0 | 0 | 0 | 4KI | 0 | 0 |

## Repertorisation 1. Folgemittel

Fünfzehn Arzneimittel decken alle Symptome ab, aber nur 4 haben keine Kontraindikationen: Natrium muriaticum (PD 21), Aconitum (PD 17), Mezereum (PD 13) und Ammonium carbonicum (PD 8) (▶ Tab. 2.40). Die Patientin erhält eine Dosis **Natrium muriaticum** C 200 als erstes Mittel und eine Dosis **Aconitum** C 200 als Reserve, mit der Anweisung, diese nur einzunehmen, falls nach 2 Tagen keine Besserung von wenigstens 50 % eingetreten ist. – Fieber, Glieder- und Kopfschmerzen verschwinden innerhalb von wenigen Stunden. Wegen einem neu auftretenden Husten nimmt die Patientin eine Woche später trotzdem noch Aconitum ein, worauf auch dieser verschwindet. Jetzt wird das ursprünglich verabreichte Crocus C 200 nochmals wiederholt.

Fünf Wochen später übermittelt Frau D. eine deutliche Besserung von insgesamt 60 %, wobei v.a. die Nebensymptome gut reagiert haben, das Hauptsymptom Sodbrennen aber nur etwa 20 % besser ist. Die Patientin erhält jetzt **Crocus** M.

Nach weiteren 4 Wochen haben die Nebensymptome noch mehr abgenommen, das Sodbrennen ist aber wieder stärker, weil sie das Omeprazol abgesetzt hat. Die Gesamtbesserung beziffert sie trotzdem mit 80 %. – Aufgrund dieser guten Verlaufsbeurteilung durch sie selbst wird mit Crocus XM fortgefahren.

Nach weiteren 4 Wochen hat sich das Sodbrennen etwas beruhigt, d.h., es ist wieder ungefähr 20 % besser als vor der Behandlung; die Nebensymptome sind abgesehen von noch minimalen Kopfschmerzen verschwunden. Die Gesamtbesserung beziffert sie mit 85 %, was die Entscheidung, bei Crocus zu bleiben, deutlich erleichtert. Sie erhält jetzt Crocus LM. Vier Wochen später ist die Situation unverändert, aber die Patientin schwört auf Crocus, trotz leichter Skepsis ärztlicherseits. Wir fahren auf ihren Wunsch weiter mit Crocus CM.

Vier Wochen später hat auch das Sodbrennen deutlich abgenommen und ist jetzt 50 % besser. Die Gesamtbesserung liegt bei 95 %. – Wir wiederholen Crocus C 200.

Wieder einen Monat später ist das Sodbrennen nur noch leicht vorhanden. Die Besserung dieses Symptoms wird jetzt mit 80 % angegeben, die gesamte Besserung mit 98 %. – Im weiteren Verlauf unter Crocus M, XM, LM und CM kommt es in der Vorweihnachtszeit nochmals zu einer leichten Zunahme des Sodbrennens; danach nimmt dieses ohne Mittelwechsel weiter ab. Das Gesamtrating der Besserung liegt zwischen 95 % und 98 % (▶ Abb. 2.11).

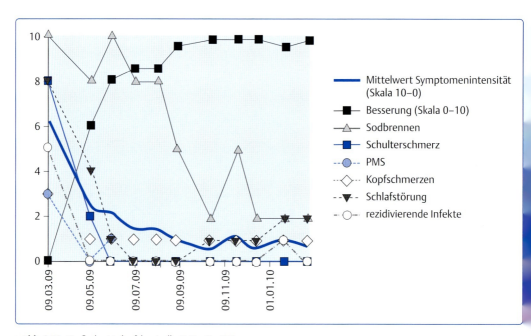

▶ **Abb. 2.11** Grafische Verlaufskontrolle Patientin K.D.

## Anmerkungen zum Fallbeispiel 13

- Die zögerliche Besserung des Hauptsymptoms Sodbrennen ist außergewöhnlich. Sie lässt sich nicht mit der Hering'schen Regel erklären, weil das Sodbrennen ja eines der jüngeren Symptome der Patientin war. Es hätte sich als erstes bessern sollen. Am ehesten kann der Verlauf durch den andauernden Stress begründet werden, dem die Patientin immer noch ausgesetzt war. Bei Erwachsenen ist dies eines der schwierigsten Therapiehindernisse überhaupt, weil Stress oft durch Umstände bedingt ist, die die Patienten nur beschränkt beeinflussen können.
- Für den Therapeuten ist ein solch hartnäckiges Hauptsymptom schwierig, weil er nie ganz sicher ist, ob sein Arzneimittel wirklich das beste ist. In diesem Falle erleichterte die Überzeugung der Patientin, dass Crocus das absolut richtige Mittel für sie sei, das Ausharren erheblich.

## 2.2.12 Fallbeispiel 14: Rheumatoide Arthritis: im Strudel schulmedizinischer Nebenwirkungen

### Frau T.T., 33 Jahre: Auch kleine Arzneimittel leisten Großes

Frau T. ist eine Mutter aus Mazedonien, die seit einigen Jahren mit ihren Kindern in die Praxis kommt. Anlässlich einer solchen Konsultation erkundigt sie sich, ob sie nicht für ihre eigenen Beschwerden eine homöopathische Behandlung beginnen könne. Seit 4 Jahren leidet sie an einer Gastritis mit heftigen Nüchternschmerzen. Wegen des Verdachts auf ein Ulcus ventriculi wurde bereits 2-mal eine Gastroskopie in der nahen Universitätsklinik durchgeführt und nachfolgend eine Behandlungsphase mit einem Protonenpumpenhemmer (PPI) eingeleitet, welcher die Magenbeschwerden jeweils beseitigte. Gleichzeitig nahmen die vorbestehenden halbseitigen Kopfschmerzen (Migräne) deutlich an Intensität und Häufigkeit zu, gingen aber nach dem Absetzen des PPIs wieder auf ihr altes Niveau zurück (bekannte Nebenwirkung). Nachdem vor 18 Monaten zusätzlich Gelenkschmerzen an beiden Knien, Sprunggelenken und am rechten Ellbogengelenk auftraten, stellte der Hausarzt die Diagnose einer rheumatoiden Arthritis. Ein nicht-steroidales Antirheumatikum wurde verordnet, was wiederum zu einer Exazerbation der gastritischen Beschwerden führte. Die erneut eingesetzte PPI-Therapie hatte, wie nicht anders zu erwarten, eine Verschlechterung der Kopfschmerzen zur Folge. – Verständlicherweise versuchte die Patientin, diesem Circulus vitiosus mithilfe einer homöopathischen Behandlung zu entgehen. Als Nebenbeschwerde erwähnt sie, dass sie häufig an Schnupfen und Husten leide.

Frau T. ist eine leicht untersetzte, hypotone und etwas übergewichtige Patientin mit einem blassen Hautkolorit, wie es bei balkanstämmigen Menschen nicht selten vorkommt. Im Status findet sich eine leichte Schwellung und Überwärmung der betroffenen Gelenke. Im Übrigen ergeben sich keine pathologischen Befunde. Trotz leichter Bedenken, ob ihre Deutschkenntnisse wohl eine komplexe Fallaufnahme erlauben würden, entschließen wir uns für den Versuch. Für die große Fallaufnahme bereitet sich Frau T. mit den folgenden Fragebögen vor:

- Bewegungsapparat → Rheumatoide Arthritis
- Magen-Darm-Trakt → Chronische Gastritis
- Neurologie → Migräne
- Allgemein → Infektneigung und andere Nebenbeschwerden
- Umfeld → Familiäre und berufliche Einflüsse

### Anamneseprotokoll

Nachfolgend sind die von ihr zur Fallaufnahme mitgebrachten Symptome aufgeführt (▶ Tab. 2.41).

▶ Tab. 2.41 Anamneseprotokoll Patientin T.T.

| Diagnose Beginn der Symptomatik | Häufigkeit der Beschwerden | Datum der Konsultationen (rechts) Charakteristische Symptome (unten) | 27.04.09 | 27.05.09 | 26.06.09 | 07.08.09 | 07.09.09 | 12.10.09 | 10.11.09 | 21.12.09 | 22.01.10 |
|---|---|---|---|---|---|---|---|---|---|---|---|
| | | Mittelwert Symptomenintensität (Skala 10–0) | 6,3 | 5,0 | 2,7 | 1,7 | 1,3 | 0 | 0 | 0 | 0 |
| | | Besserung (Skala 0–10) | 0 | 5 | 7 | 7 | 8 | 10 | 10 | 10 | 10 |
| Rheumatoide Arthritis 2008 | täglich | Stechen in Gelenken Knochenschmerzen < Wetterwechsel < Ermüdung < Bewegung beginnend [< nach Erwachen – P]* < n. Aufstehen aus dem Bett – P [< Kälte/> Wärme – P]** > Liegen [auf der Seite – P]*** > Reiben – P [> Ruhe – P]**** | 8 | 7 | 3 | 3 | 2 | 0 | 0 | 0 | 0 |
| Gastritis 2005 | 3-mal/ Woche | Brennen innerer Teile < Nüchtern – P < Nahrungsmittel, Warmes – P < Sitzen – P < Stehen – P > Liegen [auf der Seite – P]*** > Warmeinhüllen – P > im Freien – P***** | 6 | 5 | 4 | 1 | 1 | 0 | 0 | 0 | 0 |
| Kopfschmerzen 2004 | 1–2-mal/ Woche | Hämmern bi-temporal < Gemütsbewegung (< Stress) < Licht – P < Stehen – P < Sitzen – P < im Zimmer – P***** < bei Ermüdung < Abends > Bewegung – P > Liegen [a.S. – P]*** [> Kälte – P]** > Druck – P | 5 | 3 | 1 | 1 | 1 | 0 | 0 | 0 | 0 |

Bereinigung der Symptome anlässlich der Repertorisierung:
*) bedeutet: < nach Aufstehen aus dem Bett.
**) widersprüchliche Symptome, diese weglassen.
***) das ursprünglich angegebene Symptom > Liegen wird präzisiert: > Liegen auf der Seite
****) > Ruhe bedeutet: > durch Liegen (auf der Seite)
*****) > im Freien/< im Zimmer sind Rubriken mit identischen Arzneimittelzuordnungen.
Die Verwendung beider Symptome führt zwar nicht zu einem falschen Arzneimittel, aber zu einer künstlichen Überhöhung der Polaritätsdifferenz. Für die Repertorisation wird deshalb nur eines der beiden Symptome verwendet. Dasselbe gilt z. B. für die Symptome < Wärme/>Kälte und < Einhüllen/> Entblößen.

▶ **Tab. 2.42** Repertorisation (Arzneimittel geordnet nach Vollständigkeit der Symptomenabdeckung).

| Arzneimittel | Rhus-t. | Phos. | Mag-m. | Bry. | Puls. | Nat-c. | Sep. | Nux-v. |
|---|---|---|---|---|---|---|---|---|
| **Treffer** | 12 | 12 | 12 | 12 | 11 | 11 | 11 | 11 |
| **Polaritätsdifferenz** | 16 | 3 | 19 | 0 | 8 | 13 | 10 | -6 |
| **Patientensymptome** | | | | | | | | |
| < nach Aufstehen a.d. Bett | 4 | 3 | 2 | 2 | 3 | 1 | 2 | 3 |
| > Liegen auf Seite | 2 | 3 | 1 | 2 | 1 | 1 | 2 | 4 |
| > Reiben | 2 | 4 | 2 | 2 | 0 | 4 | 0 | 1 |
| < Nüchtern | 2 | 1 | 1 | 1 | 1 | 1 | 3 | 2 |
| < Nahrungsmittel, Warmes | 1 | 4 | 1 | 4 | 4 | 0 | 2 | 1 |
| < Sitzen | 4 | 1 | 3 | 1 | 4 | 3 | 4 | 1 |
| < Stehen | 3 | 1 | 2 | 2 | 3 | 2 | 3 | 1 |
| > Warmeinhüllen | 4 | 1 | 2 | 1 | 1 | 2 | 2 | 3 |
| > im Freien | 1 | 3 | 3 | 2 | 4 | 1 | 1 | 1 |
| < Licht | 1 | 4 | 2 | 2 | 3 | 3 | 3 | 3 |
| > Bewegung während | 4 | 1 | 3 | 1 | 4 | 4 | 3 | 0 |
| > Druck äußerer | 3 | 1 | 4 | 2 | 1 | 4 | 1 | 2 |
| **Gegenpolsymptome** | | | | | | | | |
| > nach Aufstehen a.d. Bett | 3 | 3 | 1 | 1 | 4(KI) | 2 | 4KI | 3 |
| < Liegen auf Seite | 0 | 4(KI) | 1 | 4KI | 5KI | 2 | 1 | 2 |
| < Reiben | 0 | 1 | 0 | 0 | 4KI | 1 | 3KI | 0 |
| > Nüchtern | 1 | 2 | 0 | 3KI | 1 | 2 | 1 | 2 |
| > Nahrungsmittel, Warmes | 4KI | 0 | 1 | 1 | 1 | 1 | 1 | 4KI |
| > Sitzen | 1 | 2 | 1 | 4KI | 1 | 1 | 0 | 4KI |
| > Stehen | 1 | 4KI | 0 | 2 | 0 | 0 | 0 | 3KI |
| < Warmeinhüllen | 1 | 2 | 0 | 1 | 2 | 0 | 1 | 1 |
| < im Freien | 2 | 1 | 1 | 1 | 1 | 2 | 1 | 4KI |
| > Licht | 0 | 0 | 0 | 0 | 0 | 0 | 0 | 0 |
| < Bewegung während | 1 | 3KI | 1 | 4KI | 1 | 1 | 1 | 4KI |
| < Druck äußerer | 1 | 2 | 1 | 1 | 1 | 1 | 3KI | 1 |

### Repertorisation

Vier Arzneimittel decken alle Symptome ab, aber alle außer Magnesium muriaticum haben Kontraindikationen (▶ Tab. 2.42). Natrium carbonicum wäre zweite Wahl, wobei aber das Symptom **< Nahrungsmittel, Warmes** nicht abgedeckt ist.

### Materia-medica-Vergleich für Magnesium muriaticum [21]

**Kopf:** Greifen und Toben in den Schläfen, abends nach dem Niederlegen […]; durch Zusammendrücken des Kopfes gebessert.

**Magen:** Geschwürschmerz im Magen, durch keine Lage zu erleichtern. Hitze im Magen. Brennen in der Magengrube, das sich zum Hals ausbreitet.

**Untere Extremitäten:** Reißen und Druckschmerz in den Knien.

**Allgemeines:** Die meisten Beschwerden entstehen im Sitzen und nachts; sie werden gewöhnlich durch Bewegung besser.

### Materia-medica-Vergleich für Natrium carbonicum [21]

**Kopf:** Klopfendes Kopfweh im Wirbel (Scheitel), jeden Morgen.

**Magen:** Schmerzhaftes Aufstoßen. Kratziges Sodbrennen nach fetten Speisen. Unangenehmes Nüchternheitsgefühl im Magen. Magendrücken, vorzüglich nach dem Essen.

**Untere Extremitäten:** Die Kniekehle schmerzt bei Bewegung. Drückend klammartiges (krampfartiges) Ziehen in den Unterschenkeln.

**Allgemeines:** Klammartiges (krampfartiges) Reißen, besonders in Armen und Beinen. Die meisten Beschwerden entstehen im Sitzen und vergehen durch Bewegung, Drücken oder Reiben.

## Mittelgabe und Verlauf

Aufgrund der Polaritätsdifferenz und der vollständigen Symptomabdeckung fällt die Wahl auf Magnesium muriaticum, bei dem auch der Materia-medica-Vergleich etwas besser passt als bei Natrium carbonicum. Die Patientin erhält eine Dosis **Magnesium muriaticum** C 200.

Einen Monat später berichtet sie, dass ihre Gelenkschmerzen zunächst etwas zugenommen hätten, jetzt aber besser seien, ebenso das Magenbrennen. Am meisten hätten sich die Kopfschmerzen gebessert. Die konventionell-medizinische Behandlung mit NSAR und PPI hat sie von sich aus abgesetzt. Schnupfen und Husten sind nie aufgetreten. Die gesamte Besserung beziffert sie mit 50 %, was wahrscheinlich, wenn man die einzelnen Leiden individuell beurteilt, eher etwas hoch gegriffen ist und nur unter dem Aspekt der gestoppten Schultherapie so entgegen genommen werden kann. Sie erhält jetzt eine Dosis Magnesium muriaticum M.

Wiederum einen Monat später ist die Besserung weiter fortgeschritten, wobei dieses Mal Gelenk- und Kopfschmerzen viel besser sind; das Magenbrennen hat aber nur um ein Drittel an Intensität eingebüßt. Die Gesamtbesserung liegt bei 70 %. Trotzdem jammert die Patientin wegen den Magenschmerzen derart, dass trotz der deutlichen Besserung etwas widerstrebend der Entschluss gefällt wird, ein Folgemittel zu suchen. Die Patientin unterstreicht im Anamneseprotokoll die noch vorhandenen Symptome:

### Rheumatoide Arthritis
- Stechen in Gelenken
- < Kälte – P
- < nach Aufstehen aus dem Bett – P
- \> Bewegung – P
- \> Reiben/Massieren – P

### Gastritis
- Brennen innerer Teile
- < Nüchtern, vor Frühstück – P
- < Sitzen – P
- < Stehen – P
- < Nahrungsmittel, Warmes – P

### Migräne
- Pochen, Klopfen innerer Teile
- < im Zimmer – P
- < Licht – P
- \> Druck äußerer – P

Auffallend ist, dass eigentlich fast alle polaren Modalitäten der ersten Fallaufnahme noch vorhanden sind. **Weggefallen** sind die Symptome:
- Knochenschmerzen
- < durch Wetterwechsel
- < durch Ermüdung
- \> Warmeinhüllen – P
- \> Liegen auf der Seite – P
- < Gemütsbewegung

Neue Symptome sind nicht aufgetreten. Ob die Patientin wohl alles richtig verstanden hat?

▶ **Tab. 2.43** Repertorisation 1. Folgemittel (Arzneimittel geordnet nach Vollständigkeit der Symptomenabdeckung).

| Arzneimittel | Rhus-t. | Phos. | Calc. | Mag-m. | Sulph. | Bry. | Caust. | Laur. |
|---|---|---|---|---|---|---|---|---|
| **Treffer** | 14 | 14 | 14 | 14 | 14 | 14 | 14 | 14 |
| **Polaritätsdifferenz** | 16 | 7 | 4 | 21 | 6 | 4 | 7 | 9 |
| **Patientensymptome** | | | | | | | | |
| < Kälte | 4 | 2 | 1 | 2 | 1 | 2 | 4 | 1 |
| < n. Aufstehen a.d. Bett | 4 | 3 | 3 | 2 | 3 | 2 | 1 | 1 |
| > Bewegung | 4 | 1 | 1 | 3 | 1 | 1 | 1 | 1 |
| > Reiben/Massieren | 2 | 4 | 4 | 2 | 3 | 2 | 1 | 2 |
| < Nüchtern v. Frühstück | 2 | 1 | 4 | 1 | 2 | 1 | 1 | 2 |
| < Sitzen | 4 | 1 | 2 | 3 | 1 | 1 | 3 | 2 |
| < Stehen | 3 | 1 | 1 | 2 | 3 | 2 | 2 | 1 |
| < Nahrungsmittel, Warmes | 1 | 4 | 2 | 1 | 1 | 4 | 2 | 2 |
| < Im Zimmer | 3 | 4 | 1 | 5 | 2 | 3 | 2 | 2 |
| < Licht | 1 | 4 | 4 | 2 | 3 | 2 | 2 | 2 |
| > Druck äußerer | 3 | 1 | 1 | 4 | 2 | 2 | 3 | 1 |
| Stechen in Gelenken | 4 | 3 | 4 | 3 | 3 | 3 | 3 | 2 |
| Brennen innerer Teile | 3 | 4 | 3 | 2 | 4 | 4 | 3 | 3 |
| Pochen, Klopfen inn. Teile | 3 | 4 | 4 | 2 | 3 | 3 | 2 | 3 |
| **Gegenpolsymptome** | | | | | | | | |
| > Kälte | 1 | 1 | 1 | 0 | 2 | 1 | 1 | 1 |
| > n. Aufstehen a.d. Bett | 3 | 3 | 2 | 1 | 3 | 1 | 1 | 2 |
| < Bewegung | 1 | 3KI | 2 | 1 | 2 | 4KI | 3KI | 1 |
| < Reiben/Massieren | 0 | 1 | 2 | 0 | 1 | 0 | 3KI | 0 |
| > Nüchtern v. Frühstück | 1 | 2 | 1 | 0 | 2 | 3KI | 3KI | 1 |
| > Sitzen | 1 | 2 | 2 | 1 | 1 | 4KI | 1 | 1 |
| > Stehen | 1 | 4KI | 2 | 0 | 0 | 2 | 0 | 0 |
| > Nahrungsmittel, Warmes | 4KI | 0 | 1 | 1 | 3KI | 1 | 1 | 0 |
| > Im Zimmer | 2 | 1 | 2 | 1 | 1 | 1 | 1 | 1 |
| > Licht | 0 | 0 | 2 | 0 | 0 | 0 | 0 | 0 |
| < Druck äußerer | 1 | 2 | 3KI | 1 | 1 | 1 | 1 | 1 |

## Repertorisation 1. Folgemittel

Zwölf Arzneimittel decken alle Symptome ab. Nur 2 haben aber keine Kontraindikationen, Magnesium muriaticum und Laurocerasus (▶ **Tab. 2.43**). Weitere Mittel wären wiederum Natrium carbonicum (PD 13) und Ignatia amara (PD 10), bei denen aber das Symptom **< Nahrungsmittel, Warmes** fehlt.

## Materia-medica-Vergleich für Laurocerasus [21]

**Kopf:** Drückender Kopfschmerz in der linken Schläfe, auch besonders nachmittags oder beim Eintritt ins Zimmer.

**Magen:** Schwächegefühl im Magen; unbehagliche Nüchternheitsempfindung. Brennen in Magen und Bauch. Entzündung des Magens.

**Untere Extremitäten:** Reißen und Stechen in den Knien.

**Allgemeines:** Im Freien scheint das Empfinden besser.

## Materia-medica-Vergleich für Natrium carbonicum [21]

▶ S. 110

## Materia-medica-Vergleich für Ignatia amara [21]

**Kopf:** Kopfschmerzen sind < durch Geräusche, Lesen, Schreiben, Sonnenlicht […] und > beim Liegen auf der schmerzhaften Seite.

**Magen:** Brennen im Magen, besonders nach Branntwein.

**Untere Extremitäten:** Steifigkeit der Knie und Füße.

**Allgemeines:** Rheumatisches Reißen in den Gliedern. Die Beschwerden erscheinen […] nach dem Essen sowie abends nach dem Hinlegen, oder früh nach dem Aufstehen.

## Mittelgabe und Verlauf

Aufgrund des Materia-medica-Vergleichs ist Ignatia eher nicht das richtige Arzneimittel. Da Laurocerasus alle Symptome abdeckt, fällt die Entscheidung, Frau T. eine Dosis **Laurocerasus** C 200 zu verabreichen.

Vier Wochen später haben die Bauchschmerzen massiv abgenommen, aber Migräne und Gelenkschmerzen sind gleich. Trotzdem meint Frau T., die Gesamtbesserung sei eher etwas geringer als das letzte Mal, nämlich bei 65 %. – Da die Verlaufsgrafik dem widerspricht, wird Laurocerasus in der Potenz M wiederholt (▶ **Abb. 2.12**). Nach einem weiteren Monat sind Magenschmerzen und Migräne etwa gleich, aber die Gelenkbeschwerden haben weiter abgenommen. Die Gesamtbesserung ist auf 80 % angestiegen, und es folgt eine Dosis Laurocerasus XM.

Damit verschwinden nun alle Symptome vollständig. Bei der nächsten Kontrolle strahlt die Patientin: „… Ich habe nichts [mehr]!" Dieser erfreuliche Zustand bleibt auch über die weiteren Kontrollen erhalten.

Beobachtungszeit: 1 Jahr.

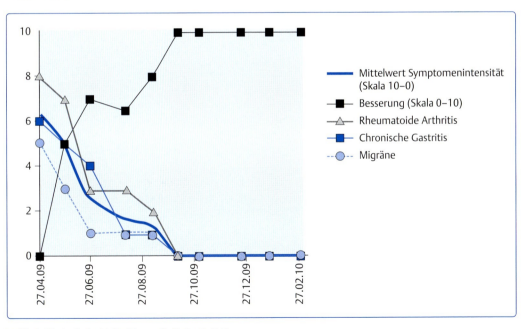

▶ **Abb. 2.12** Grafische Verlaufskontrolle Patientin T.T.

## Anmerkungen zum Fallbeispiel 14

- Die Hauptschwierigkeit bei dieser Patientin lag in der sprachlichen Verständigung. Bereits bei der Entscheidung, eine homöopathische Fallaufnahme zu versuchen, war dieser Punkt mit einigen Zweifeln behaftet. In Anbetracht der Tatsache, dass ihr Ehemann aber gut Deutsch spricht, wurde der Einstieg in das Abenteuer beschlossen. Bei den Besprechungen der Mittelwirkungen dürften die Diskrepanzen zwischen dem mathematischen Mittelwert der Symptomenintensität und der subjektiv empfundenen Besserung ebenfalls auf dieses Problem zurückzuführen sein. Dass bei Frau T. beide Male eher „kleine" Mittel aus der Repertorisierung resultierten, war überraschend. Aus der eindrücklichen Mittelwirkung kann auch auf eine gute Symptomenbeobachtung der Patientin geschlossen werden.
- Eindrücklich ist auch die Negativspirale, in die die Patientin mit der vorausgegangenen Schultherapie geriet. Diese Kasuistik wird damit zu einem Paradebeispiel für die Vorzüge einer homöopathischen Therapie.

## 2.2.13 Fallbeispiel 15: Hepatitis C

### Frau B.L., 51 Jahre: Die Bedeutung einer Unterscheidung zwischen den Eigenheiten des Patienten und seinen Symptomen

Frau L. kommt als Mutter zweier jetzt erwachsener Kinder seit 20 Jahren in unsere Praxis. Da ihr Sohn seit früher Kindheit wegen einem inoperablen, sich einigermaßen ruhig verhaltenden Hirnstammtumor behindert ist, sehen wir sie immer noch in größeren Abständen. Anlässlich einer solchen Kontrolle fragt sie, ob die Homöopathie etwas gegen eine Hepatitis C ausrichten könne. Sie leidet seit 13 Jahren an dieser Krankheit. Da die Viruskonzentration im Blut trotz Interferon-Behandlung zugenommen habe, musste man dieses Medikament wieder absetzen. Symptome der Hepatitis sind vor allem ein quälender Juckreiz am ganzen Körper und ein Völlegefühl im Oberbauch. Als weitere Leiden bestehen seit der Interferon-Behandlung ein chronischer Husten mit Atemnot bei Anstrengung und eine Durchschlafstörung. Zweimal pro Monat wird sie geplagt durch Rachenentzündungen. Seit vielen Jahren bestehen Nackenschmerzen, Muskelkrämpfe in den Fingern und ein hartnäckiger Fluor vaginalis. Ungefähr zusammenfallend mit der Diagnosestellung des Hirntumors bei ihrem Sohn ist auch eine Hypertonie bei ihr bekannt, gegen die sie ein Antihypertensivum einnehmen muss. Erwähnenswert ist noch eine Cholezystektomie wegen Gallensteinen vor 14 Jahren.

Die Familienverhältnisse der Patientin sind harmonisch und stabil. Sie wohnt in einem Zweifamilienhaus mit ihrem Ehemann und Sohn zusammen, dessen Betreuung sie immer noch sehr beansprucht. Ihre ältere Tochter (24 J.) hat sich seit Längerem selbstständig gemacht. Auch mit der im gleichen Haus in separater Wohnung lebenden Schwiegermutter besteht ein gutes Verhältnis.

Für die große Fallaufnahme bereitet Frau B. sich mit den folgenden Fragebögen vor:

- Magen-Darm-Trakt → Hepatitis C
- HNO und Atemwege → Chronischer Husten
- Schlafstörungen → Durchschlafstörung
- Bewegungsapparat → Nackenschmerzen, Muskelkrämpfe
- Gynäkologie → Fluor vaginalis
- Allgemein → Nebenbeschwerden
- Umfeld → Familiäre und berufliche Einflüsse

### Anamneseprotokoll

Nachfolgend ist das äußerst umfangreiche Anamneseprotokoll der Patientin aufgeführt (▶ Tab. 2.44).

▲ Tab. 2.44 Anamneseprotokoll Patientin B.L.

| Diagnose Beginn der Symptomatik | Häufigkeit der Beschwerden | Datum der Konsultationen (rechts) Charakteristische Symptome (unten) | 30.07.08 | 26.08.08 | 19.09.08 | 28.10.08 | 25.11.08 | 23.12.08 | 28.01.09 | 13.02.09 | 13.03.09 | 27.04.09 | 25.05.09 | 10.08.09 |
|---|---|---|---|---|---|---|---|---|---|---|---|---|---|---|
| | | Mittelwert Symptomenintensität (Skala 10–0) | 7,0 | 6,0 | 4,0 | 1,0 | 1,0 | 0,7 | 0,7 | 0,4 | 0,2 | 0,2 | 0,2 | 0,2 |
| | | Besserung (Skala 0–10) | 0 | 3 | 6 | 8 | 9 | 9 | 9 | 9,4 | 9,5 | 9,5 | 9,5 | 9,8 |
| **Hepatitis C** 1996 | immer | Juckreiz | 7 | 6 | 4 | 2 | 1 | 1 | 1 | 1 | 0 | 1 | 1 | 0 |
| | | schlechte Wundheilung | | | | | | | | | | | | |
| | | Völlegefühl | | | | | | | | | | | | |
| | | Hämorrhoiden | | | | | | | | | | | | |
| | | Durstlosigkeit (immer)* – P | | | | | | | | | | | | |
| | | Hunger (immer)* – P | | | | | | | | | | | | |
| | | Verlangen freie Luft – P | | | | | | | | | | | | |
| | | Verlangen Süßes** – P | | | | | | | | | | | | |
| | | < Magenverderben | | | | | | | | | | | | |
| | | < nach Essen*** – P | | | | | | | | | | | | |
| | | < Nahrungsmittel Fett/Süßes | | | | | | | | | | | | |
| | | < blähende Speisen | | | | | | | | | | | | |
| | | < Nahrungsmittel, Kaltes – P | | | | | | | | | | | | |
| | | < im Zimmer**** – P | | | | | | | | | | | | |
| | | [< nach Erwachen]***** – P | | | | | | | | | | | | |
| | | < Liegen auf dem Rücken – P | | | | | | | | | | | | |
| | | < Kleiderdruck | | | | | | | | | | | | |
| | | < Kratzen – P | | | | | | | | | | | | |
| | | > Blähungsabgang | | | | | | | | | | | | |
| | | > Reiben – P | | | | | | | | | | | | |
| | | > Liegen auf der Seite – P | | | | | | | | | | | | |

▲ Tab. 2.44 (Forts.)

| Diagnose Beginn der Symptomatik | Häufigkeit der Beschwerden | Datum der Konsultationen (rechts) Charakteristische Symptome (unten) | 30.07.08 | 26.08.08 | 19.09.08 | 28.10.08 | 25.11.08 | 23.12.08 | 28.01.09 | 13.02.09 | 13.03.09 | 27.04.09 | 25.05.09 | 10.08.09 |
|---|---|---|---|---|---|---|---|---|---|---|---|---|---|---|
| | | Mittelwert Symptomenintensität (Skala 10–0) | 7,0 | 6,0 | 4,0 | 1,0 | 1,0 | 0,7 | 0,7 | 0,4 | 0,2 | 0,2 | 0,2 | 0,2 |
| | | Besserung (Skala 0–10) | 0 | 3 | 6 | 8 | 9 | 9 | 9 | 9,4 | 9,5 | 9,5 | 9,5 | 9,8 |
| **Schlafstörung** seit 6 Monaten | täglich | Erwachen zu früh | 9 | 9 | 5 | 3 | 3 | 0 | 0 | 0 | 0 | 0 | 0 | 0 |
| | | Einschlafen unmöglich n. Erw. | | | | | | | | | | | | |
| | | Schlaf unruhig | | | | | | | | | | | | |
| | | Träume verworren | | | | | | | | | | | | |
| | | Schläfrigkeit tags | | | | | | | | | | | | |
| | | Gereiztheit – P | | | | | | | | | | | | |
| | | < Anstrengung geistig – P | | | | | | | | | | | | |
| | | < Anstrengung körp. – P | | | | | | | | | | | | |
| | | [< Wärme]***** – P | | | | | | | | | | | | |
| | | < Essen viel*** – P | | | | | | | | | | | | |
| | | < Nahrungsmittel, Kaltes – P | | | | | | | | | | | | |
| | | [< während Schlaf]***** – P | | | | | | | | | | | | |
| | | < Schlafmangel | | | | | | | | | | | | |
| | | < Voll-/Neumond | | | | | | | | | | | | |
| | | < Gemütsbewegung | | | | | | | | | | | | |
| | | < Kummer | | | | | | | | | | | | |
| | | < Angst | | | | | | | | | | | | |
| | | < Ärger | | | | | | | | | | | | |
| | | > im Freien**** – P | | | | | | | | | | | | |
| **Schluckstörung** 2006 | 2-mal/Monat | Zusammenschnüren im Hals | 7 | 4 | 3 | 3 | 3 | 3 | 3 | 2 | 1 | 0 | 0 | 0 |
| | | < Schlucken Speisen | | | | | | | | | | | | |
| | | < Nahrungsmittel, Kaltes – P | | | | | | | | | | | | |
| | | > Stehen – P | | | | | | | | | | | | |
| | | [> Bewegung]***** – P | | | | | | | | | | | | |

▸ Tab. 2.44 (Forts.)

| Diagnose Beginn der Symptomatik | Häufigkeit der Beschwerden | Datum der Konsultationen (rechts) Charakteristische Symptome (unten) | 30.07.08 | 26.08.08 | 19.09.08 | 28.10.08 | 25.11.08 | 23.12.08 | 28.01.09 | 13.02.09 | 13.03.09 | 27.04.09 | 25.05.09 | 10.08.09 |
|---|---|---|---|---|---|---|---|---|---|---|---|---|---|---|
| | | Mittelwert Symptomenintensität (Skala 10–0) | 7,0 | 6,0 | 4,0 | 1,0 | 1,0 | 0,7 | 0,7 | 0,4 | 0,2 | 0,2 | 0,2 | 0,2 |
| | | Besserung (Skala 0–10) | 0 | 3 | 6 | 8 | 9 | 9 | 9 | 9,4 | 9,5 | 9,5 | 9,5 | 9,8 |
| **Husten** seit 6 Monaten | immer | Husten mit Auswurf | 8 | 6 | 2 | 0 | 0 | 0 | 0 | 0 | 0 | 0 | 0 | 0 |
| | | Atemversetzung | | | | | | | | | | | | |
| | | Atmen ängstlich | | | | | | | | | | | | |
| | | Stockschnupfen | | | | | | | | | | | | |
| | | < Wetter trocken – P | | | | | | | | | | | | |
| | | < im Zimmer**** – P | | | | | | | | | | | | |
| | | < Stockschnupfen | | | | | | | | | | | | |
| | | [< Bewegung]****** – P | | | | | | | | | | | | |
| | | < Anstrengung körp. – P | | | | | | | | | | | | |
| | | < v. Einschlafen – P | | | | | | | | | | | | |
| | | [< Liegen]***** – P | | | | | | | | | | | | |
| | | > Sitzen – P | | | | | | | | | | | | |
| | | > Stehen – P | | | | | | | | | | | | |
| | | [> nach Erwachen]****** – P | | | | | | | | | | | | |

## 2.2 Fallbeispiele

▶ **Tab. 2.44** (Forts.)

| Diagnose / Beginn der Symptomatik | Häufigkeit der Beschwerden | Datum der Konsultationen (rechts) / Charakteristische Symptome (unten) | 30.07.08 | 26.08.08 | 19.09.08 | 28.10.08 | 25.11.08 | 23.12.08 | 28.01.09 | 13.02.09 | 13.03.09 | 27.04.09 | 25.05.09 | 10.08.09 |
|---|---|---|---|---|---|---|---|---|---|---|---|---|---|---|
| | | Mittelwert Symptomen-intensität (Skala 10–0) | 7,0 | 6,0 | 4,0 | 1,0 | 1,0 | 0,7 | 0,7 | 0,4 | 0,2 | 0,2 | 0,2 | 0,2 |
| | | Besserung (Skala 0–10) | 0 | 3 | 6 | 8 | 9 | 9 | 9 | 9,4 | 9,5 | 9,5 | 9,5 | 9,8 |
| Nackenschmerzen, Fingerkrämpfe seit 20 Jahren | 1-mal/Monat | Muskeln straff – P < Anstrengung körp. – P < Sitzen krumm – P < Zugluft < Nasswerden < Bewegung Arme/Kopf < Aufstützen der Gliedmaßen – P > Bewegung leidender Teile – P > Ruhe – P [> Liegen]***** – P [> Wärme]***** – P > Reiben – P [> während Schlaf]***** – P | 5 | 5 | 4 | 0 | 0 | 0 | 0 | 0 | 0 | 0 | 0 | 0 |
| Fluor vaginalis seit Pubertät | immer | Fluor weiß-gelb | 7 | 4 | 3 | 0 | 0 | 0 | 0 | 0 | 0 | 0 | 0 | 0 |

*) Präzisierung der Patientin bei Rückfrage: Hunger und Durstlosigkeit sind immer vorhanden, nicht nur wenn es ihr schlecht geht. D. h., es handelt sich dabei um Eigenheiten des Menschen, nicht um aktuelle Symptome der Erkrankung; deshalb dürfen sie nicht in der Repertorisation verwendet werden.
**) Verlangen und Abneigungen gegen bestimmte Nahrungsmittel sind oft irreführend, deswegen werden sie nicht in die Repertorisation aufgenommen.
***) < nach Essen und < Essen viel bedeutet für die Patientin dasselbe; deshalb nur < nach Essen verwenden, welches mehr Arzneimittelzuordnungen enthält.
****) < im Zimmer und > im Freien haben in *Bönninghausens Therapeutischem Taschenbuch* identische Arzneimittelzuordnungen. Für die Repertorisation wird nur eines der beiden Symptome verwendet, siehe Anmerkung auf S. 109
*****) Widersprüchliche Symptome sind wegzulassen.

## Welches ist der beste Lösungsweg?

Die vielen Anmerkungen zum Anamneseprotokoll zeigen, dass es in derart symptomenreichen Fällen nicht selten schwierig ist, alle Symptome einem Arzneimittel zuzuordnen. Ein einfacherer Weg ist die Eingrenzung der Repertorisation auf die jüngeren Symptome (Schlafstörung, Schluckstörung und Husten), welche nach der Hering'schen Regel in ihrer Bedeutung über die älteren zu setzen sind.

Auch bei einem solchen Vorgehen ist die kritische Durchsicht des Anamneseprotokolls wichtig, und Präzisierungen sind ebenfalls vonnöten. Das Resultat ist in diesem Falle identisch mit demjenigen der Repertorisation aller Symptome. Da das gewählte Vorgehen Zeit spart und weniger anfällig für Irrtümer ist, sei es hier vorgezogen. Nachfolgend also die Repertorisation der jüngeren Symptome.

▶ **Tab. 2.45** Repertorisation (Arzneimittel geordnet nach Vollständigkeit der Symptomenabdeckung).

| Arzneimittel | Nux-v. | Ars. | Bry. | Bell. | Calc. | Sulph. | Nat-m. | Puls. |
|---|---|---|---|---|---|---|---|---|
| Treffer | 10 | 10 | 9 | 9 | 9 | 9 | 9 | 9 |
| Polaritätsdifferenz | 26 | 20 | 18 | 14 | 11 | 12 | 16 | 3 |
| **Patientensymptome** | | | | | | | | |
| Gereiztheit | 4 | 2 | 3 | 3 | 2 | 3 | 3 | 3 |
| < Anstrengung geistig | 5 | 2 | 0 | 3 | 4 | 3 | 4 | 2 |
| < Anstrengung körperlich | 3 | 4 | 4 | 0 | 3 | 4 | 3 | 1 |
| < Essen, nach | 5 | 4 | 4 | 1 | 4 | 4 | 4 | 4 |
| < Nahrungsmittel, Kaltes | 4 | 4 | 1 | 3 | 1 | 3 | 1 | 1 |
| > im Freien | 1 | 1 | 2 | 1 | 1 | 2 | 2 | 4 |
| > Stehen | 3 | 2 | 2 | 4 | 2 | 0 | 2 | 0 |
| < Wetter trocken | 4 | 2 | 3 | 3 | 0 | 1 | 0 | 3 |
| < vor dem Schlaf | 3 | 4 | 5 | 4 | 5 | 3 | 2 | 4 |
| > Sitzen | 4 | 1 | 4 | 2 | 2 | 1 | 2 | 1 |
| **Gegenpolsymptome** | | | | | | | | |
| Sanftheit | 0 | 0 | 0 | 0 | 0 | 3 | 1 | 4(KI) |
| > Anstrengung geistig | 0 | 0 | 0 | 0 | 0 | 0 | 0 | 0 |
| > Anstrengung körperlich | 0 | 0 | 0 | 0 | 0 | 0 | 1 | 0 |
| > Essen, nach | 1 | 1 | 1 | 0 | 2 | 0 | 0 | 2 |
| > Nahrungsmittel, Kaltes | 1 | 1 | 4KI | 3 | 2 | 1 | 2 | 4KI |
| < im Freien | 4KI | 1 | 1 | 4KI | 2 | 1 | 1 | 1 |
| < Stehen | 1 | 1 | 2 | 1 | 1 | 3K | 1 | 3KI |
| > Wetter trocken | 1 | 0 | 1 | 1 | 4KI | 3KI | 0 | 2 |
| > vor dem Schlaf | 0 | 0 | 0 | 0 | 0 | 0 | 0 | 0 |
| < Sitzen | 1 | 2 | 1 | 1 | 2 | 1 | 1 | 4KI |

## Repertorisation

Nur 2 Arzneimittel decken alle Symptome ab (▶ Tab. 2.45). Nux vomica mit der höheren Polaritätsdifferenz hat aber eine Kontraindikation, die Besserung im Freien. Bei Natrium muriaticum fehlt die Verschlimmerung durch trockenes Wetter, welche ein auffälliges Symptom ist. Arsenicum album scheint also das bestpassende Mittel zu sein, besonders auch, weil die Patientin bekräftigt, sie sei eher pingelig und ängstlich.

## Materia-medica-Vergleich für Arsenicum album [21]

**Innerer Hals:** Zusammenschnüren des Schlundes und der Speiseröhre; es will den Hals zudrücken und nichts mehr durchgehen.

**Magen:** Aufgetriebenheit der Magengegend.

**Abdomen:** Aufblähung alle Morgen, mit späterem Abgang von Wind.

**Stuhl und Anus:** Stuhl gallig, grünlich. Hämorrhoidalknoten, brennen wie Feuer.

**Weibliche Geschlechtsorgane:** Wundfressender, scharfer Fluor, dick und gelblich.

**Brust**: Brustbeklemmung, schweres Atmen; beim Steigen, besonders der Treppe; beim Gehen, vorzüglich bei schnellem; beim Husten.

**Äußerer Hals und Rücken:** Reißen oder Ziehen im Rücken und zwischen den Schulterblättern, mit Niederliegen.

**Obere Extremitäten:** Klamm und Krampf in den Fingern.

**Allgemeines:** Erhöhung der Beschwerden nach dem Mittagessen.

**Haut:** Stechendes Jucken am Körper.

**Schlaf:** Schlaflosigkeit durch Angst und Ruhelosigkeit mit Umherwerfen (nach Mitternacht). Öfteres Erwachen und dann schweres Wiedereinschlafen.

## Materia-medica-Vergleich für Natrium muriaticum [21]

**Innerer Hals:** Schwellung; Zusammenschnürungsgefühl und Stiche im Hals.

**Abdomen:** Aufgetriebenheit des Bauches. Blähungsversetzung, auch nachts.

**Stuhl und Anus:** Schmerzhafte, stechende Hämorrhoiden.

**Weibliche Genitalorgane:** Grünlicher Ausfluss aus der Scheide.

**Brust:** Atem kurz und Brust eng, [...] mit Husten.

**Äußerer Hals und Rücken:** Drücken, Steifheit und Steifwerden im Nacken.

**Obere Extremitäten:** Nichts Entsprechendes.

**Haut:** Juckendes Stechen hier und da in der Haut, unter innerer, sie durchlaufender Hitze, ohne Gesichtsröte.

**Schlaf:** Nachts nach dem Erwachen schweres Wiedereinschlafen.

## Mittelgabe und Verlauf

Auch der Materia-medica-Vergleich spricht eher für Arsenicum album als für Natrium muriaticum. Die Patientin erhält also eine Dosis **Arsenicum album** C 200.

Einen Monat später berichtet sie, es gehe ihr etwa um 30 % besser. Das Rating der Symptomenintensität hat leicht abgenommen, allerdings weniger, als man das von einem optimal passenden Mittel erwarten würde. Sie sagt auch, dass sich an ihren Modalitäten nichts Grundsätzliches verändert habe. Auf die Frage, ob die Besserung an freier Luft wirklich nur dann relevant sei, wenn es ihr nicht gut gehe, meint sie, freie Luft tue ihr immer gut, unabhängig vom Gesundheitszustand. – Das heißt, dass **> im Freien** gar kein zu verwertendes Symptom der Patientin ist, sondern eine Eigenheit, womit Nux vomica, für das **> im Freien** eine Kontraindikation wäre, wieder ins Zentrum des Interesses rückt.

**Materia-medica-Vergleich für Nux vomica** [21]

**Innerer Hals:** Würgen und Zuschnüren im Schlund.

**Magen:** Magen und Magengrube sehr empfindlich gegen äußeren Druck und Berührung.

**Abdomen:** Beengung und Druck der Kleider um die Hypochondern. Gelbsucht, mit Abscheu vor dem Essen. Entzündung und Verhärtung der Leber. Drücken, besonders im Oberbauch, vorzüglich nach dem Essen. Blähungsanhäufung und -versetzung.

**Stuhl und Anus:** Hämorrhoidalbeschwerden.

**Weibliche Geschlechtsorgane:** Fluor aus übel riechendem, gelben Schleim.

**Brust:** Schwierige Atmung, kurzer Atem, asthmatische Zusammenschnürung und Beklemmung in der Brust, […] < abends im Bett, sowohl im Liegen, als auch beim Steigen, oder Gehen nach dem Mittagessen.

**Äußerer Hals und Rücken:** Ziehende Schwere und Steifigkeit im Nacken. Schmerz wie Zerschlagenheit im Nacken bei Bewegung (Bücken) und bei Berührung.

**Obere Extremitäten:** Krummziehen der Finger beim Gähnen und Krampf darin nach Mitternacht; hauptsächlich während des Frostes.

**Haut:** Stechendes und brennendes Jucken am ganzen Körper.

**Schlaf:** Er kann nur vor Mitternacht, von 23.00–1.00 Uhr, schlafen, wacht dann auf; liegt zwei, drei Stunden wach. Früh nach dem Erwachen viel Gähnen, mit konvulsivischem Dehnen und Rencken.

## 1. Folgemittel

Tatsächlich zeigt der Materia-medica-Vergleich für dieses Mittel, dass es der Patientensymptomatik besser entspricht als Arsenicum album und Natrium muriaticum. – Die Patientin erhält jetzt eine Dosis **Nux vomica** C 200.

Wieder einen Monat später sind die Fortschritte sehr deutlich. In allen Bereichen hat die Symptomenintensität abgenommen. Die Patientin sagt, die Gesamtbesserung liege ungefähr bei 60 %. Es folgt eine weitere Dosis Nux vomica, jetzt in der Potenzhöhe M. In den folgenden 4 Wochen schreitet die Heilung weiter voran, und die Patientin erreicht 80 % Besserung, nach Nux vomica XM, einen Monat später, sogar 90 %. Sie ist eigentlich zufrieden, sagt aber, die Fingerkrämpfe und das Einschlafen der Hände, das sie jetzt erstmals erwähnt, seien immer noch ein erhebliches Problem. Frau L. spricht jetzt also von einem Karpaltunnel-Syndrom (CTS), was vorher nicht so klar war. Auch der Juckreiz und der grünliche Auswurf seien noch vorhanden. Aufgrund der wahrscheinlichen Progredienz des CTS fällt die Entscheidung, ein Folgemittel zu suchen. Im Fragebogen für Erkrankungen des Bewegungsapparates unterstreicht die Patientin Folgendes:

**Karpaltunnel-Syndrom**
- Einschlafen der Hände
- Krämpfe der Finger
- < während des Schlafs – P
- < Anstrengung körperlich – P
- < Anstrengung geistig – P
- < Entblößung – P
- < Kälte – P
- < Heben leidender Gliedmaßen – P
- < bei Vollmond
- < bei Neumond
- > durch Bewegung – P

▶ Tab. 2.46 Repertorisation 2. Folgemittel (Arzneimittel geordnet nach Höhe der Polaritätsdifferenz).

| Arzneimittel | Rhus-t. | Ars. | Con. | Sil. | Arn. | Cocc. | Aur. | Sabad. |
|---|---|---|---|---|---|---|---|---|
| Treffer | 6 | 6 | 6 | 9 | 7 | 7 | 6 | 7 |
| Polaritätsdifferenz | 18 | 17 | 17 | 17 | 13 | 13 | 12 | 12 |
| **Patientensymptome** | | | | | | | | |
| < während des Schlafs | 2 | 4 | 3 | 4 | 2 | 2 | 1 | 0 |
| < Anstrengung körperlich | 4 | 4 | 1 | 3 | 4 | 3 | 2 | 1 |
| < Anstrengung geistig | 0 | 2 | 0 | 3 | 3 | 3 | 2 | 3 |
| < Entblößung | 4 | 3 | 3 | 4 | 2 | 3 | 3 | 2 |
| < Kälte | 4 | 4 | 3 | 3 | 2 | 3 | 3 | 4 |
| < Heben leid. Gliedmaßen | 3 | 0 | 4 | 3 | 3 | 2 | 0 | 0 |
| < bei Vollmond | 0 | 0 | 0 | 3 | 0 | 0 | 0 | 1 |
| < bei Neumond | 0 | 0 | 0 | 1 | 0 | 0 | 0 | 1 |
| > durch Bewegung | 4 | 2 | 4 | 1 | 1 | 1 | 4 | 4 |
| **Gegenpolsymptome** | | | | | | | | |
| > während des Schlafens | 0 | 0 | 0 | 0 | 0 | 0 | 0 | 0 |
| > Anstrengung körperlich | 0 | 0 | 0 | 2 | 0 | 0 | 0 | 0 |
| > Anstrengung geistig | 0 | 0 | 0 | 0 | 0 | 0 | 0 | 0 |
| > Entblößung | 1 | 1 | 0 | 0 | 0 | 0 | 1 | 0 |
| > Kälte | 1 | 0 | 0 | 1 | 1 | 1 | 1 | 1 |
| > Heben leid. Gliedmaßen | 0 | 0 | 0 | 0 | 0 | 0 | 0 | 0 |
| < durch Bewegung | 1 | 1 | 1 | 1 | 3KI | 3KI | 1 | 1 |

## Repertorisation 2. Folgemittel

Nur Silicea terra deckt alle Symptome ab (▶ Tab. 2.46). Werden die wenig zuverlässigen Symptome < bei Voll- und < bei Neumond weggelassen, so decken auch noch Arnica und Cocculus alles ab, aber beide haben Kontraindikationen.

## Materia-medica-Vergleich für Silicea terra [21]

**Obere Extremitäten:** Ziehen und Reißen in den Armen, Händen und Fingern. Einschlafen des Armes beim Auflegen. Klammschmerz (krampfartiger Schmerz) und Lähmigkeit der Hand bei geringer Anstrengung. Eingeschlafenheit der Hände nachts. Prickeln und Taubheit in den Händen. Klammschmerz in den Fingern.

**Allgemeines:** Verschlimmerung der Beschwerden zum Voll- oder Neumond.

## Mittelwahl für das Karpaltunnel-Syndrom

**Silicea** ist aufgrund der Repertorisation und des Materia-medica-Vergleichs das bestpassende Mittel. Die Patientin erhält eine Dosis C 200. Damit gehen die Beschwerden langsam zurück und nach 4 Wochen ist das Karpaltunnel-Syndrom völlig verschwunden. Auch die übrigen Symptome sind weiter zurückgegangen. Die Patientin beziffert die Gesamtbesserung erneut mit 90 %. Es folgt eine weitere Dosis Silicea der Potenzhöhe M. Ein Monat später sagt sie pauschal wieder dasselbe, klagt aber seit Längeren erstmals wieder über den Juckreiz beim Entblößen und beim Erwachen nachts. Man kann dieses Symptom wahrscheinlich mit der Hepatitis C verknüpfen, da die Intensität des Juckreizes vom Aktivitätszustand des Leidens abhängt. Somit wird wiederum eine neue Standortbestimmung fällig. Die Patientin unterstreicht im Anamneseprotokoll jetzt die folgenden noch vorhandenen Symptome und ergänzt sie mit noch nicht Erwähntem:

### Hepatitis C
- Hautjucken
- < im Zimmer – P
- < Nahrungsmittel, Fettes
- < beim Entblößen – P

## Durchschlafstörung
- Erwachen öfters nachts
- < Anstrengung geistig – P

## Husten
- Husten mit Auswurf blutig-schleimig
- Stechen beim Husten

- < Einatmen – P
- < Anstrengung körperlich – P
- < beim Einschlafen – P
- < Liegen – P
- > nach Trinken von kaltem Wasser – P
- > Wärme – P

▶ **Tab. 2.47** Repertorisation 3. Folgemittel (Arzneimittel geordnet nach Vollständigkeit der Symptomenabdeckung).

| Arzneimittel | Ars. | Sep. | Puls. | Phos. | Bor. | Asar. | Bry. | Arn. |
|---|---|---|---|---|---|---|---|---|
| **Treffer** | 10 | 10 | 10 | 10 | 10 | 10 | 9 | 9 |
| **Polaritätsdifferenz** | 18 | 13 | 9 | 15 | 10 | 9 | 15 | 14 |
| **Patientensymptome** | | | | | | | | |
| < im Zimmer | 1 | 1 | 5 | 4 | 2 | 3 | 3 | 2 |
| < beim Entblößen | 3 | 2 | 1 | 1 | 1 | 1 | 1 | 2 |
| < Anstrengung geistig | 2 | 4 | 2 | 1 | 2 | 2 | 0 | 3 |
| < Einatmen | 1 | 2 | 1 | 1 | 3 | 3 | 4 | 3 |
| < Anstrengung körperlich | 4 | 2 | 1 | 2 | 1 | 1 | 4 | 4 |
| < beim Einschlafen | 4 | 4 | 4 | 4 | 2 | 1 | 5 | 2 |
| < Liegen | 4 | 3 | 4 | 1 | 2 | 1 | 1 | 1 |
| > Trinken kaltes Wasser | 1 | 4 | 3 | 4 | 1 | 3 | 3 | 0 |
| > Wärme | 4 | 2 | 1 | 2 | 3 | 1 | 2 | 2 |
| Auswurf blutig | 3 | 3 | 4 | 4 | 1 | 1 | 3 | 3 |
| **Gegenpolsymptome** | | | | | | | | |
| > im Zimmer | 1 | 1 | 1 | 1 | 1 | 0 | 1 | 1 |
| > beim Entblößen | 1 | 1 | 2 | 2 | 3KI | 2 | 1 | 0 |
| > Anstrengung geistig | 0 | 0 | 0 | 0 | 0 | 0 | 0 | 0 |
| > Einatmen | 0 | 2 | 3KI | 0 | 0 | 0 | 1 | 0 |
| > Anstrengung körperlich | 0 | 4KI | 0 | 0 | 0 | 0 | 0 | 0 |
| > beim Einschlafen | 0 | 0 | 0 | 0 | 0 | 0 | 0 | 0 |
| > Liegen | 1 | 1 | 0 | 1 | 1 | 3KI | 4KI | 3KI |
| < Trinken kaltes Wasser | 3KI | 1 | 3 | 0 | 1 | 0 | 0 | 0 |
| < Wärme | 0 | 1 | 4KI | 1 | 1 | 2 | 1 | 1 |

## Repertorisation 3. Folgemittel

Sechs Arzneimittel decken alle Symptome ab, aber nur Phosphorus hat keine Kontraindikationen (▶ **Tab. 2.47**). Aurum metallicum wäre das nächstähnliche Mittel (PD 16), aber das Symptom > Trinken kaltes Wasser fehlt.

## Materia-medica-Vergleich für Phosphorus [21]

**Magen:** > durch Trinken von Kaltem.

**Abdomen:** Die Lebergegend ist empfindlich und schmerzt beim Befühlen, […] vorzüglich wenn er auf der rechten Seite liegt. Vergrößerung und Verhärtung der Leber, mit Schmerzen.

**Atmungsorgane:** Husten mit Auswurf am Morgen, ohne Auswurf am Abend. Auswurf blutgestreift.

**Haut:** Allgemeines Jucken am Körper. Jucken hier und da, beim Reiben vergehend. Gelbsucht.

**Schlaf:** Spätes Einschlafen, abends, und nächtliche Schlaflosigkeit oder öfteres Erwachen, mit schwierigem Wiedereinschlafen, wegen Unruhe, Angst, Umherwerfen […].

## Materia-medica-Vergleich für Aurum metallicum [21]

**Haut:** Nichts Entsprechendes.

**Magen:** Nichts Entsprechendes.

**Abdomen:** Nichts Entsprechendes.

**Schlaf:** Unruhiger Schlaf, mit ängstlichen Träumen.

**Atmungsorgane:** Husten mit zähem, gelbem Sputum beim Erwachen am Morgen.

## Mittelgabe und Verlauf

Während der Materia-medica-Vergleich für Phosphorus praktisch ins Zentrum der vorliegenden Pathologie trifft, findet sich bei Aurum nur wenig Entsprechendes. Die Patientin erhält jetzt eine Dosis **Phosphorus** C 200. Einen Monat später fühlt sie sich subjektiv besser, aber gibt allen vorhandenen Symptomen wieder das gleiche Intensitätsrating wie zuvor. Wir wiederholen Phosphorus in der Potenz M.

Nach weiteren 4 Wochen haben Juckreiz und Husten deutlich abgenommen, ebenso die Schluckstörung (die sie erst jetzt wieder erwähnt). Frau L. schläft nachts auch wieder durch. Es folgen weitere **Phosphorgaben** (XM, LM, CM), unter denen die Patientin sich bei einer Besserung von zunächst 95 %, später sogar 99,9 % (Zitat) stabilisiert. Den ganzen nächsten Sommer über geht es gut. Mit dem Einbruch des kalten Wetters im November darauf klagt sie plötzlich wieder über Frostigkeit. Sie meint, die Symptome seien wieder ähnlich wie vor einem Jahr, aber weniger schlimm. Neues ist nicht aufgetreten. Die Besserung sei auf 80 % zurückgefallen.

Was ist zu tun? Neue Fallaufnahme oder Rückkehr zum frostigen Silicea? – Die Entscheidung fällt für die zweite Lösung, und die Patientin erhält jetzt wieder eine Dosis **Silicea** C 200.

Einen Monat später sagt sie: „Alles geht gut, außer ein paar kleine Hautrötungen. Die Besserung ist jetzt 100 %." Dies ist bemerkenswert, weil es ihrem Sohn mit dem Hirnstammtumor in der letzten Zeit eher schlechter ging, und man sogar befürchten musste, dass er sterben würde. – Im weiteren Verlauf bleibt die Patientin stabil (▶ Abb. 2.13).

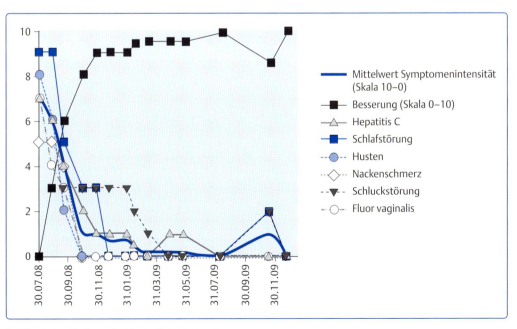

▶ **Abb. 2.13** Grafische Verlaufskontrolle Patientin B.L.

## Anmerkungen zum Fallbeispiel 15

- Zur Arzneifindung werden nur die gegenwärtigen, das momentane Kranksein betreffenden Haupt- und Nebensymptome herangezogen. Charaktereigenschaften und sonstige (konstitutionelle) Eigenheiten des Patienten dürfen auf keinen Fall bei der Arzneiwahl berücksichtigt werden. Durch die Berücksichtigung der **Besserung im Freien** als (konstitutionelle) Eigenheit der Patientin bei der Repertorisation, wurde in diesem Fall das damals bestpassendste Mittel **Nux vomica** zunächst verpasst.
Dieses Vorgehen ist einer der bedeutendsten Unterschiede zur Kent'schen Methode, bei der alte, früher aufgetretene und vergangene Symptome, Charaktereigenschaften und (konstitutionelle) Eigenheiten bei der Arzneifindung durchaus relevant sind. Im Gegensatz dazu sind bei der Repertorisation nach Bönninghausen und anschließender Arzneiauswahl unter Berücksichtigung der Polaritätsdifferenz und Kontraindikationen Charakter, Konstitutionsmerkmale, Vorerkrankungen und familiäre Disposition ohne Bedeutung.
- Der Rückfall in die Frostigkeit, die zuvor mit Arsenicum album, Nux vomica und Silicea terra überwunden wurde, zeigt, dass die Heilung noch nicht vollständig ist. Wegen fehlender neuer Symptome konnte das letzte der frostigen Mittel wiederholt werden. Die Frostigkeit verschwand damit bleibend.

# 3 Arbeitsinstrumente

| | | |
|---|---|---|
| 3.1 | Die homöopathische Grundausrüstung | 127 |
| 3.2 | Allgemeiner Fragebogen | 129 |
| 3.3 | Fragebogen Neurologische Erkrankungen | 131 |
| 3.4 | Fragebogen HNO- und Atemwegserkrankungen | 133 |
| 3.5 | Fragebogen Herz-Kreislauf | 135 |
| 3.6 | Fragebogen Magen-Darm-Trakt | 137 |
| 3.7 | Fragebogen Gynäkologie | 139 |
| 3.8 | Fragebogen Urologie | 141 |
| 3.9 | Fragebogen Bewegungsapparat | 143 |
| 3.10 | Fragebogen Allergische Erkrankungen (Asthma/„Heuschnupfen"/Ekzeme/Urtikaria) | 145 |
| 3.11 | Fragebogen Psyche | 147 |
| 3.12 | Fragebogen Schlafstörungen | 149 |
| 3.13 | Fragebogen Wahrnehmungsstörungen, ADS und ADHS | 151 |
| 3.14 | ADS-Beurteilungsblatt | 154 |
| 3.15 | Einnahmeanweisung für Patienten | 155 |
| 3.16 | Fragebogen Umfeld | 157 |
| 3.17 | Was sollten Sie während einer homöopathischen Behandlung tun, was lassen? | 158 |

## 3.1
## Die homöopathische Grundausrüstung

Für ein erfolgreiches Arbeiten mit der Polaritätsanalyse bei multimorbiden Patienten braucht es ein paar Arbeitsinstrumente, die wichtig und unabdingbar sind. Die Vorbereitung der großen Fallaufnahme beinhaltet unter anderem die Bearbeitung der **Fragebögen** für die entsprechenden Krankheiten. Sie sind in diesem Buch enthalten und können beim Verlag (www.haug-verlag.de) oder von der Website des Autors (www.heinerfrei.ch) in digitaler Version heruntergeladen werden. Das Protokollieren der Anamnese wie auch die Repertorisation bedingen, dass ein PC oder ein Notebook zur Verfügung steht, mit dem in Kap. 1.6.2, S. 9 aufgeführten **Anamneseprotokoll** (▶ Tab. 1.5). Es handelt sich um eine Excel-File, die gleichzeitig die Verlaufsgrafik erstellt und ebenfalls von den oben erwähnten Links heruntergeladen werden kann. Als computergestütztes Repertorisationsprogramm sollte optimalerweise *Bönninghausens Therapeutisches Taschenbuch,* und zwar die revidierte Ausgabe 2000, verwendet werden. Diese kann von der Bönninghausen Arbeitsgemeinschaft bezogen werden (www.boenninghausen.de).

Zusätzlich werden die folgenden **Repertorien** empfohlen: Falls aufgrund der Symptomatik ein Arzneimittel infrage kommt, das nicht in *Bönninghausens Therapeutischem Taschenbuch* vorkommt, so muss auf ein anderes Repertorium ausgewichen werden. Infrage kommen besonders:
- Boger CM. Boenninghausens Characteristics and Repertory. Nachdruck. New Delhi: Jain; 1984
- Keller G, Künzli J (Hrsg.). Kents Repertorium der homöopathischen Arzneimittel. 3 Bände. Heidelberg: Haug; 1993

- Boger CM. A Synoptic Key to Materia Medica. Nachdruck. New Delhi: Jain; 1998.
  (Der Synoptic Key wird v.a. gebraucht, weil er gute **Tageszeitmodalitäten** enthält.)

Für den **Materia-medica-Vergleich** kommen in erster Linie die folgenden vier Werke in Frage: Clarke, Gypser und Jahr für das Nachschlagen der einzelnen Symptome, Frei zum Nachschlagen der Geniussymptome.

- Clarke JH. Der neue Clarke. Eine Enzyklopädie für den homöopathischen Praktiker. 10 Bände. Bielefeld: Stefanovic; 1992
- Gypser KH (Hrsg.). Materia Medica Revisa Homoeopathiae. Einzelbände zu jedem Arzneimittel. Glees: Gypser; ab 2007.
- Jahr GHG. Ausführliche Arzneimittellehre. Ausgabe 1848. Nachdruck. Hrsg.: B. von der Lieth. Fulda: Fuldaer Verlagsanstalt; 1985
- Frei H. Effiziente homöopathische Behandlung. Ein strukturiertes Konzept für den Praxisalltag. Stuttgart: Haug; 2007
- Seider I. Arzneimittelbeziehungen. 4. Auflage. Schäftlarn: Barthel & Barthel; 1994
  (Das Büchlein von Seider dient nicht in erster Line zu Bestimmung der Arzneimittelbeziehungen, sondern um nachzuschauen, bei welchen Arzneimitteln z.B. Coffea antidotiert. In diesen Fällen muss der Patient seinen Kaffeekonsum stoppen oder wenigstens nur koffeinfreien Kaffee trinken, um nicht die Mittelwirkung zu beeinträchtigen.)

Als letztes Requisit für ein erfolgreiches Arbeiten braucht es lediglich noch die 125 Arzneimittel, die in *Bönninghausens Therapeutischem Taschenbuch* ausführlich aufgeführt sind, vorzugsweise in der Potenz C 200.

Auf den nächsten Seiten sind die **Fragebögen** aufgeführt, die den Patienten zur Vorbereitung der großen Fallaufnahme mitgegeben werden. Es ist wichtig, dass diese anlässlich der vorbereitenden Konsultation angehalten werden, die Modalitäten ihrer Symptome genau zu beobachten, und wenn unklar, allenfalls auch gezielt zu testen, um herauszufinden, was zutrifft, damit sich keine Irrtümer einschleichen.

Da die Polaritätsanalyse manchmal nur auf wenige (polare) Symptome abgestützt werden kann, müssen diese unbedingt stimmen. Wird ein polares Symptom falsch übermittelt, so kann das bereits eine Fehlverordnung zur Folge haben. – Die starke Abhängigkeit der Mittelbestimmung von der Zuverlässigkeit der Eigenbeobachtung der Patienten ist eine der Schwachstellen der Homöopathie an sich, die mithilfe der Fragebögen teilweise aufgefangen werden kann. Des Weiteren finden Sie in diesem Kapital auch Anleitungen zur Mitteleinnahme und zum Verhalten während einer homöopathischen Behandlung. Schließlich enthält es auch ein Beurteilungsblatt für ADHS-Patienten, das zur Evaluation des Behandlungsresultates dient.

## 3.2 Allgemeiner Fragebogen

| Name: | Datum: |
|---|---|

**Bitte beschreiben Sie hier stichwortartig Ihre Leiden (Was/Wo?):**

**Bitte unterstreichen Sie nachfolgend eindeutige, aktuelle Merkmale Ihrer Leiden!**
Die Formulierung „verschlimmert" kann auch die Ursache einer Krankheit beschreiben oder die Bedeutung von „schmerzhaft" haben. Die blau gedruckten, polaren Symptome sind von größter Bedeutung für die Mittelbestimmung. Arbeiten Sie sehr sorgfältig!

**Ursache der Erkrankungen**
- Überanstrengung körperlich/geistig
- Verkühlung (Kaltwerden des Körpers)
- Durchnässung (Nasswerden des Körpers)
- Verletzungen (körperlich/psychisch – Was genau?)

  ...........................................................................

  ...........................................................................

- Andere Ursachen:

  ...........................................................................

  ...........................................................................

**Grundmodalitäten**

*Temperatur/Luft/Einhüllen/Entblößen*
- Wärme (allg.) verschlimmert/bessert
- Kälte (allg.) verschlimmert/bessert
- Kaltwerden (Auskühlung) verschlimmert/bessert
- Warmeinhüllen verschlimmert/bessert
- Entblößen verschlimmert/bessert
- Bedürfnis freie Luft/Abneigung
- im Freien verschlimmert/gebessert
- Zimmerwärme verschlimmert/bessert
- beim/nach Schwitzen verschlimmert/besser
- Hitze/Schweiß mit Neigung zu Entblößen
- Hitze/Schweiß mit Abneigung geg. Entblößen
- Durchnässung/Baden verschlimmert

*Wetter*
- Wetter/Luft kalt verschlimmert/bessert
- Wetter/Luft warm verschlimmert/bessert
- Wetter/Luft feucht verschlimmert/bessert
- Wetter/Luft trocken verschlimmert/bessert
- Wetter feucht-kalt verschlimmmert
- Wind/Zugluft verschlimmert

*Bewegung und Stellung*
- Verlangen Bewegung/Abneigung
- Bewegung verschlimmert/bessert
- Anstrengung körp. verschlimmert/bessert
- Ruhe verschlimmert/bessert
- Liegen verschlimmert/bessert
- Sitzen verschlimmert/bessert
- Stehen verschlimmert/bessert

*Wahrnehmung*
- Berührung verschlimmert/bessert
- Druck/Reiben verschlimmert/bessert
- Licht (helles) verschlimmert/bessert
- Geruchssinn empfindlich/vermindert
- Geschmackssinn fein/schwach/verloren
- Gehör empfindlich/Schwerhörigkeit

*Nahrung*
- Hunger/Appetitlosigkeit
- Durst/Durstlosigkeit
- Übergewicht/Abmagerung

*Zeit*
- Periodizität der Beschwerden
  (Dauer des symptomfreien Intervalls?)

**Lokale Modalitäten, Empfindungen und Befunde**
*Kopf*
- Anstrengung geistig verschlimmert
- Sehen angestrengt verschlimmert
- Lesen verschlimmert
- Sprechen verschlimmert
- Umschläge feuchte verschlimmern/bessern
- Kopfschütteln verschlimmert/bessert
- Kopfschmerzen ausgelöst oder verschlimmert durch .................................
- Ohren links/rechts
- Augen links/rechts
- Fließschnupfen/Stockschnupfen
- Schluckschmerzen
- Nahrungsmittel kalt/warm verschlimmern/bessern
- Trinken verschlimmert/bessert
- Essen verschlimmert/bessert
- Zähneknirschen

*Brust*
- Puls hart/weich/schnell/langsam
- Puls aussetzend
- Herzklopfen/Herzklopfen mit Angst
- Husten trocken/mit Auswurf
- Husten ausgelöst oder verschlimmert durch
  ...........................................
- Auswurf eitrig/gelb/grün/schleimig
- Auswurf schmeckt metallisch/süß/salzig/widerlich

*Verdauung*
- Aufstoßen allg./verschlimmert/bessert
- Erbrechen allg./gallig/sauer/schleimig
- Blähungen schmerzhaft
- Durchfall schmerzhaft/schmerzlos
- Verstopfung wegen Darmträgheit/Kotverhärtung
- Stuhlbeschaffenheit blutig/gelb/grün/schwarz/zu groß/scharf/schleimig/sauer
- Stuhlgang verschlimmert vorher/bei/nachher
- unverträgliche Nahrungsmittel:
  ...........................................

*Harn- und Geschlechtsorgane*
- Harnabgang viel/gering
- Harnabgang oft/selten
- Harndrang allg./vergeblich
- Harnen schmerzhaft vorher/bei Eintritt/während/am Ende/nachher
- Einnässen tags/nachts
- Urin wundmachend/brennend/stinkend
- Beschwerden vor/bei Eintritt/während/nach Regelblutung
- Regelblutung stark/schwach/früh/spät/kurzdauernd/langdauernd
- Menstruationsblut hell/dunkel
- Ausfluss mild/scharf

*Bewegungsapparat*
- Muskeln schlaff/straff
- Bewegen leidend. Teile verschlimmert/bessert
- Bewegung verschlimmert zu Beginn
- Bewegung fortgesetzt verschlimmert/bessert

*Haut*
- Ausschlag trocken/nässend
- schlechte Wundheilung
- Schwitzen stark, wo? ........................
- Schweißgeruch übel riechend/sauer

*Schlaf*
- Vor/während/nach Schlaf verschlimmert/gebessert
- Einschlafen spät/Erwachen zu früh
- Erwachen öfters nachts
- Einschlafen verhindert nach Erwachen

*Gemütsveränderungen*
- Alleinsein verschlimmert/bessert
- Gesellschaft verschlimmert/bessert
- Traurigkeit/Fröhlichkeit ungewöhnlich
- Gereiztheit/Sanftheit ungewöhnlich
- Gemütsbewegung allg. verschlimmert
- Ärger/Kummer/Kränkung/Angst/Furcht/Schreck/Zorn/ verschlimmert
- Abneigung gegen Trost (wenn traurig)

**Weitere, im Fragebogen nicht erwähnte Symptome**
(evtl. Zusatzblatt benützen)

Korrespondierendes Repertorium: Bönninghausens Therapeutisches Taschenbuch. Revidierte Ausgabe 2000.

Weiterführende Informationen: www.heinerfrei.ch

© Frei H: Homöopathische Behandlung multimorbider Patienten. Stuttgart: Karl F. Haug; 2011

## 3.3
# Fragebogen Neurologische Erkrankungen

| Name: | Datum: |
|---|---|

**Bitte beschreiben Sie hier stichwortartig Ihr neurologisches Leiden (Was/Wo?)**

**Bitte unterstreichen Sie nachfolgend die aktuell vorhandenen Merkmale Ihres Leidens!**
Die Formulierung „verschlimmert" kann auch die Ursache einer Krankheit beschreiben oder die Bedeutung von „schmerzhaft" haben. Die blau gedruckten, polaren Symptome sind von größter Bedeutung für die Mittelbestimmung. Arbeiten Sie sehr sorgfältig!

**Ursache der Erkrankung** (wenn bekannt)

..................................................................................................

**Grundmodalitäten**
*Temperatur/Luft/Einhüllen/Entblößen*
- Wärme (allg.) verschlimmert/bessert
- Kälte (allg.) verschlimmert/bessert
- Kaltwerden (Auskühlung) verschlimmert/bessert
- Warmeinhüllen verschlimmert/bessert
- Entblößen verschlimmert/bessert
- Bedürfnis freie Luft/Abneigung f. Luft
- im Freien verschlimmert/gebessert
- Zimmerwärme verschlimmert/bessert
- beim/nach Schwitzen verschlimmert/besser
- Hitze/Schweiß mit Neigung zu Entblößen
- Hitze/Schweiß mit Abneigung geg. Entblößen
- Durchnässung/Baden verschlimmert

*Wetter*
- Wetter/Luft kalt verschlimmert/bessert
- Wetter/Luft warm verschlimmert/bessert
- Wetter/Luft feucht verschlimmert/bessert
- Wetter/Luft trocken verschlimmert/bessert
- Wetter feucht-kalt verschlimmert
- Wind/Zugluft verschlimmert

*Bewegung und Stellung*
- Verlangen Bewegung/Abneigung
- Bewegung verschlimmert/bessert
- Anstrengung körp. verschlimmert/bessert
- Ruhe verschlimmert/bessert
- Liegen verschlimmert/bessert
- Sitzen verschlimmert/bessert
- Stehen verschlimmert/bessert

*Wahrnehmung*
- Berührung verschlimmert/bessert
- Druck/Reiben verschlimmert/bessert
- Licht (helles) verschlimmert/bessert
- Geruchssinn empfindlich/vermindert
- Geschmackssinn fein/schwach/verloren
- Gehör empfindlich/Schwerhörigkeit

*Nahrung*
- Hunger/Appetitlosigkeit
- Durst/Durstlosigkeit
- Übergewicht/Abmagerung

*Zeit*
- Periodizität der Beschwerden
  (Dauer des symptomfreien Intervalls?)
- vor/während/nach Schlaf verschlimmert/gebessert

**Lokale Modalitäten, Empfindungen und Befunde**
*Alle Lokalisationen*
- Gehen verschlimmert/bessert
- Laufen (Joggen) verschlimmert/bessert
- Auftreten hartes verschlimmert/bessert
- Steigen hinauf/hinunter verschlimmert/bessert
- Bewegung leidend. Teile verschlimmert/bessert
- Drehen leidend. Teile verschlimmert/bessert
- Fahren im Wagen verschlimmert/bessert
- nach Hinlegen verschlimmert/gebessert
- Liegen auf Rücken/Seite verschlimmert/bessert
- Liegen auf Seite rechts/links verschlimmert/bessert

- Liegen auf schmerzhafter Seite verschlimmert/bessert
- Lagewechsel verschlimmert/bessert
- beim/nach Aufstehen aus Bett/vom Sitz verschlimmmert/besser
- Bücken verschlimmert/bessert
- Umschläge feuchte verschlimmern/bessern
- nüchtern vor Frühstück verschlimmert/gebessert
- beim/nach Essen verschlimmert/gebessert
- nach Trinken verschlimmert/gebessert
- Wein/Alkohol verschlimmert
- Anstrengung geistig verschlimmert/bessert
- Sehen angestrengt verschlimmert/bessert
- Lesen verschlimmert/bessert
- Dunkelheit verschlimmert/bessert
- Augen schließen verschlimmert/bessert
- Umdrehen im Bett verschlimmert
- Regelblutung verschlimmert vorher/bei Eintritt/während/nachher
- Schmerz betäubend/dumpf/hämmernd/pulsierend/dröhnend/ziehend/stechend/zersprengend
- Drücken von außen herein/innen heraus
- Stechen von außen herein/innen heraus
- Stechen herauf/herunter
- Ziehen herauf/herunter

*Kopfschmerzen/Schwindel/Neuralgien etc.*

- Kopf innen/außen, Seite rechts/links
- Warmeinhüllen d. Kopfes verschlimmert/bessert
- Kopfschütteln verschlimmert/bessert
- Sprechen verschlimmert/bessert
- Bewegen Kopf/Augen verschlimmert
- Lärm/Geräusch verschlimmert

*Sehstörungen*

- Pupillen erweitert/verengt
- Schwarzwerden vor den Augen
- Sehen undeutlich/starrer Blick
- Doppelsehen
- Blindheit allg./periodisch
- andere Sehstörung:

............................................

*Sensibilitätsstörungen*

- Kribbeln innere Teile/äußere Teile
- Gefühllosigkeit der Haut
- Ameisenlaufen der Haut
- andere Empfindungsstörungen:

............................................

*Krämpfe/Epilepsie*

- Epilepsie (Fallsucht) allgemein/mit Bewusstsein/mit Bewusstseinsverlust
- Epilepsie mit generalisierten Konvulsionen (Zuckungen)
- Epilepsie mit generalisierter Starrheit
- Krämpfe tonisch (Starrheit lokal)
- Krämpfe klonisch (Zuckungen lokal)
- Krämpfe mit Rückwärtsbiegung
- Zuckungen allgemein

*Bewegungsapparat*

- Muskeln schlaff/straff allgemein
- Muskelkrämpfe (klamm)
- Muskelverkürzungen
- Muskelverhärtungen
- Fallen leicht, oft
- Schwerfälligkeit des Körpers
- Taumeln, Schwanken (Ataxie)
- Bewegen unwillkürlich

*Hirnblutungen/Lähmungen etc.*

- Schlaganfall
- Lähmungen der Gliedmaßen allgemein
- Lähmungen halbseitig
- Lähmungen schmerzlos
- Blutfülle (Kopf hochrot)
- Seite links/rechts
- Speichelvermehrung/-verminderung
- Puls schnell/langsam/hart/weich

*Schlaf und Bewusstsein*

- Schlaf komatös, betäubt
- Schläfrigkeit tagsüber
- Schläfrigkeit veranlassende Beschwerden
- Benebelung/Betäubung/Ohnmacht

**Weitere, im Fragebogen nicht erwähnte Symptome**
(evtl. Zusatzblatt benützen)

Korrespondierendes Repertorium: Bönninghausens Therapeutisches Taschenbuch. Revidierte Ausgabe 2000.
Weiterführende Informationen: www.heinerfrei.ch

© Frei H: Homöopathische Behandlung multimorbider Patienten. Stuttgart: Karl F. Haug; 2011

## 3.4
# Fragebogen HNO- und Atemwegserkrankungen

| Name: | Datum: |
|---|---|

**Bitte beschreiben Sie hier stichwortartig Ihr HNO- oder Atemwegsleiden (Was/Wo?):**

**Bitte unterstreichen Sie nachfolgend die eindeutigen, aktuellen Merkmale Ihres Leidens!**
Die Formulierung „verschlimmert" kann auch die Ursache einer Krankheit beschreiben oder die Bedeutung von „schmerzhaft" haben. Die blau gedruckten, polaren Symptome sind von größter Bedeutung für die Mittelbestimmung. Arbeiten Sie sehr sorgfältig!

**Ursache der Erkrankung** (wenn bekannt)

.....................................................................................................................

**Grundmodalitäten**
*Temperatur/Luft/Einhüllen/Entblößen*
- Wärme (allg.) verschlimmert/bessert
- Kälte (allg.) verschlimmert/bessert
- Kaltwerden (Auskühlung) verschlimmert/bessert
- Warmeinhüllen verschlimmert/bessert
- Entblößen verschlimmert/bessert
- Bedürfnis freie Luft/Abneigung freie Luft
- im Freien verschlimmert/gebessert
- Zimmerwärme verschlimmert/bessert
- beim/nach Schwitzen verschlimmert/besser
- Hitze/Schweiß mit Neigung zu Entblößen
- Hitze/Schweiß mit Abneigung geg. Entblößen
- Durchnässung/Baden verschlimmert

*Wetter*
- Wetter/Luft kalt verschlimmert/bessert
- Wetter/Luft warm verschlimmert/bessert
- Wetter/Luft feucht verschlimmert/bessert
- Wetter/Luft trocken verschlimmert/bessert
- Wetter feucht-kalt verschlimmert
- Wind/Zugluft verschlimmert

*Bewegung und Stellung*
- Verlangen Bewegung/Abneigung
- Bewegung verschlimmert/bessert
- Anstrengung körp. verschlimmert/bessert
- Ruhe verschlimmert/bessert
- Liegen verschlimmert/bessert
- Sitzen verschlimmert/bessert
- Stehen verschlimmert/bessert

*Wahrnehmung*
- Berührung verschlimmert/bessert
- Druck/Reiben verschlimmert/bessert
- Licht (helles) verschlimmert/bessert
- Geruchssinn empfindlich/vermindert
- Geschmackssinn fein/schwach/verloren
- Gehör empfindlich/Schwerhörigkeit

*Nahrung*
- Hunger/Appetitlosigkeit
- Durst/Durstlosigkeit
- Übergewicht/Abmagerung

*Zeit*
- Periodizität der Beschwerden
  (Dauer des symptomfreien Intervalls?)
- vor/während/nach Schlaf verschlimmert/gebessert

**Lokale Modalitäten, Empfindungen und Befunde**
*Alle Lokalisationen*
- Gehen im Freien verschlimmert/bessert
- Laufen (Joggen) verschlimmert/bessert
- Auftreten hartes verschlimmert/bessert
- Steigen hinauf/hinunter verschlimmert/bessert
- Bewegung leidend. Teile verschlimmert/bessert
- Drehen leidend. Teile verschlimmert/bessert
- Kopfschütteln verschlimmert/bessert
- Fahren im Wagen verschlimmert/bessert
- nach Hinlegen verschlimmert/gebessert
- Liegen auf Rücken verschlimmert/bessert
- Liegen auf Seite verschlimmert/bessert

- Liegen auf schmerzhafter/schmerzloser Seite verschlimmert/bessert
- Lagewechsel verschlimmert/bessert
- Umdrehen im Bett verschlimmert
- beim/nach Aufstehen aus Bett/vom Sitz verschlimmert/gebessert
- Bücken verschlimmert/bessert
- Sitzen krumm verschlimmert/bessert
- Umschläge feuchte verschlimmern/bessern
- Warmwerden im Bett verschlimmert/besser
- nüchtern, vor Frühstück verschlimmert/besser
- beim/nach Essen verschlimmert/gebessert
- nach Trinken verschlimmert/gebessert
- Nahrungsmittel, Wasser, Kaltes verschlimmert/bessert
- Nahrungsmittel, Warmes verschlimmert/bessert
- Nahrungsmittel, Kaltes verschlimmert/bessert
- Aufstoßen verschlimmert/bessert
- Puls voll/leer/hart/weich/schnell/langsam
- Drücken von außen herein/innen heraus
- Stechen von außen herein/innen heraus
- Stechen herauf/herunter
- Ziehen herauf/herunter

*Kopf, Gesicht, Mund und Hals*
- innerer Kopf rechts/links
- Gesicht rechts/links
- Mund rechts/links
- Zähne rechts/links
- äußerer Hals rechts/links
- Speichelvermehrung/-verminderung
- Zähne zusammenbeißen verschlimmert/bessert
- Kauen verschlimmert/bessert
- Schlucken verschlimmert/bessert
- Sprechen verschlimmert/bessert
- Stimme heiser/hohl/mangelnd/unrein
- Geschmacksveränderung wie . . . . . . . . . . . . . . . . . ?
- Zahnen der Kinder verschlimmert

*Nase*
- Nase rechts/links
- Niesen verschlimmert/bessert
- Nasenbluten allg. hellrot/dunkel/geronnen
- Schnäuzen verschlimmert
- unterdrückter Schnupfen verschlimmert
- Fließschnupfen/Stockschnupfen

- Schnupfen blutig/brennend/dickflüssig/eitrig/gelb/grün/scharf/stinkend/wässrig/zäh
- Schnupfen verschlimmert
- Polypen
- Geruchstäuschungen allgemein

*Ohren*
- Ohr rechts/links
- Geräusch, Lärm verschlimmert
- Verstopftheitsgefühl der Ohren
- Absonderung aus Ohr allg./Blut/Eiter
- Ohrgeräusch allg./Brausen/Flattern/
- Klingen
- Schwindel

*Atemwege*
- Brust rechts/links
- Atmen schnell/langsam
- Atemversetzung (tief Durchatmen unmöglich)
- Atmen ängstlich/keuchend/laut/rasselnd/seufzend/tief/ungleich
- Atemnot/Erstickungsanfälle
- Zyanose (bläuliche Verfärbung der Haut)
- Einatmen verschlimmert/bessert
- Tiefatmen verschlimmert/bessert
- Ausatmen verschlimmert/bessert
- Einatmen kalte Luft verschlimmert
- Husten trocken/mit Auswurf
- Husten morgens mit, abends ohne Auswurf
- Husten abends mit, morgens ohne Auswurf
- Husten tagsüber mit, nachts ohne Auswurf
- Husten nachts mit, tagsüber ohne Auswurf
- beim/nach Husten verschlimmert
- Auswurf blutig/eitrig/gelb/grün/scharf/schleimig/stinkend/wässrig/weißlich/zäh
- Auswurf Geschmack bitter/fade/faul/metallisch/salzig/sauer/süßlich/widrig

**Weitere, im Fragebogen nicht erwähnte Symptome**
(evtl. Zusatzblatt verwenden)

Korrespondierendes Repertorium: Bönninghausens Therapeutisches Taschenbuch. Revidierte Ausgabe 2000.
Weiterführende Informationen: www.heinerfrei.ch

© Frei H: Homöopathische Behandlung multimorbider Patienten. Stuttgart: Karl F. Haug; 2011

## 3.5
# Fragebogen Herz-Kreislauf

| Name: | Datum: |
|---|---|

**Bitte beschreiben Sie hier stichwortartig Ihr Herz- oder Kreislaufleiden (Was/Wo?):**

**Bitte unterstreichen Sie nachfolgend die eindeutigen, aktuellen Merkmale Ihres Leidens!**
Die Formulierung „verschlimmert" kann auch die Ursache einer Krankheit beschreiben oder die Bedeutung von „schmerzhaft" haben. Die blau gedruckten, polaren Symptome sind von größter Bedeutung für die Mittelbestimmung. Arbeiten Sie sehr sorgfältig!

**Ursache der Erkrankung** (wenn bekannt)

..........................................................................

**Grundmodalitäten**
*Temperatur/Luft/Einhüllen/Entblößen*
- Wärme (allg.) verschlimmert/bessert
- Kälte (allg.) verschlimmert/bessert
- Kaltwerden (Auskühlung) verschlimmert/bessert
- Warmeinhüllen verschlimmert/bessert
- Entblößen verschlimmert/bessert
- Bedürfnis freie Luft/Abneigung freie Luft
- im Freien verschlimmert/gebessert
- Zimmerwärme verschlimmert/bessert
- beim/nach Schwitzen verschlimmert/besser
- Hitze/Schweiß mit Neigung zu Entblößen
- Hitze/Schweiß mit Abneigung geg. Entblößen
- Durchnässung/Baden verschlimmert

*Wetter*
- Wetter/Luft kalt verschlimmert/bessert
- Wetter/Luft warm verschlimmert/bessert
- Wetter/Luft feucht verschlimmert/bessert
- Wetter/Luft trocken verschlimmert/bessert
- Wetter feucht-kalt verschlimmert
- Wind/Zugluft verschlimmert

*Bewegung und Stellung*
- Verlangen Bewegung/Abneigung
- Bewegung verschlimmert/bessert
- Anstrengung körp. verschlimmert/bessert
- Ruhe verschlimmert/bessert
- Liegen verschlimmert/bessert
- Sitzen verschlimmert/bessert
- Stehen verschlimmert/bessert

*Wahrnehmung*
- Berührung verschlimmert/bessert
- Druck/Reiben verschlimmert/bessert
- Licht (helles) verschlimmert/bessert
- Geruchssinn empfindlich/vermindert
- Gehör empfindlich/Schwerhörigkeit

*Nahrung*
- Hunger/Appetitlosigkeit
- Durst/Durstlosigkeit
- Übergewicht/Abmagerung

*Zeit*
- Periodizität der Beschwerden (Dauer des symptomfreien Intervalls?)
- vor/während/nach Schlaf verschlimmert/gebessert

**Lokale Modalitäten, Empfindungen und Befunde**
*Alle Lokalisationen*
- Gehen verschlimmert/gebessert
- Laufen (Joggen) verschlimmert/bessert
- Auftreten hartes verschlimmert/bessert
- Steigen hinauf/hinunter verschlimmert/bessert
- Bücken verschlimmert/bessert
- Sitzen krumm verschlimmert/bessert
- nach Hinlegen verschlimmert/gebessert
- Liegen auf Rücken verschlimmert/bessert
- Liegen auf Seite verschlimmert/bessert
- Liegen auf schmerzhafte Seite verschlimmert/bessert
- Liegen auf schmerzlose Seite verschlimmert/bessert

- Liegen auf Seite rechts/links verschlimmert/bessert
- Lagewechsel verschlimmert/bessert
- Aufrichten verschlimmert/bessert
- beim/nach Aufstehen aus Bett/vom Sitz verschlimmert/gebessert
- Umschläge feuchte verschlimmern/bessern
- Warmwerden im Bett verschlimmert/bessert
- Niesen verschlimmert
- beim/nach Husten verschlimmert
- Kaltes, trockenes Wetter verschlimmert
- Wind Nord/Ost verschlimmert
- Sturm verschlimmert
- Wetterwechsel verschlimmert
- Regelblutung verschlimmert vorher/bei Eintritt/während/nachher
- Schwangerschaft verschlimmert
- Stechen herein/heraus
- Stechen herauf/herunter
- Drücken herein/heraus
- Puls hart/weich/langsam/schnell/voll/leer
- Puls unregelmäßig/unfühlbar/zitternd (rasch und schwach)
- Pulsieren innerer/äußerer Teile

*Herz*

- Brust links/rechts
- Hypochondrium (unterhalb Rippenbogen) links/rechts
- beklemmender Schmerz (Klemmen)
- Zusammenschnüren innerer Teile
- krampfartiger Schmerz innere Teile
- Herzklopfen/Herzklopfen mit Angst
- Herzschlag/Puls aussetzend

*Atemwege*

- Atemnot
- Atem schnell/langsam
- Ausatmen verschlimmert/bessert
- Einatmen verschlimmert/bessert
- Tiefatmen verschlimmert/bessert

- beim Atmen verschlimmert
- Auswurf schaumig/blutig
- Zyanose (Haut bläulich)
- Harnabgang wenig/viel/oft/selten
- Aufgedunsenheit
- ödematöse Schwellung (Wassereinlagerung) innere/äußere Teile
- Schwäche
- Ohnmacht

*Kreislaufsymptome*

- Adernanschwellung (Venen aufgetrieben)
- Krampfadern (Varizen)
- Krampfadern, entzündete
- Ulcus varicosum (venöse Geschwüre, offene Beine)
- Klopfen in Adern
- Blasswerden roter Teile (arterielle Durchblutungsstörung)
- Gefühllosigkeit leidender Teile
- Schwarzwerden äußerer Teile (Absterben/Gangrän)
- krampfartiger Schmerz äußere Teile
- Blutmangel, Anämie
- Blutfülle, Plethora
- Blutwallungen
- Blutungen aus inneren Teilen
- Schlaganfall (Apoplexie)
- Säfteverlust verschlimmert (Erbrechen, Durchfall, Blutungen, Schweiß)

**Weitere, im Fragebogen nicht erwähnte Symptome**
(evtl. Zusatzblatt benützen)

Korrespondierendes Repertorium: Bönninghausens Therapeutisches Taschenbuch. Revidierte Ausgabe 2000.
Weiterführende Informationen: www.heinerfrei.ch

© Frei H: Homöopathische Behandlung multimorbider Patienten. Stuttgart: Karl F. Haug; 2011

## 3.6
# Fragebogen Magen-Darm-Trakt

| Name: | Datum: |
|---|---|

**Bitte beschreiben Sie hier stichwortartig Ihr Leiden (Was/Wo?):**

**Bitte unterstreichen Sie nachfolgend eindeutige, aktuelle Merkmale Ihres Leidens!**
Die Formulierung „verschlimmert" kann auch die Ursache einer Krankheit beschreiben oder die Bedeutung von „schmerzhaft" haben. Die blau gedruckten, polaren Symptome sind von größter Bedeutung für die Mittelbestimmung. Arbeiten Sie sehr sorgfältig!

**Ursache der Erkrankung** (wenn bekannt)

.................................................................................................

**Grundmodalitäten**
*Temperatur/Luft/Einhüllen/Entblößen*
- Wärme (allg.) verschlimmert/bessert
- Kälte (allg.) verschlimmert/bessert
- Kaltwerden (Auskühlen) verschlimmert/bessert
- Warmeinhüllen verschlimmert/bessert
- Entblößen verschlimmert/bessert
- Bedürfnis freie Luft/Abneigung freie Luft
- im Freien verschlimmert/gebessert
- Zimmerwärme verschlimmert/bessert
- beim/nach Schwitzen verschlimmert/besser
- Hitze/Schweiß mit Neigung zu Entblößen
- Hitze Schweiß mit Abneigung geg. Entblößen
- Durchnässung/Baden verschlimmert

*Wetter*
- Wetter/Luft kalt verschlimmert/bessert
- Wetter/Luft warm verschlimmert/bessert
- Wetter/Luft feucht verschlimmert/bessert
- Wetter/Luft trocken verschlimmert/bessert
- Wetter feucht-kalt verschlimmert
- Wind/Zugluft verschlimmert

*Bewegung und Stellung*
- Verlangen Bewegung/Abneigung
- Bewegung verschlimmert/bessert
- Anstrengung körp. verschlimmert/bessert
- Ruhe verschlimmert/bessert
- Liegen verschlimmert/bessert
- Sitzen verschlimmert/bessert
- Stehen verschlimmert/bessert
- Muskeln straff/schlaff

*Wahrnehmung*
- Berührung verschlimmert/bessert
- Druck/Reiben verschlimmert/bessert
- Licht (helles) verschlimmert/bessert
- Geruchssinn empfindlich/vermindert
- Geschmackssinn fein/schwach/verloren

*Nahrung*
- Hunger/Appetitlosigkeit
- Durst/Durstlosigkeit
- Übergewicht/Abmagerung

*Zeit*
- Periodizität der Beschwerden (Dauer des symptomfreien Intervalls?)
- vor/während/nach Schlaf verschlimmert/besser

**Lokale Modalitäten, Empfindungen und Befunde**
*Alle Lokalisationen*
- Gehen verschlimmert/bessert
- Laufen (Joggen) verschlimmert/bessert
- Auftreten hartes verschlimmert/bessert
- nach Hinlegen verschlimmert/besser
- Liegen auf Rücken verschlimmert/bessert
- Liegen auf Seite verschlimmert/bessert
- Liegen auf Seite re/li verschlimmert/bessert
- Sitzen krumm verschlimmert/bessert
- Aufrichten verschlimmert/bessert
- beim/nach Aufstehen aus Bett/vom Sitz verschlimmert/besser
- Bücken verschlimmert/bessert

- Baucheinziehen verschlimmert/bessert
- Heranziehen der Gliedmaßen verschlimmert/bessert
- Lagewechsel verschlimmert/bessert
- Fahren im Wagen verschlimmert/bessert
- beim/nach Essen verschlimmert/gebessert
- Nüchtern/vor Frühstück verschlimmert/besser
- nach Frühstück schlimmer/besser
- Nahrungsmittel, Warmes/Kaltes verschlimmert/bessert
- nach Trinken verschlimmert/besser
- Nahrungsmittel Wasser Kaltes verschlimmert/bessert
- Tiefatmen verschlimmert/bessert
- Niesen/Husten verschlimmert/bessert
- Säfteverluste verschlimmern (Erbrechen/Durchfälle/Blut/Schweiß)
- Kleiderdruck verschlimmert
- Umdrehen im Bett verschlimmert
- Krämpfe in inneren Teilen
- Drücken von außen herein/innen heraus
- Stechen von außen herein/innen heraus
- Stechen herauf/herunter
- Ziehen herauf/herunter

*Mund/Hals*

- Mund (innen) Seite rechts/links
- Hals (äußerer) Seite rechts/links
- Speichelvermehrung/-verminderung
- Schlucken verschlimmert/bessert
- Kauen verschlimmert/bessert
- Zähne zusammenbeißen verschlimmert/bessert
- Wasserzusammenlaufen im Mund
- Geschmack verändert allg./bitter/fade/faulig/fettig/metallisch/salzig/sauer/süßlich/widrig
- Zähne kariös
- Zahnen verschlimmert

*Magen*

- Schluckauf
- Aufstoßen
- Aufstoßen verschlimmert/bessert
- Ekel
- Brechwürgen
- Übelkeit allg./im Hals/im Magen/im Unterbauch

- Erbrechen allg./blutig/schwarz/gallig/sauer/wässrig
- Erbrechen verschlimmert
- Sodbrennen
- Völlegefühl innerer Teile
- Magenverderben verschlimmert
- Alkohol/Kaffee/Milch/Brot/Fleisch/Fettes verschlimmern
- Nahrungsmittel, Blähendes/Saures/Süßes verschlimmert

*Darm*

- Blähungsschmerz
- Blähungen allg./faul riechend/sauer riechend/stinkend
- Blähungsabgang verschlimmert/bessert
- Durchfall allg./schmerzhaft/schmerzlos
- Stuhldrang allg./vergeblich
- Verstopfung allg./mit Untätigkeit des Darmes/mit Kotverhärtung
- Stuhl zu dick geformt/schafskotartig
- Stuhl blutig/eitrig/grau/grün/sauer-riechend/wund machend/schleimig/schwarz/zäh/unverdaut/ungenügend/unwillkürlich
- Stuhlgang verschlimmert vorher/während
- nach Stuhlgang schlimmer/besser
- Leisten rechts/links
- Hämorrhoiden

*Leber/Gallenblase/Milz*

- innerer Bauch rechts/links
- Hypochondrium (unter dem Rippenbogen) rechts/links
- Leber/Milz
- Gelbsucht

**Weitere, im Fragebogen nicht erwähnte Symptome** (evtl. Zusatzblatt benützen)

Korrespondierendes Repertorium: Bönninghausens Therapeutisches Taschenbuch. Revidierte Ausgabe 2000.
Weiterführende Informationen: www.heinerfrei.ch

## 3.7
# Fragebogen Gynäkologie

| Name: | Datum: |
|---|---|

**Bitte beschreiben Sie hier stichwortartig Ihr gynäkologisches Leiden (Was/Wo?):**

**Bitte unterstreichen Sie nachfolgend die eindeutigen, aktuellen Merkmale Ihres Leidens!**
Die Formulierung „verschlimmert" kann auch die Ursache einer Krankheit beschreiben oder die Bedeutung von „schmerzhaft" haben. Die blau gedruckten, polaren Symptome sind von größter Bedeutung für die Mittelbestimmung. Arbeiten Sie sehr sorgfältig!

**Ursache der Erkrankung** (wenn bekannt)

..............................................................................................

**Grundmodalitäten**

*Temperatur/Luft/Einhüllen/Entblößen*
- Wärme (allg.) verschlimmert/bessert
- Kälte (allg.) verschlimmert/bessert
- Kaltwerden (Auskühlung) verschlimmert/bessert
- Warmeinhüllen verschlimmert/bessert
- Entblößen verschlimmert/bessert
- Bedürfnis freie Luft/Abneigung freie Luft
- im Freien verschlimmert/gebessert
- Zimmerwärme verschlimmert/bessert
- beim/nach Schwitzen verschlimmert/besser
- Hitze/Schweiß mit Neigung zu Entblößen
- Hitze/Schweiß mit Abneigung geg. Entblößen
- Durchnässung/Baden verschlimmert

*Wetter*
- Wetter/Luft kalt verschlimmert/bessert
- Wetter/Luft warm verschlimmert/bessert
- Wetter/Luft feucht verschlimmert/bessert
- Wetter/Luft trocken verschlimmert/bessert
- Wetter feucht-kalt verschlimmert
- Wind/Zugluft verschlimmert

*Bewegung und Stellung*
- Verlangen Bewegung/Abneigung
- Bewegung verschlimmert/bessert
- Anstrengung körp. verschlimmert/bessert
- Ruhe verschlimmert/bessert
- Liegen verschlimmert/bessert
- Sitzen verschlimmert/bessert
- Stehen verschlimmert/bessert

*Wahrnehmung*
- Berührung verschlimmert/bessert
- Druck/Reiben verschlimmert/bessert
- Licht (helles) verschlimmert/bessert
- Geruchssinn empfindlich/vermindert

*Nahrung*
- Hunger/Appetitlosigkeit
- Durst/Durstlosigkeit
- Übergewicht/Abmagerung

*Zeit*
- Periodizität der Beschwerden (Dauer des symptomfreien Intervalls?)
- vor/während/nach Schlaf verschlimmert/gebessert

**Lokale Modalitäten, Empfindungen und Befunde**

*Alle Lokalisationen*
- Gehen im Freien verschlimmert/bessert
- Laufen (Joggen) verschlimmert/bessert
- Auftreten hartes verschlimmert/bessert
- Steigen hinauf/hinunter verschlimmert/bessert
- Heranziehen d. Gliedmaßen verschlimmert/bessert
- Fahren im Wagen verschlimmert/bessert
- nach Hinlegen verschlimmert/gebessert
- Liegen auf Rücken verschlimmert/bessert
- Liegen auf Seite verschlimmert/bessert
- Liegen auf schmerzhafter/schmerzloser Seite verschlimmert/bessert
- Lagewechsel verschlimmert/bessert
- Umdrehen im Bett verschlimmert

- beim/nach Aufstehen aus Bett/vom Sitz verschlimmert/gebessert
- Bücken verschlimmert/bessert
- Hinsetzen verschlimmert/bessert
- Sitzen krumm/aufrecht verschlimmert/bessert
- Umschläge feuchte verschlimmern/bessern
- Warmwerden im Bett verschlimmert/bessert
- nüchtern, vor Frühstück verschlimmert/besser
- beim/nach Essen verschlimmert/gebessert
- nach Trinken verschlimmert/gebessert
- Nahrungsmittel, Wasser, Kaltes verschlimmert/bessert
- Nahrungsmittel, Warmes verschlimmert/bessert
- Nahrungsmittel, Kaltes verschlimmert/bessert
- nach Stuhlgang verschlimmert/besser
- Puls voll/leer/hart/weich/schnell/langsam
- Drücken von außen herein/innen heraus
- Stechen von außen herein/innen heraus
- Stechen herauf/herunter
- Ziehen herauf/herunter

*Sexualorgane*

- Geschlechtsteile rechts/links
- Leisten rechts/links
- Brust rechts/links
- Libido stark/schwach
- Sexualleben exzessives verschlimmert
- Beischlaf verschlimmert während/nachher
- Ausfluss scharf/mild
- Ausfluss allgemein/blutig/brennend/dick/gelb/juckend/milchfarbig/schleimig/übel riechend/wässrig

*Menstruation*

- Regelblutung zu früh/zu spät
- Regelblutung zu kurz/zu lang
- Regelblutung zu stark/zu schwach
- Menstruationsblut dunkel/hell
- Menstruationsblut scharf/übel riechend/in Stücken abgehend (geronnen)
- Blutsturz (aus Gebärmutter)
- Regelblutung ausbleibend, unterdrückt
- Regelblutung verzögert (späte Menarche)
- Zwischenblutung (außerhalb Menstruation)

- Regelblutung verschlimmert vorher/bei Eintritt/während/nachher
- Gebärmutterkrämpfe

*Schwangerschaft/Geburt/Stillen*

- Schwangerschaft verschlimmert
- Übelkeit allg./im Hals/im Magen/im Unterleib
- Erbrechen allg./blutig/gallig/sauer/schleimig/übel riechend/wässrig
- Erbrechen verschlimmert
- Zwischenblutung in Schwangerschaft
- Abort
- wehenartiger Schmerz
- Wehen aufhörend/krampfhaft
- schmerzhaft/schwach
- bei Wöchnerinnen verschlimmert
- Nachwehen
- Brust rechts/links
- Milch vermehrt/vermindert
- Stillen verschlimmert

*Klimakterium*

- Blutwallung
- Trockenheit innerer Teile
- Gefühl wie Herausfallen innerer Teile
- Knochenauflockerung (Osteoporose)

*Harnorgane*

- Harnabgang gering/viel
- Harnabgang oft/selten
- Harnen verschlimmert vorher/bei Eintritt/während/nachher
- Harndrang allgemein/vergeblich
- Harnabgang tropfenweise/unwillkürlich/unwillkürlich nachts/unterbrochen

**Weitere, im Fragebogen nicht erwähnte Symptome**
(evtl. Zusatzblatt benützen)

Korrespondierendes Repertorium: Bönninghausens Therapeutisches Taschenbuch. Revidierte Ausgabe 2000.

Weiterführende Informationen: www.heinerfrei.ch

© Frei H: Homöopathische Behandlung multimorbider Patienten. Stuttgart: Karl F. Haug; 2011

## 3.8
# Fragebogen Urologie

| Name: | Datum: |
|---|---|

**Bitte beschreiben Sie hier stichwortartig Ihr urologisches Leiden (Was/Wo?):**


**Bitte unterstreichen Sie nachfolgend die eindeutigen, aktuellen Merkmale Ihres Leidens!**
Die Formulierung „verschlimmert" kann auch die Ursache einer Krankheit beschreiben oder die Bedeutung von „schmerzhaft" haben. Die blau gedruckten, polaren Symptome sind von größter Bedeutung für die Mittelbestimmung. Arbeiten Sie sehr sorgfältig!

**Ursache der Erkrankung** (wenn bekannt)

.................................................................................................

**Grundmodalitäten**
*Temperatur/Luft/Einhüllen/Entblößen*
- Wärme (allg.) verschlimmert/bessert
- Kälte (allg.) verschlimmert/bessert
- Kaltwerden (Auskühlung) verschlimmert/bessert
- Warmeinhüllen verschlimmert/bessert
- Entblößen verschlimmert/bessert
- Bedürfnis freie Luft/Abneigung freie Luft
- im Freien verschlimmert/gebessert
- Zimmerwärme verschlimmert/bessert
- beim/nach Schwitzen verschlimmert/besser
- Hitze/Schweiß mit Neigung zu Entblößen
- Hitze/Schweiß mit Abneigung geg. Entblößen
- Durchnässung/Baden verschlimmert

*Wetter*
- Wetter/Luft kalt verschlimmert/bessert
- Wetter/Luft warm verschlimmert/bessert
- Wetter/Luft feucht verschlimmert/bessert
- Wetter/Luft trocken verschlimmert/bessert
- Wetter feucht-kalt verschlimmert
- Wind/Zugluft verschlimmert

*Bewegung und Stellung*
- Verlangen Bewegung/Abneigung
- Bewegung verschlimmert/bessert
- Anstrengung körp. verschlimmert/bessert
- Ruhe verschlimmert/bessert
- Liegen verschlimmert/bessert
- Sitzen verschlimmert/bessert
- Stehen verschlimmert/bessert

*Wahrnehmung*
- Berührung verschlimmert/bessert
- Druck/Reiben verschlimmert/bessert
- Licht (helles) verschlimmert/bessert

*Nahrung*
- Hunger/Appetitlosigkeit
- Durst/Durstlosigkeit
- Übergewicht/Abmagerung

*Zeit*
- Periodizität der Beschwerden
  (Dauer des symptomfreien Intervalls?)
- vor/während/nach Schlaf verschlimmert/gebessert

**Lokale Modalitäten, Empfindungen und Befunde**
*Alle Lokalisationen*
- Gehen im Freien verschlimmert/bessert
- Laufen (Joggen) verschlimmert/bessert
- Auftreten hartes verschlimmert/bessert
- Steigen hinauf/hinunter verschlimmert/bessert
- Heranziehen d. Gliedmaßen verschlimmert/bessert
- Fahren im Wagen verschlimmert/bessert
- beim Hinsetzen verschlimmert/besser
- nach Hinlegen verschlimmert/gebessert
- Liegen auf Rücken verschlimmert/bessert
- Liegen auf Seite verschlimmert/bessert
- Liegen auf schmerzhafter/schmerzloser Seite verschlimmert/bessert
- Lagewechsel verschlimmert/bessert
- Umdrehen im Bett verschlimmert

- beim/nach Aufstehen aus Bett/vom Sitz verschlimmert/gebessert
- Bücken verschlimmert/bessert
- Sitzen krumm/aufrecht verschlimmert/bessert
- Umschläge feuchte verschlimmert/bessern
- Warmwerden im Bett verschlimmert/bessert
- nüchtern, vor Frühstück verschlimmert/besser
- beim/nach Essen verschlimmert/gebessert
- nach Trinken verschlimmert/gebessert
- Nahrungsmittel, Wasser, Kaltes verschlimmert/bessert
- Nahrungsmittel, Warmes verschlimmert/bessert
- Nahrungsmittel, Kaltes verschlimmert/bessert
- nach Stuhlgang verschlimmert/besser
- Drücken von außen herein/innen heraus
- Stechen von außen herein/innen heraus
- Stechen herauf/herunter
- Ziehen herauf/herunter
- Leisten rechts/links

*Urologie*
- Harnabgang gering/viel
- Harnabgang oft/selten
- Harndrang
- Harndrang vergeblich
- Harnabgang tropfenweise/unterbrochen/verhalten
- Harnabgang unwillkürlich tags/nachts
- Harnen verschlimmert vorher/während/nachher
- Harnbeschaffenheit blass/blutig/dunkel/heiß/scharf/schleimig/trüb/trüb werdend, zuckerhaltig
- Bodensatz  allgemein/blutig/rötlich/sandig/schleimig/weißlich
- kalte Füße verschlimmern
- Husten verschlimmert
- Kleiderdruck verschlimmert
- Kleiderlösen bessert

*Andrologie*
- Geschlechtsteile rechts/links
- Libido stark/schwach
- Beischlaf verschlimmert während/nachher
- Erektion zu oft (Priapismus)
- Prostatasekretion
- Samenerguss unfreiwillig (Pollutionen)
- Geschlechtsvermögen schwach
- Impotenz

**Weitere, im Fragebogen nicht erwähnte Symptome**
(evtl. Zusatzblatt benützen)

Korrespondierendes Repertorium: Bönninghausens Therapeutisches Taschenbuch. Revidierte Ausgabe 2000.
Weiterführende Informationen: www.heinerfrei.ch

## 3.9
# Fragebogen Bewegungsapparat

| Name: | Datum: |
|---|---|

**Bitte beschreiben Sie hier stichwortartig Ihr Leiden des Bewegungsapparates (Was/Wo?):**

**Bitte unterstreichen Sie nachfolgend die eindeutigen, aktuellen Merkmale Ihres Leidens!**
Die Formulierung „verschlimmert" kann auch die Ursache einer Krankheit beschreiben oder die Bedeutung von „schmerzhaft" haben. Die blau gedruckten, polaren Symptome sind von größter Bedeutung für die Mittelbestimmung. Arbeiten Sie sehr sorgfältig!

**Ursache der Erkrankung** (wenn bekannt)

..............................................................................

**Grundmodalitäten**
*Temperatur/Luft/Einhüllen/Entblößen*
- Wärme (allg.) verschlimmert/bessert
- Kälte (allg.) verschlimmert/bessert
- Kaltwerden (Auskühlung) verschlimmert/bessert
- Warmeinhüllen verschlimmert/bessert
- Entblößen verschlimmert/bessert
- Bedürfnis freie Luft/Abneigung freie Luft
- im Freien verschlimmert/gebessert
- Zimmerwärme verschlimmert/bessert
- beim/nach Schwitzen verschlimmert/besser
- Hitze/Schweiß mit Neigung zu Entblößen
- Hitze/Schweiß mit Abneigung geg. Entblößen
- Durchnässung/Baden verschlimmert

*Wetter*
- Wetter/Luft kalt verschlimmert/bessert
- Wetter/Luft warm verschlimmert/bessert
- Wetter/Luft feucht verschlimmert/bessert
- Wetter/Luft trocken verschlimmert/bessert
- Wetter feucht-kalt verschlimmert
- Wind/Zugluft verschlimmert

*Bewegung und Stellung*
- Verlangen Bewegung/Abneigung
- Bewegung verschlimmert/bessert
- Anstrengung körp. verschlimmert/bessert
- Ruhe verschlimmert/bessert
- Liegen verschlimmert/bessert
- Sitzen verschlimmert/bessert
- Stehen verschlimmert/bessert

*Wahrnehmung*
- Berührung verschlimmert/bessert
- Druck/Reiben verschlimmert/bessert

*Nahrung*
- Hunger/Appetitlosigkeit
- Durst/Durstlosigkeit
- Übergewicht/Abmagerung

*Zeit*
- Periodizität der Beschwerden (Dauer des symptomfreien Intervalls?)
- vor/während/nach Schlaf verschlimmert/gebessert

**Lokale Modalitäten, Empfindungen und Befunde**
*Alle Lokalisationen*
- Gehen im Freien verschlimmert/bessert
- Laufen (Joggen) verschlimmert/bessert
- Auftreten hartes verschlimmert/bessert
- Niesen/Husten verschlimmert
- Fahren im Wagen verschlimmert/bessert
- Steigen hinauf/hinunter verschlimmert/bessert
- Bewegung leidender Teile verschlimmert/bessert
- beginnende Bewegung verschlimmert
- Bewegung fortgesetzt verschlimmert/bessert
- nach Bewegung verschlimmert
- Drehen leidender Teile verschlimmert/bessert
- Heranziehen d. Gliedmaßen verschlimmert/bessert
- Ausstrecken d. Gliedes verschlimmert/bessert
- Heben leidender Glieder verschlimmert/bessert

- Hängenlassen leidender Gliedmaßen verschlimmert/bessert
- Aufstützen der Glieder verschlimmert/bessert
- Anlehnen verschlimmert/bessert
- beim Hinsetzen verschlimmert/gebessert
- nach Hinlegen verschlimmert/gebessert
- Liegen auf Rücken verschlimmert/bessert
- Liegen auf Seite verschlimmert/bessert
- Liegen auf schmerzhafter/schmerzloser Seite verschlimmert/bessert
- Lagewechsel verschlimmert/bessert
- Umdrehen im Bett verschlimmert
- Fahren im Wagen verschlimmert/bessert
- beim/nach Aufstehen aus Bett/vom Sitz verschlimmert/gebessert
- Bücken verschlimmert/bessert
- Aufrichten verschlimmert/bessert
- Sitzen krumm/aufrecht verschlimmert/bessert
- Umschläge feuchte verschlimmern/bessern
- Warmwerden im Bett verschlimmert/besser
- Drücken von außen herein/innen heraus
- Stechen von außen herein/innen heraus
- Stechen herauf/herunter
- Ziehen herauf/herunter

*Bestimmte Lokalisationen*

- äußerer Hals rechts/links
- Rücken rechts/links
- Arm rechts/links
- Bein rechts/links
- Leiste rechts/links
- Bewegung der Arme verschlimmert
- Heben des Armes verschlimmert
- Bewegung des Kopfes verschlimmert

*Knochen und Knochenhaut*

- Knochen: Auflockerung/Eiterung/Entzündung/Geschwulst
- Knochen schmerzhaft allg., Schmerz: Bohren/Brennen/Drücken/Stechen/Zerschlagenheitsschmerz/Ziehen
- Knochenhaut schmerzhaft

*Gelenke*

- Gelenke: kraftlos/ungelenk/Verrenkungsneigung
- Gelenke: Drücken/Klamm (Krampf)/Knacken/lähmiger Schmerz/Spannen/Stechen/Verrenkungsschmerz/Zerschlagenheitsschmerz/Ziehen/Zusammenschnüren

*Muskeln*

- Muskeln schlaff/straff
- Muskeln: Klamm (Krampf)/Verhärtung/Verkürzung/Zuckungen
- Muskeln: Drücken/Rucken/Stechen/Ziehen

*Verletzungen*

- Verletzungen allgemein/mit Bluterguss
- Quetschungen (Prellungen)
- Splitterverletzungen
- Weichteilverletzungen
- Drüsenverletzungen
- Knochenverletzungen
- Knochenbrüche mit langsamer Heilung
- Verrenkungen

**Weitere, im Fragebogen nicht erwähnte Symptome** (evtl. Zusatzblatt benützen)

Korrespondierendes Repertorium: Bönninghausens Therapeutisches Taschenbuch. Revidierte Ausgabe 2000.

Weiterführende Informationen: www.heinerfrei.ch

## 3.10
# Fragebogen Allergische Erkrankungen (Asthma/„Heuschnupfen"/Ekzeme/Urtikaria)

| Name: | Datum: |
|---|---|

**Bitte beschreiben Sie hier stichwortartig Ihr allergisches Leiden (Was/Wo?):**

**Bitte unterstreichen Sie nachfolgend die eindeutigen, aktuellen Merkmale Ihres Leidens!**
Die Formulierung „verschlimmert" kann auch die Ursache einer Krankheit beschreiben oder die Bedeutung von „schmerzhaft" haben. Die blau gedruckten, polaren Symptome sind von größter Bedeutung für die Mittelbestimmung. Arbeiten Sie sehr sorgfältig!

**Ursache der Erkrankung** (wenn bekannt)

.................................................................................................

### Grundmodalitäten
*Temperatur/Luft/Einhüllen/Entblößen*
- Wärme (allg.) verschlimmert/bessert
- Kälte (allg.) verschlimmert/bessert
- Kaltwerden (Auskühlung) verschlimmert/bessert
- Warmeinhüllen verschlimmert/bessert
- Entblößen verschlimmert/bessert
- Bedürfnis freie Luft/Abneigung freie Luft
- im Freien verschlimmert/gebessert
- Zimmerwärme verschlimmert/bessert
- beim/nach Schwitzen verschlimmert/besser
- Hitze/Schweiß mit Neigung zu Entblößen
- Hitze/Schweiß mit Abneigung geg. Entblößen
- Durchnässung/Baden verschlimmert

*Wetter*
- Wetter/Luft kalt verschlimmert/bessert
- Wetter/Luft warm verschlimmert/bessert
- Wetter/Luft feucht verschlimmert/bessert
- Wetter/Luft trocken verschlimmert/bessert
- Wetter feucht-kalt verschlimmert
- Wind/Zugluft verschlimmert

*Bewegung und Stellung*
- Verlangen Bewegung/Abneigung
- Bewegung verschlimmert/bessert
- Anstrengung körp. verschlimmert/bessert
- Ruhe verschlimmert/bessert
- Liegen verschlimmert/bessert
- Sitzen verschlimmert/bessert
- Stehen verschlimmert/bessert

*Wahrnehmung*
- Berührung verschlimmert/bessert
- Druck/Reiben verschlimmert/bessert

*Nahrung*
- Hunger/Appetitlosigkeit
- Durst/Durstlosigkeit
- Übergewicht/Abmagerung

*Zeit*
- Periodizität der Beschwerden (Dauer des symptomfreien Intervalls?)
- vor/während/nach Schlaf verschlimmert/gebessert

### Lokale Modalitäten, Empfindungen und Befunde
*Alle Lokalisationen*
- Gehen im Freien verschlimmert/bessert
- Laufen (Joggen) verschlimmert/bessert
- Auftreten hartes verschlimmert/bessert
- Fahren im Wagen verschlimmert/bessert
- Steigen hinauf/hinunter verschlimmert/bessert
- Bewegung fortgesetzt verschlimmert/bessert
- nach Bewegung verschlimmert
- Anlehnen verschlimmert/bessert
- beim Hinsetzen verschlimmert/gebessert
- nach Hinlegen verschlimmert/gebessert
- Liegen auf Rücken verschlimmert/bessert

- Liegen auf Seite verschlimmert/bessert
- Liegen auf schmerzhafter/schmerzloser Seite verschlimmert/bessert
- Lagewechsel verschlimmert/bessert
- Umdrehen im Bett verschlimmert
- beim/nach Aufstehen aus Bett/vom Sitz verschlimmert/gebessert
- Bücken verschlimmert/bessert
- Sitzen krumm/aufrecht verschlimmert/bessert
- Umschläge, feuchte verschlimmern/bessern
- Warmwerden im Bett verschlimmert/besser
- Drücken von außen herein/innen heraus
- Stechen von außen herein/innen heraus
- Stechen herauf/herunter
- Ziehen herauf/herunter
- Trinken nachher verschlimmert/bessert
- Essen nachher verschlimmert/bessert
- Essen/Trinken, Kaltes verschlimmert/bessert
- Essen/Trinken, Warmes verschlimmert/bessert
- Kribbeln in inneren Teilen
- Wundheitsschmerz innere Teile

*Asthma*

- Brust rechts/links
- Atmen schnell/langsam
- Ausatmen verschlimmert/bessert
- Einatmen verschlimmert/bessert
- Tiefatmen verschlimmert/bessert
- Sprechen verschlimmert
- Gähnen verschlimmert
- Husten morgens mit, abends ohne Auswurf
- Husten abends mit, morgens ohne Auswurf
- Husten tagsüber mit, nachts ohne Auswurf
- Husten nachts mit, tagsüber ohne Auswurf
- Husten trocken/mit Auswurf
- Atmen ängstlich/keuchend/laut/rasselnd/seufzend/ungleich/tief
- Atemnot
- Atemversetzung (kann nicht tief einatmen)
- Erstickungsanfälle
- Auswurf blutig/blutig gestreift/eitrig gelb/grünlich/scharf-wundmachend/schleimig/wässrig/zäh
- Auswurf Geschmack bitter/fade/faul/metallisch/salzig/sauer/süßlich/widrig
- Zyanose (bläuliche Hautfarbe)

*„Heuschnupfen": HNO-Symptome*

- Speichelverminderung/-vermehrung
- Stimme heiser/hohl/leise/mangelnd/rau/unrein
- Fließschnupfen/Stockschnupfen
- Schnupfen blutig/dickflüssig/eitrig/gelb/grün/scharf/schleimig/übel riechend/wässrig/zäh
- Schnupfen verschlimmert
- unterdrückter Schnupfen verschlimmert
- Schnäuzen verschlimmert
- Niesen versagend
- Geruchstäuschungen allg.
- Geruchssinn empfindlich/schwach
- Nasenbluten hellrot/dunkelrot
- Niesen verschlimmert
- Ohr rechts/links
- Gehör empfindlich/Schwerhörigkeit
- Verstopftheitsgefühl der Ohren
- Geschmack fein/schwach/verloren

*„Heuschnupfen": Augensymptome*

- Licht verschlimmert/bessert
- Dunkelheit verschlimmert/bessert
- Augen öffnen verschlimmert/bessert
- Augen schließen verschlimmert/bessert
- Bindehaut (-entzündung)
- Tränen der Augen

*Hautsymptome*

- Ausschlag allg./trocken/nässend/wund-schmerzend/krustig/eiternd
- Milchschorf bei Säuglingen
- Nesselausschlag
- Hautrisse
- Kratzen verschlimmert/bessert

**Weitere, im Fragebogen nicht erwähnte Symptome**
(evtl. Zusatzblatt verwenden)

Korrespondierendes Repertorium: Bönninghausens Therapeutisches Taschenbuch. Revidierte Ausgabe 2000.
Weiterführende Informationen: www.heinerfrei.ch

© Frei H: Homöopathische Behandlung multimorbider Patienten. Stuttgart: Karl F. Haug; 2011

## 3.11
# Fragebogen Psyche

| Name: | Datum: |
|---|---|

**Bitte beschreiben Sie hier stichwortartig Ihr Problem:**

**Bitte unterstreichen Sie nachfolgend die eindeutigen, aktuellen Merkmale Ihres Leidens!**
Die Formulierung „verschlimmert" kann auch die Ursache einer Krankheit beschreiben oder die Bedeutung von „schmerzhaft" haben. Die blau gedruckten, polaren Symptome sind von größter Bedeutung für die Mittelbestimmung. Bei den Gemütssymptomen ist die Unterscheidung von der normalen, üblichen Wesensart des Patienten manchmal schwierig. Achten Sie deshalb besonders genau darauf, dass es sich wirklich um **Veränderungen bei Krankheit** handelt, oder aber **um ganz extrem auffallende Wesenszüge**. Arbeiten Sie sehr sorgfältig!

**Ursache der Erkrankung** (wenn bekannt)

..............................................................................

**Grundmodalitäten**
*Temperatur/Luft/Einhüllen/Entblößen*
- Wärme (allg.) verschlimmert/bessert
- Kälte (allg.) verschlimmert/bessert
- Kaltwerden (Auskühlung) verschlimmert/bessert
- Warmeinhüllen verschlimmert/bessert
- Entblößen verschlimmert/bessert
- Bedürfnis freie Luft/Abneigung freie Luft
- im Freien verschlimmert/gebessert
- Zimmerwärme verschlimmert/bessert
- beim/nach Schwitzen verschlimmert/besser
- Hitze/Schweiß mit Neigung zu Entblößen
- Hitze/Schweiß mit Abneigung geg. Entblößen
- Durchnässung/Baden verschlimmert

*Wetter*
- Wetter/Luft kalt verschlimmert/bessert
- Wetter/Luft warm verschlimmert/bessert
- Wetter/Luft feucht verschlimmert/bessert
- Wetter/Luft trocken verschlimmert/bessert
- Wetter feucht-kalt verschlimmert
- Wind/Zugluft verschlimmert

*Bewegung und Stellung*
- Verlangen Bewegung/Abneigung
- Bewegung verschlimmert/bessert
- Anstrengung körp. verschlimmert/bessert
- Ruhe verschlimmert/bessert
- Liegen verschlimmert/bessert

- Sitzen verschlimmert/bessert
- Stehen verschlimmert/bessert

*Wahrnehmung*
- Berührung verschlimmert/bessert
- Druck/Reiben verschlimmert/bessert
- Licht (helles) verschlimmert/bessert
- Geruchssinn empfindlich/vermindert

*Nahrung*
- Hunger/Appetitlosigkeit
- Durst/Durstlosigkeit
- Übergewicht/Abmagerung

*Zeit*
- Periodizität der Beschwerden (Dauer des symptomfreien Intervalls?)
- vor/während/nach Schlaf verschlimmert/gebessert

**Lokale Modalitäten, Empfindungen und Befunde**
*Allgemein*
- Schwindel
- Trunkenheitsgefühl
- Verlangen nach Wein (Alkohol)
- Alkohol verschlimmert
- Libido erhöht/vermindert
- Regelblutung verschlimmert vorher/bei Eintritt/während/nachher

*Gemütssymptome*

- Traurigkeit/Fröhlichkeit ungewöhnlich
- Gereiztheit/Sanftheit ungewöhnlich
- Alleinsein verschlimmert/bessert
- Gesellschaft verschlimmert/bessert
- Denken an Beschwerden verschlimmert/bessert
- Weinen verschlimmert/bessert
- Sprechen verschlimmert/bessert
- Sprechen anderer verschlimmert
- Musik verschlimmert
- Gemütsbewegung verschlimmert
- Ärger verschlimmert
- Ärger mit Angst verschlimmert
- Ärger mit Heftigkeit verschlimmert
- Ärger mit Schreck verschlimmert
- Ärger mit stillem Verdruss verschlimmert
- Kummer verschlimmert
- Kränkung verschlimmert
- Liebe, unglückliche, verschlimmert
- Menschenüberfüllte Räume verschlimmern
- Angst, Schreck, Furcht verschlimmert
- Trost verschlimmert
- Zorn verschlimmert
- Angegriffenheit des Gemüts
- Aufregung nervöse
- Nervenschwäche
- Stimmungsschwankungen
- Stolz, Hochmut
- Verdrießlichkeit
- Boshaftigkeit
- Dreistigkeit, Frechheit
- Ernsthaftigkeit
- Misstrauen, Argwohn
- Angst, Furcht, Schreckhaftigkeit
- Gleichgültigkeit, Apathie, Desinteresse
- Hoffnungslosigkeit
- Hypochondrie
- Melancholie
- Einbildungen, Halluzinationen, Zwangsvorstellungen
- Wahnvorstellungen (Wahnsinn)
- Selbstmordgedanken
- Eingenommenheit
- Benebelung
- Betäubung
- Delirien

*Verstand und Gedächtnis*

- Begreifen leichtes/schweres
- Anstrengung geistig verschlimmert/bessert
- Verstand angegriffen
- Geistige Behinderung
- Zerstreutheit
- Gedächtnis lebhaft
- Gedächtnis schwach
- Gedächtnis verloren

**Weitere, im Fragebogen nicht erwähnte Symptome**
(evtl. Zusatzblatt benützen)

Korrespondierendes Repertorium: Bönninghausens Therapeutisches Taschenbuch. Revidierte Ausgabe 2000.
Weiterführende Informationen: www.heinerfrei.ch

© Frei H: Homöopathische Behandlung multimorbider Patienten. Stuttgart: Karl F. Haug; 2011

# 3.12 Fragebogen Schlafstörungen

| Name: | Datum: |
|---|---|

**Bitte beschreiben Sie hier stichwortartig Ihre Schlafstörung:**

**Bitte unterstreichen Sie nachfolgend die eindeutigen, aktuellen Merkmale Ihrer Schlafstörung!**
Die Formulierung „verschlimmert" kann auch die Ursache einer Störung beschreiben oder die Bedeutung von „schmerzhaft" haben. Die blau gedruckten, polaren Symptome sind von größter Bedeutung für die Mittelbestimmung. Arbeiten Sie sehr sorgfältig!

**Ursache der Schlafstörung** (wenn bekannt)

..............................................................................................................

**Grundmodalitäten**

*Temperatur/Luft/Einhüllen/Entblößen*
- Wärme (allg.) verschlimmert/bessert
- Kälte (allg.) verschlimmert/bessert
- Kaltwerden (Auskühlung) verschlimmert/bessert
- Warmeinhüllen verschlimmert/bessert
- Entblößen verschlimmert/bessert
- Bedürfnis freie Luft/Abneigung freie Luft
- im Freien verschlimmert/bessert
- Zimmerwärme verschlimmert/bessert
- Hitze/Schweiß mit Neigung zu Entblößen
- Hitze/Schweiß mit Abneigung geg. Entblößen
- Durchnässung/Baden verschlimmert

*Wetter*
- Wetter/Luft kalt verschlimmert/bessert
- Wetter/Luft warm verschlimmert/bessert
- Wetter/Luft feucht verschlimmert/bessert
- Wetter/Luft trocken verschlimmert/bessert
- Wetter feucht-kalt verschlimmert
- Windiges Wetter, Sturm verschlimmert
- Wetterwechsel verschlimmert

*Bewegung und Stellung*
- Verlangen Bewegung/Abneigung Bewegung
- Ruhe verschlimmert/bessert
- Anstrengung körp. verschlimmert/bessert
- Liegen auf Rücken verschlimmert/bessert
- Liegen auf Seite verschlimmert/bessert

*Wahrnehmung*
- Berührung verschlimmert/bessert
- Druck verschlimmert/bessert
- Reiben, Massieren verschlimmert/bessert
- Licht verschlimmert/bessert
- Dunkelheit verschlimmert/bessert

*Nahrung*
- Hunger/Nüchtern verschlimmert
- Durst/Durstlosigkeit

*Zeit*
- Periodizität der Beschwerden (Dauer des symptomfreien Intervalls?)
- vor/zu Beginn/während/nach Schlaf verschlimmert/ gebessert

**Lokale Modalitäten, Empfindungen und Befunde**

*Allgemein*
- Anstrengung geistig verschlimmert/bessert
- nach Trinken verschlimmert/gebessert
- Nahrungsmittel, Wasser, Kaltes verschlimmert/bessert
- Trinken Alkohol verschlimmert/bessert
- Essen verschlimmert/bessert
- Nahrungsmittel, Warmes verschlimmert/bessert
- Nahrungsmittel, Kaltes verschlimmert/bessert
- Zahnen verschlimmert
- Schnupfen verschlimmert
- Schwangerschaft verschlimmert
- Regelblutung verschlimmert vorher/bei Eintritt/ während/nachher
- Vollmond/Neumond verschlimmert
- Ärger verschlimmert

- Kummer verschlimmert
- Kränkung verschlimmert
- Zorn verschlimmert
- Angst, Furcht, Schreck verschlimmert
- Herzklopfen allgemein
- Herzklopfen mit Angst
- Atmen ängstlich

*Schlaf*
- Einschlafen spät
- Einschlafen verhindert durch Beschwerden
- Schlaf ängstlich/tief/wie betäubt/zu lang/ unerquicklich/unruhig
- Schlaflosigkeit allg./vor Mitternacht/nach Mitternacht
- Schlaflosigkeit mit Schläfrigkeit
- Schlaflosigkeit veranlassende Beschwerden (was genau?):

..........................................

..........................................

..........................................

..........................................

..........................................

- Erwachen zu früh
- Erwachen öfters nachts
- Einschlafen unmöglich nach Erwachen
- Schläfrigkeit tagsüber/morgens/vormittags, nachmittags/abends
- Schläfrigkeit veranlassende Beschwerden
- Schlafsucht
- Schlaftrunkenheit
- Schlafmangel verschlimmert
- Gähnen
- Gähnen krampfhaft
- Gähnen ohne Schläfrigkeit

*Träume*
(nur Träume, die sich öfters wiederholen sind relevant)
- Träume ängstlich
- Träume ängstlich/ärgerlich/von Fallen/Feuer/Streit/ mit Toten/Unglücksfällen
- Träume angenehm
- Träume verliebt/schwärmerisch
- Träume anhaltend
- Träume geistesanstrengend/gleichgültig/lebhaft/ verworren/unerinnerlich
- Wachträume

**Anmerkung für den behandelnden Arzt:**

Die Rubriken zur Schlaflage sind klein und können leicht in die Irre führen. Sie werden deshalb hier nicht aufgeführt.

**Weitere, im Fragebogen nicht erwähnte Symptome**
(evtl. Zusatzblatt benützen)

Korrespondierendes Repertorium: Bönninghausens Therapeutisches Taschenbuch. Revidierte Ausgabe 2000
Weiterführende Informationen: www.heinerfrei.ch

# 3.13
# Fragebogen Wahrnehmungsstörungen, ADS und ADHS

| Name: | Datum: |
|---|---|

**Bitte unterstreichen Sie nachfolgend nur eindeutige Symptome!**
Die polaren Symptome sind von größter Bedeutung für die Mittelbestimmung. Versuchen Sie möglichst mindestens fünf polare Symptome zu finden. Die korrekte Mittelbestimmung ist ganz auf Ihre sorgfältigen Beobachtungen angewiesen.

| Wahrnehmungsymptome | | |
|---|---|---|
| Visuell | 2185* | helles Licht unangenehm (< Licht) |
| | 2361 | Sehen angestrengt verschlimmert (z.B. Nervosität *nach* PC-Arbeit oder TV) |
| | 2183 | Lesen verschlimmert/ermüdet/ist schwierig |
| Taktil | 2018 | Abneigung geg. Berührung/B. verschlimmert |
| | 1076 | Unruhe körperlich, zappelig |
| Vestibulär | 2075 | Fahren im Wagen verschlimmert/Reisekrankheit |
| | 2077 | Fahren mit dem Schiff verschlimmert/Seekrankheit |
| Auditiv | 165 | Gehör überempfindlich |
| | 2128 | Geräusch, Lärm verschlimmert/unerträglich |
| | 2215 | Musik verschlimmert |
| | 2390 | Sprechen verschlimmert/ermüdet (Sprachfehler) |
| Propriozeptorisch | 925 | Fallen leicht/oft |
| | 1047 | Schwerfälligkeit körperlich |
| | 2354 | Schreiben/Zeichnen verkrampft, ermüdend |
| Temperaturempfindung | 2512 | Entblößen bessert |
| | 2429 | Wärme verschlimmert |
| | 2058 | Einhüllen bessert |
| | 2164 | Kälte verschlimmert |
| Geruchssinn | 211 | Geruchssinn überempfindlich |
| | 225 | Geruchssinn vermindert |
| Geschmackssinn (Zunge) | 385 | Geschmackssinn vermindert (würzt alles nach) |
| **Bewegung** | | |
| | 878 | Verlangen nach Bewegung/Sport |
| | 2493 | Bewegung bessert (während) |
| | 874 | Abneigung geg. Bewegung/Trägheit |
| | 1309 | Muskeln straff |
| | 1304 | Muskeln schlaff |

| Verschlimmerungszeit im Tagesablauf | | |
|---|---|---|
| | 2339 | morgens, nach dem Erwachen |
| | 2336 | abends, vor dem Schlafen |
| **Gemüt, Verstand, Gedächtnis** | | |
| | 21 | traurig, niedergeschlagen, weinerlich |
| | 9 | gereizt, aggressiv, Zornausbrüche |
| | 28 | Begreifen schwer, langsam |
| | 37 | Zerstreutheit |
| | 39 | Gedächtnis schwach (vergisst Gelerntes schnell wieder) |

\* Anmerkung für den repertorisierenden Arzt: Symptomennummern in *Bönninghausens Therapeutischem Taschenbuch*, revidierte Ausgabe 2000, können im PC-Programm direkt eingegeben werden.

Die nachfolgende Tabelle auf S. 153 ist ebenfalls auszufüllen.

## 3.13 Fragebogen Wahrnehmungsstörungen, ADS und ADHS

Die folgenden Symptome sind bei Wahrnehmungsstörungen und ADS/ADHS zwar häufig, aber **weniger zuverlässig** für die homöopathische Mittelbestimmung.**

Bitte unterstreichen Sie trotzdem, was zutrifft (< = schlimmer durch/> = besser durch).

### Gemütssymptome
- Stimmungsschwankungen
- Verdrießlichkeit
- Ernsthaftigkeit
- Ängstlichkeit
- Zwangsvorstellungen
- Stolz, Arroganz
- Boshaftigkeit
- Eifersucht
- Habsucht, Geiz
- Dreistigkeit, Frechheit, Unhöflichkeit
- diktatorisch***
- Abneigung, sich zu waschen

*Modalitäten des Gemüts*
- < Anstrengung geistig
- < Alleinsein
- < Gesellschaft
- < in Dunkelheit
- < menschenüberfüllte Räume
- < fremde Menschen
- < durch Trost
- < Angst
- < Kummer
- < Ärger
- < Zorn
- < Schlafmangel

*Gemütsabhängige motorische Phänomene*
- Stottern***
- Zähneknirschen***

### Frische Luft/Bewegung
- Verlangen/Abneigung frische Luft
- > im Freien
- > Gehen im Freien
- > Anstrengung körperlich
- Bewegungen unwillkürlich (Tics)

### Berührung
- < Kleiderdruck
- < Haarekämmen
- > Berührung
- > Reiben/Massieren

### Wetter, Mondphasen
- < Wetter feucht-kalt
- < im Herbst
- < im Winter
- < Wetter windig
- < Wetterwechsel
- < Vollmond
- < Neumond

### Essen/Trinken
- Ekel
- Verlangen Süßes
- Verlangen Salziges
- Verlangen Milch
- < Zeit mittags
- < Hunger
- < Nahrungsmittel, Süßes
- < Milch
- > Essen nachher
- > Trinken nachher

**Wenn Sie Symptome beobachtet haben, die Sie auf diesem Fragebogen nicht finden, notieren Sie diese bitte hier** (evtl. Zusatzblatt benützen)

Empfohlen für detaillierte Instruktionen wird das Buch von Frei H. Die homöopathische Behandlung von Kindern mit ADS/ADHS. Stuttgart: Haug; 2009

Korrespondierendes Repertorium: Bönninghausens Therapeutisches Taschenbuch. Revidierte Ausgabe 2000.

Weiterführende Informationen: www.heinerfrei.ch

---

**) Anmerkung für den repertorisierenden Arzt: Machen Sie zunächst **nur** mit den **polaren Symptomen** auf Seite 1 und 2 dieses Fragebogens eine Differenzialdiagnose der infrage kommenden Arzneimittel. Die Symptome der Seite 3 werden erst beim anschließenden Materiamedica-Vergleich verwendet. Deren Einbezug in die Repertorisation kann irreführend sein. Ausgenommen von dieser Regel sind die Symptome **Stottern** (s. Kent III, S. 208) und **Zähneknirschen** (s. Kent III, S. 220).

***) Symptome, die nicht in *Bönninghausens Therapeutischem Taschenbuch* aufgeführt sind.

© Frei H: Homöopathische Behandlung multimorbider Patienten. Stuttgart: Karl F. Haug; 2011

## 3.14
# ADS-Beurteilungsblatt [26]

Name:  Beurteilt von Mutter/Vater/Lehrer/in

1. Legen Sie immer den gleichen Maßstab an, den **Ihrer** Beobachtungen.
2. Beobachtungen verschiedener Beurteiler müssen nicht identisch sein.
3. Urteilen Sie nicht aufgrund von Einzelereignissen, sondern nehmen Sie einen Querschnitt über die letzten 2 Wochen.

|  | Vor Behandlung | 1 | 2 | 3 | 4 | 5 | 6 |
|---|---|---|---|---|---|---|---|
| erregbar, impulsiv | | | | | | | |
| weint leicht und häufig | | | | | | | |
| unruhig, zappelig | | | | | | | |
| unruhig, auf dem Sprung | | | | | | | |
| zerstörerisch | | | | | | | |
| fehlende Ausdauer | | | | | | | |
| Konzentrationsmangel | | | | | | | |
| schnelle Stimmungswechsel | | | | | | | |
| leicht frustriert | | | | | | | |
| stört andere Kinder | | | | | | | |
| **Total** | | | | | | | |
| **Datum** | | | | | | | |
| **Medikament** | | | | | | | |

Beurteilungsskala: 0 = gar nicht, 1 = ein wenig, 2 = ziemlich stark, 3 = sehr stark

© Frei H: Homöopathische Behandlung multimorbider Patienten. Stuttgart: Karl F. Haug; 2011

## 3.15
# Einnahmeanweisung für Patienten

## Verabreichung von Q-Potenzen

### Erste Einnahme des Mittels

Sie erhalten ein Fläschchen, das vollständig mit dem Medikament gefüllt ist, damit es vor Gebrauch nicht geschüttelt wird. Beim Gebrauch muss es vor jeder Anwendung verschüttelt werden. Damit sich dabei die Flüssigkeit im Fläschchen bewegen kann, müssen Sie zuerst einen kleinen Teil des Medikaments wegschütten (bis Oberrand Etikett).
Vor jeder Verschüttelung Pipette ins Fläschchen hinein leeren, dann dieses wieder gut verschließen. Danach 10-mal kräftig schütteln (gleiche Bewegung wie beim Herunterschütteln eines Quecksilber-Fieberthermometers).
Geben Sie danach zwei Tropfen in einen Wegwerfbecher (2 dl), der zur Hälfte mit Leitungswasser gefüllt ist, und rühren Sie mit einem Plastiklöffel kräftig um.
Von diesem Becher werden 5 ml mit einem Plastiklöffel eingenommen. Der übrige Inhalt kann weggeschüttet werden. Becher und Löffel werden mit Wasser gespült und weggestellt. Sie dürfen nur vom Patienten verwendet werden. Beim Anbruch eines neuen Fläschchens werden sie weggeworfen und durch neue ersetzt.
*Einnahmezeit:* ...............................................................

### Weitere Einnahmen des Mittels

Gleiches Vorgehen wie bei der ersten Einnahme, aber ohne vorher etwas auszuschütten. Die Flasche muss jedes Mal 10-mal kräftig geschüttelt werden.
*Wiederholung der Dosen:* ........................ Nach ..... Wochen Kontrolle beim Arzt.

### Wichtig!

Es ist mit einer anfänglichen Verschlimmerung der Symptome zu rechnen, welche meist nicht länger als 2 Wochen dauert.

### Während der homöopathischen Behandlung müssen folgende Dinge unbedingt gemieden werden:

- andere homöopathische Mittel (auch homöopathische Komplexmittel, Schüsslersalze etc.)
- Pfefferminze/Menthol (z.B. Tee, Kaugummi, Zahnpasta etc.). Geeignete Zahnpasten sind u.a. Elmex mentholfrei (Geschmack in der Schweiz: Banane, in Deutschland: Apfel), Homeodent (Anis- oder Zitronengeschmack) oder Candida Bicarbonat (von Migros).
- Kamillentee, Kaffee (koffeinfrei erlaubt)
- kampferhaltige Salben (Vicks®, Pulmex®, Liberol®, Transpulmin®)
- Das Medikament darf nicht in der Nähe elektronischer Geräte (TV, PCs, Mikrowellengerät, Handys usw.) aufbewahrt werden.

## Verdünnen von homöopathischen Einzeldosen

Das Verdünnen von homöopathischen Einzeldosen wird zur Verminderung der Erstreaktion angewandt.

1. Plastikbecher (ca. 2 dl) mit Leitungswasser füllen.
   (Anmerkung für den verschreibenden Arzt: Die Verdünnung kann über drei bis fünf Becher erfolgen, je nach der erwarteten Reaktion des Patienten.)
2. Die Globuli in den ersten Becher geben und auflösen (dauert ca. 15 Minuten).
3. Mit einem Plastiklöffel den ersten Becher kräftig umrühren.
4. Einen Plastiklöffel voll vom ersten in den zweiten Becher geben und diesen wieder kräftig umrühren.
5. Einen Plastiklöffel vom zweiten in den dritten Becher geben und erneut kräftig umrühren (usw.).
6. Vom letzten Becher einen Plastiklöffel voll einnehmen, den Rest wegschütten.

## 3.16
# Fragebogen Umfeld

| Name: | Datum: |
|---|---|

**Dieser Fragebogen dient dazu, Einflüsse zu erkennen, die Ihre Genesung fördern oder behindern können. Beachten Sie auch die Umstände, die zeitlich weiter zurückliegen. Bitte beschreiben Sie kurz:**

Ihr familiäres Umfeld:

Ihre aktuelle und frühere berufliche Tätigkeit:

Ihre Wohnsituation:

Umstände, von denen Sie den Eindruck haben, dass sie Ihre Gesundheit negativ beeinflussen:

Umstände, von denen Sie den Eindruck haben, dass sie Ihre Gesundheit positiv beeinflussen:

Frühere Erkrankungen, Unfälle und Operationen:

© Frei H: Homöopathische Behandlung multimorbider Patienten. Stuttgart: Karl F. Haug; 2011

## 3.17
# Was sollten Sie während einer homöopathischen Behandlung tun, was lassen?

- Bauen Sie unnötigen Stress ab.
- Machen Sie, wenn immer möglich, täglich einen 45 Minuten dauernden Spaziergang an der frischen Luft.
- Die folgenden Dinge sollten Sie **unbedingt meiden**, weil durch sie die homöopathische Behandlung gestört bzw. antidotiert werden kann:
  - andere homöopathische Mittel (auch homöopathische Komplexmittel, Schüsslersalze etc.)
  - Pfefferminze/Menthol (Tee, Kaugummi, pfefferminzhaltige Zahnpasten etc.). Geeignete Zahnpasten sind unter anderem Elmex mentholfrei (Bananen- oder Apfelgeschmack) oder **Homeodent** (Anis- oder Zitronengeschmack)
  - Kamillentee
  - Kaffee (koffeinfrei erlaubt)
  - kampferhaltige Salben (Vicks®, Pulmex®, Liberol®, Transpulmin® etc.)

© Frei H: Homöopathische Behandlung multimorbider Patienten. Stuttgart: Karl F. Haug; 2011

# 4 Die Evaluation der Polaritätsanalyse bei multimorbiden Patienten

Eine offene prospektive Outcome-Studie über 12 Monate (KFA-Studie)

| | | |
|---|---|---|
| 4.1 | Einführung | 159 |
| 4.2 | Methode | 160 |
| 4.3 | Resultate der KFA-Studie | 161 |
| 4.4 | Diskussion | 164 |
| 4.5 | Schlussfolgerungen | 165 |

## 4.1 Einführung

Die Polaritätsanalyse ist eine neu in die Homöopathie eingeführte Methode, mit welcher die Präzision der ärztlichen Verschreibungen gesteigert werden soll. Grundsätzlich ist zu fordern, dass jede Veränderung des methodischen Vorgehens, bevor sie der Öffentlichkeit vorgestellt wird, rigoros auf ihre Auswirkungen auf die Behandlungsresultate überprüft werden muss. Bekannt sind bereits die Auswirkungen der Polaritätsanalyse auf die Trefferquote bei akuten Erkrankungen und auf Trefferquote und Umfang der Besserung bei einfachen chronischen Erkrankungen. Bei den **akuten Erkrankungen** erfolgte eine prospektive Analyse von 206 Patienten mit verschiedenen Diagnosen, wie Atemwegsinfekt, Tonsillitis, Enteritis, Grippe, Sinusitis, Mittelohrentzündung, Zahnungsschmerzen, Blähungskoliken etc., unter Verwendung der jeweils spezifischen Checkliste. Dabei ergab sich innerhalb von 4 Tagen eine deutliche Besserung bzw. Heilung bei 175 Patienten, was einer Trefferquote von 85% entspricht. Verglichen wurde dieses Resultat mit einer ohne Polaritätsanalyse behandelten Vergleichsgruppe von 103 Kindern mit Atemwegsinfekten, welche anlässlich einer früheren Prüfung der Boger'schen Hustenrubriken [27] vorgenommen wurde (nicht publizierte Studie). Von dieser Vergleichsgruppe konnten 75 der 103 Kinder gebessert bzw. geheilt werden, was einer Trefferquote von 75% entspricht.

Die Auswirkungen der Anwendung der Polaritätsanalyse bei **chronischen Erkrankungen** wurden an 153 Patienten ermittelt, wobei die Trefferquote der ersten Verschreibung (Trefferdefinition: Besserung von 50% oder mehr) sowie die durchschnittliche Besserung des Hauptleidens in Prozent (subjektive Beurteilung der Besserung jedes Symptoms durch den Patienten, Errechnung eines Durchschnittswertes aller Symptome) 2 Monate nach Gabe einer Einzeldosis in der Potenz C 200 erfasst wurden. Mit dem neuen Vorgehen konnte eine Trefferquote von 84% erreicht werden. Die durchschnittliche Besserung bei den erfolgreichen Verschreibungen lag ebenfalls bei 84%. Als konventionell-homöopathisch behandelte Vergleichsgruppe dienten 50 Patienten aus einer früher durchgeführten Studie, in der die Resultate der Symptomengewichtung von Hahnemann erfasst und mit anderen verglichen worden waren [28]. Diese Vergleichsgruppe erreichte eine Trefferquote von 68%, die durchschnittliche Besserung bei den erfolgreichen Verschreibungen betrug 75%. Alle diese Resultate wurden bereits veröffentlicht [6, 7, 8, 9].

In der KFA-Studie geht es darum, die Anwendung der Polaritätsanalyse bei multimorbiden Patienten, d.h. solchen mit mindestens drei Leidensbereichen (oder Diagnosen) prospektiv zu prüfen. Im Unterschied zu den vorgängigen Evaluationen bei akuten und einfachen chronischen Krankheiten bestehen bei multimorbiden Patienten praktisch immer sehr viele Symptome, auch sehr viele polare Symptome. Diese einem einzigen Mittel korrekt zuzuordnen, ist eine besondere Herausforderung. Ist dies überhaupt möglich, oder nivelliert sich die Polaritätsdifferenz bei sehr vielen Symptomen und wird dadurch unbrauchbar? Und wie steht es mit dem Anspruch einer mathematischen Heilungsgewissheit, den Samuel Hahnemann [1, 2, 29] an seine Methode stellte: Ist sie Fiktion oder Realität?

Zusätzlich soll geklärt werden, ob Homöopathie einen substanziellen Anteil der medizinischen Grundversorgung befriedigend abdecken kann, und zu welchen Kosten. Kann die unbefriedigende schulmedizinische Polypragmasie bei multimorbiden Patienten durch ein einziges oder eine Sequenz von mehreren hochpotenzierten homöopathischen Mitteln, verabreicht wenn möglich in Einzeldosen in monatlichen Abständen, ersetzt werden?

## Studienziele

Konkret sollen die folgenden Fragen beantwortet werden:
- Welche Diagnosen kommen bei multimorbiden Patienten häufig vor?
- Wie hoch ist der Anteil der homöopathisch erfolgreich behandelten Patienten?
- Wie sind die Besserungsraten pro Monat?
- Wie hoch ist der Anteil erfolgreicher Einzelverordnungen?
- Welche Behandlungen verlaufen erfolglos und warum?
- Welche Erfahrungen gibt es über das Spektrum der eingesetzten Arzneimittel?
- Wie hoch ist der Zeitbedarf des Arztes?
- Wie sieht der Kostenvergleich Schulmedizin – Homöopathie aus?

## 4.2
# Methode

Die homöopathische Vorgehensweise und die Anwendung der Polaritätsanalyse bei multimorbiden Patienten sind in Kapitel 1 detailliert beschrieben. Über die Bewertung der Wirkung homöopathischer Arzneien gibt Kap. 1.6.4, S. 11 (Verlaufskontrolle) Auskunft. Als **erfolgreiche Verordnung** wurde ein Arzneimittel betrachtet, wenn die dadurch bewirkte Besserung im Rahmen des in diesem Zeitpunkt der Behandlung zu erwarteten Heilungsfortschritts lag. Das heißt zum Beispiel, dass nach der ersten Mittelgabe eine mittlere Besserung der Symptomatik von ca. 40%, nach der zweiten eine zusätzliche Besserung von 15–20%, nach der dritten nochmals eine zusätzliche Besserung von 10% erreicht werden, usw. Als **erfolgreich** wurde eine **Behandlung** betrachtet, wenn nach 12 Monaten die Gesamtbesserung aller Symptome 80% oder mehr erreichte.

## Ein- und Ausschlusskriterien

Die in die Studie aufgenommenen Patienten mussten die folgenden Einschlusskriterien erfüllen:
- Mindestalter 20 Jahre
- drei oder mehr Diagnosen/Symptomenkomplexe
- potenzielle Heilbarkeit der Symptomatik
- Bereitschaft zur schrittweisen Reduzierung oder Beendigung einer konventionellen medikamentösen Behandlung (Ausnahme: Hypertoniebehandlungen)
- Einverständnis zu monatlichen Kontrollen während eines Jahres

Nicht aufgenommen wurden Patienten, wenn sie eines der nachstehenden **Ausschlusskriterien** aufwiesen:
- lebensbedrohende Krankheiten, koronare Herzkrankheit, maligne Tumoren
- substitutionsbedürftige Erkrankungen (z. B. Diabetes mellitus, Hypothyreose)
- Antikoagulantien-Therapie
- irreversible Organschäden

## Sample Size

Die Größe des Studienkollektivs wurde auf 50 Patienten festgelegt, die Dauer der Studie auf 12 Monate.

## Bestimmung des Zeitbedarfs, Kostenschätzung

Der Zeitbedarf für die homöopathische Behandlung konnte direkt aus den Krankengeschichten ermittelt werden, da er die Grundlage der Abrechnung der Leistungen bildet. Der Zeitbedarf für eine schulmedizinische Behandlung komplexer Erkran-

▶ **Tab. 4.1** Beispiel Kostenschätzung für konventionell-medikamentöse Behandlungen (Patient B.Z).

| Diagnose | Medikament | Dosierung | Kosten/Tag |
|---|---|---|---|
| Paraparese | (Physiotherapie) | | * |
| Depression | Deanxit | 2-mal/Tag | 0,73 Fr. |
| Colon irritabile | Duspatalin | 2-mal/Tag | 1,64 Fr. |
| Morbus Raynaud | Adalat retard | 2-mal/Tag | 0,99 Fr. |
| Total | | | 3,34 Fr. |

*Physiotherapie nicht eingerechnet, da wahrscheinlich bei beiden Methoden gleichermaßen notwendig.

kungen wurde auf 1 Stunde Abklärungsbedarf und 8-mal 20 Minuten für Verlaufskontrollen geschätzt. Die Kosten für den homöopathischen wie auch den konventionell-medizinischen Zeitaufwand konnten aufgrund des **Tarmed**, des Schweizerischen Tarifs für medizinische Leistungen [30], berechnet werden. Zugrunde gelegt wurde ein mittlerer Taxpunktwert von 0,86 Franken (entspricht 0,63 Euro im August 2010). Die Medikamentenkosten für eine homöopathische Behandlung über 12 Monate setzen sich zusammen aus je drei Dosen der Potenzhöhe C 200 und M, und je 2 Dosen der Potenzhöhe XM, LM und CM. Deren Preise sind in der **Schweizerischen Spezialitätenliste** [31] aufgeführt. Zur Berechnung der potenziellen Kosten einer konventionellen medikamentösen Behandlung wurden die Leidensbereiche jedes Patienten einer schulmedizinischen Diagnose zugeordnet, und die aktuellen Therapieempfehlungen für die einzelnen Diagnosen dem Standardwerk *Current Medical Diagnosis and Treatment* [32] entnommen. Auf dieser Basis erfolgte die Wahl entsprechender Medikamente im *Arzneimittelkompendium der Schweiz* [33]. Bei Dauerbehandlungen ließen sich die Kosten für jedes Medikament aufgrund einer mittleren täglichen Dosierung berechnen. Bei periodisch auftretenden Leiden, z.B. einer rezidivierenden Sinusitis maxillaris, konnten die Gesamtkosten pro Jahr aufgrund der Erkrankungshäufigkeit und der Dauer der einzelnen Krankheitsepisoden ermittelt und auf durchschnittliche Kosten pro Tag und Jahr umgerechnet werden. Ein Beispiel findet sich in ▶ Tab. 4.1. Ausgeklammert von den Kostenberechnungen wurden Laboruntersuchungen und bildgebende Verfahren, welche auf konventionellmedizinischer Seite nochmals einen beträchtlichen Betrag ausmachen dürften. Ebenfalls ausgeklammert wurden physiotherapeutische Leistungen, welche wohl in beiden Therapiegruppen zu gleichen Teilen anfallen dürften.

## 4.3 Resultate der KFA-Studie

### Biometrische Daten der Studienteilnehmer/innen

Der Frauenanteil in der KFA-Studie beträgt 39, also 78%, der Männeranteil entsprechend 11 oder 22% des Studienkollektivs. Das mittlere Alter der Patienten war 47.8 Jahre, mit einer Streuung von 23 bis 73 Jahren, die durchschnittliche Anzahl an Diagnosen pro Patient war 5.6 (Streuung 3–12), siehe ▶ Tab. 4.2.

### Diagnosen

In folgender Aufstellung sind die häufigsten Diagnosen der KFA-Studie aufgeführt. Es handelt sich dabei um eine repräsentative Auswahl der in einer allgemeinmedizinischen Praxis häufig gesehenen Krankheiten. Den Ausschlusskriterien entsprechend fehlen Hypertonie und koronare Herzkrankheit, Krankheiten, die eine Substitutionstherapie erfordern, wie Diabetes mellitus oder Hypo-

▶ **Tab. 4.2** KFA-Studie: Biometrische Daten der Studienteilnehmer (n = 50).

| Frauen | Männer | Durchnittsalter | Anzahl Diagnosen/Patient |
|---|---|---|---|
| 39 (78%) | 11 (22%) | 47.8 Jahre (Streuung 23–73 Jahre) | 5.6 (Streuung 3–12) |

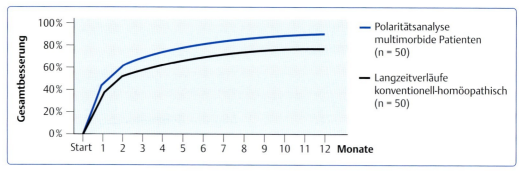

▶ **Abb. 4.1** KFA-Studie – Heilungsverlauf

thyreose, sowie maligne Erkrankungen. Vereinzelte Patienten mussten parallel zur homöopathischen Behandlung Antihypertensiva einnehmen, die aufgrund der Schwierigkeit, dieses Leiden allein homöopathisch zu behandeln, nicht abgesetzt wurden (ohne Veränderungen des Lebensstils ist eine homöopathische Behandlung der Hypertonie nicht sehr aussichtsreich).

### KFA-Studie – häufigste Diagnosen
- Asthma, Heuschnupfen, Ekzem
- Weichteilrheumatismus, chronische Arthritis
- Dysmenorrhö, klimakterische Beschwerden
- rezidivierende Atemwegsinfekte
- Herzrhythmusstörungen
- Sodbrennen, Colon irritabile
- Kopfschmerzen, Migräne
- Depressionen, Angststörungen, Erschöpfung
- Ein- und Durchschlafstörungen
- rezidivierende Zystitiden

### Erfolgsrate
43 von 50 Patienten (86 %) konnten erfolgreich behandelt werden und erreichten nach 12 Monaten eine durchschnittliche Besserung von 91 %. Sechs Patienten brachen die Studie ab (▶ Tab. 4.4). Eine Patientin mit chronischer Schlaf- und Angststörung und Polyarthritis erreichte nach 12 Monaten lediglich eine Besserung von 55 %, und nicht die für eine erfolgreiche Behandlung erforderlichen 80 %.

### Heilungsverlauf: Besserungsraten pro Monat (▶ Abb. 4.1)
Typisch für eine homöopathische Behandlung sind die anfänglich großen Fortschritte (47 % Besserung nach einem Monat, 63 % nach 2 Monaten) und die im weiteren Verlauf immer kleiner werdenden Besserungsschritte, mit einer asymptotischen Annäherung an die 100 %-Marke (dunkelblaue Linie). Vergleich mit den Resultaten einer früheren Langzeitstudie mit jüngeren Patienten (Durchschnittsalter bei Beginn 11,8 Jahre) mit einfachen chronischen Erkrankungen, die nach der Bönninghausen-Methode, aber ohne Polaritätsanalyse und Fragebögen behandelt wurden (schwarze Linie, [34]).

### Anteil erfolgreicher Verordnungen
Als „erfolgreich" wurde eine Verordnung bewertet, welche eine Besserung „im Rahmen der Erwartungen" erbrachte. Dieser wird zu Beginn der Behandlung abgesteckt durch die durchschnittliche Besserung, die das ganze Studienkollektiv zu einem gewissen Zeitpunkt erreicht hat, mit einer gewissen Toleranz nach unten (▶ Abb. 4.1). Bei einem notwendigen Mittelwechsel wurde die vorausgehende Verordnung als nicht erfolgreich betrachtet. (Die Kriterien für einen Mittelwechsel sind in Kap. 1.6.4, S. 12 aufgeführt). Der prozentuale Anteil erfolgreicher Verordnungen ist in ▶ Abb. 4.2

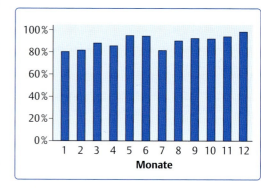

▶ **Abb. 4.2** KFA-Studie – Prozentsatz erfolgreicher Verordnungen.

▶ **Tab. 4.3** KFA-Studie: Arzneimittelliste.

| Arzneimittel | Anwendungs-häufigkeit |
|---|---|
| Aconitum napellus | 2-mal |
| Alumina | 3-mal |
| Ammonium muriaticum | 1-mal |
| Arnica montana | 2-mal |
| Arsenicum album | 5-mal |
| Asarum europaeum | 1-mal |
| Aurum metallicum | 2-mal |
| Barium carbonicum | 1-mal |
| Belladonna | 2-mal |
| Bryonia alba | 1-mal |
| Calcium carbonicum | 3-mal |
| Camphora officinarum | 2-mal |
| Causticum Hahnemanni | 2-mal |
| Conium maculatum | 1-mal |
| Crocus sativus | 1-mal |
| Graphites naturalis | 5-mal |
| Helleborus niger | 1-mal |
| Hepar sulfuris | 6-mal |
| Ignatia amara | 2-mal |
| Kalium carbonicum | 1-mal |
| Laurocerasus | 2-mal |
| Lycopodium clavatum | 7-mal |
| Magnesium muriaticum | 1-mal |
| Mercurius solubilis | 1-mal |
| Natrium muriaticum | 7-mal |
| Nitricum acidum | 2-mal |
| Nux vomica | 14-mal |
| Phosphorus | 3-mal |
| Pulsatilla pratensis | 5-mal |
| Rhododendron chrysanthum | 1-mal |
| Rhus toxicodendron | 6-mal |
| Ruta graveolens | 1-mal |
| Sabina | 1-mal |
| Sepia succus | 6-mal |
| Senega | 1-mal |
| Silicea terra | 8-mal |
| Staphysagria | 1-mal |
| Sulfur | 5-mal |
| Veratrum album | 1-mal |

zusammengefasst. Der Mittelwert über 12 Monate beträgt 87 %.

### Arzneimittelliste

Die verwendeten Arzneimittel und die Häufigkeit ihrer Anwendung sind in der ▶ Tab. 4.3 aufgeführt.

### Erfolglose Behandlungen

Bei fünf Patienten wurde die Behandlung wegen ungenügendem Ansprechen oder ungenügendem Fortschreiten der Besserung abgebrochen. Ein sechster Patient brach die Behandlung von sich aus bei einer Besserung von 75 % ab, weil ihm die monatlichen Kontrollen zu viel wurden. Die Diagnosen der Dropout-Patienten und deren Gründe für das Ausscheiden sind in ▶ Tab. 4.4 aufgeführt.

Die Dropout-Patienten unterscheiden sich äußerlich nicht ersichtlich von den erfolgreich Behandelten, mit Ausnahme desjenigen, der alle Fragebögen leer zur großen Fallaufnahme mitbrachte.

### Zeitbedarf des Arztes und Medikamentenkosten

Der mittlere Zeitaufwand für die erste Konsultation beträgt 20 Minuten, derjenige für die große Fallaufnahme 67 Minuten. In 12 Behandlungsmonaten lag der ärztliche Zeitaufwand bei durchschnittlich 260 Minuten (230–285 Minuten). Er unterscheidet sich damit für das hier verwendete homöopathische Vorgehen nur wenig vom geschätzten Zeitaufwand für eine konventionell-medizinische Behandlung (220 Minuten).

Die Medikamentenkosten betragen für eine Behandlung mit monatlich verabreichten Einzeldosen in aufsteigender Potenzhöhe (C 200, M, XM, LM, CM in zweieinhalb Durchgängen) 105 Euro pro Jahr. Die geschätzten Kosten für eine konventionelle medikamentöse Behandlung der gleichen Leiden betragen im gleichen Zeitraum 1121 Euro (▶ Tab. 4.5).

Die Gesamtkosten für die konventionelle Behandlung summieren sich auf 1572 Euro (100 %), diejenigen für eine homöopathische Behandlung auf 638 Euro (41 %).

▶ **Tab. 4.4** KFA-Studie: Dropout-Patienten.

| Diagnose | Dropout-Grund |
|---|---|
| Depression, Dysmenorrhö, Migräne | ungenügendes Ansprechen |
| Depression, Schwindel, Polyarthritis | fehlende Vorbereitung des Patienten |
| Morbus Bechterew, Migräne, Dysmenorrhö | verzögertes Ansprechen/Schwangerschaft |
| Polyposis nasi, Asthma, Kopfschmerzen | verzögertes Ansprechen |
| Rheumatische Arthritis, Depression, Dysmenorrhö | ungenügende Symptombeobachtung |
| Lumbalgie, chronische Rhinitis, Migräne | Therapieabbruch bei ungenügender Compliance |

▶ **Tab. 4.5** KFA-Studie: Kostenvergleich Homöopathie – Schulmedizin.

| | Homöopathie | Schulmedizin |
|---|---|---|
| durchschnittlicher Zeitaufwand Arzt/Jahr | ca. 260 Minuten<br>533 Euro | ca. 220 Minuten<br>451 Euro |
| Medikamentenkosten/Jahr (1 Dosis/Monat) | 105 Euro | 1121 Euro |
| **Kosten total** | **638 Euro (41 %)** | **1572 Euro (100 %)** |

Laborkosten, bildgebende Verfahren und Physiotherapie sind bei beiden Verfahren nicht berücksichtigt.

## 4.4
# Diskussion

Bei Anwendung der Polaritätsanalyse wird zunächst eine freie, wenn auch kürzere Anamnese durchgeführt, als dies im *Organon* §§ 82–95 gefordert wird. Die Ergänzung der Fallaufnahme mit **repertoriumsspezifischen Fragebögen** führt anschließend zu einer gezielten Erfassung von polaren Symptomen. Damit wird allerdings der von Hahnemann vorgezeichnete Weg verlassen, und es besteht ein gewisses Risiko, dass individuelle Symptome durch die stärkere Strukturierung verpasst werden. Begegnet wird diesem Problem mit der eingehenden Besprechung aller Symptome, die die Patienten zur Fallaufnahme mitbringen, wie auch mit einer ergänzenden Befragung, die noch nicht Erwähntes aufdecken hilft. Auch der Dialog, der während der Repertorisation stattfinden muss, lässt weiten Raum für freie, individuelle Symptomenbeschreibungen.

Die Fragebögen haben den Vorteil, dass Eltern und Patienten auf diejenigen Symptome aufmerksam gemacht werden können, die sich in der Mittelbestimmung als besonders wertvoll erwiesen haben. Zwischen der vorbereitenden Konsultation und der Fallaufnahme vergehen üblicherweise 2–4 Wochen, in denen sie sich nochmals eingehend mit ihrer Symptomatik auseinandersetzen müssen. Man vermeidet dadurch, dass nach einer erfolglosen ersten Behandlungsetappe die primär übermittelten Symptome wieder revidiert werden. Da bei der Polaritätsanalyse ein einziges falsch beobachtetes Symptom zu einer falschen Mittelwahl führen kann, ist es entscheidend, dass die Beobachtungen der Patienten auch wirklich stimmen. Das neue Vorgehen ist für die Patienten zwar anspruchsvoll und wird nicht selten als schwierig bezeichnet. Die guten Resultate, die mit einer Strukturierung der Anamnese erreicht werden, sollten eigentlich die diesbezügliche Kritik verstummen lassen. Fragebögen haben eine lange Tradition: Hahnemann legte seinen Patienten, die er auf dem Korrespondenzweg behandelte, die Lektüre des *Organon* nahe, unter anderem, um sie auf eine genaue Beobachtung ihrer Symptome einzustimmen. Und Bönninghausen verfasste mit der Schrift *Die homöopathische Diät* [35] den ersten eigentlichen Fragebogen. Auch spätere Homöopathen wie Kent benutzten sehr ausführliche Fragebögen. Es sei hier nochmals an *Organon* § 133 erinnert, der die Modalitäten als das eigentliche Individuelle und Charakteristische eines Leidens bezeichnet. Gerade diese werden mit den hier verwendeten Fragebögen optimal erfasst.

Wieviel können multimorbide Patienten von einer homöopathischen Behandlung profitieren? Verbessert sich die faktische Heilungsgewissheit durch die Polaritätsanalyse bei dieser Patientengruppe? Die Erprobung der Polaritätsanalyse an diesem „Prüfstein" ist ein weiterer Schritt in der Einführung der neuen Methode in die Homöopathie. Die Resultate zeigen, dass sich damit die Ergebnisse auch bei multimorbiden Patienten verbessern lassen. Sie erlaubt dem homöopathischen Arzt eine präzise und reproduzierbare Mittelbestimmung. Beides sind wichtige Anforderungen, die die Homöopathie erfüllen muss, wenn sie längerfristig einen größeren Anteil der medizinischen Behandlungen abdecken will, als sie das heute tut. Mit der grafischen Aufzeichnung der Symptomenintensität erhält der Therapeut eine Dokumentation seines Behandlungserfolgs. Er sieht auch sofort, wann ein Mittelwechsel fällig ist. Als Nachteil ist einzig zu vermerken, dass sich der Zeitaufwand einem konventionell-homöopathischen Vorgehen annähert.

Bemerkenswert ist auch die Tatsache, dass mit der Homöopathie gewisse Leiden behandelt werden können, für die die konventionelle Medizin keine Therapie anbieten kann, wie z.B. Parästhesien, eine chronische Hepatitis C oder Höhenängste. Viele Patienten, die an der vorliegenden Arbeit teilgenommen haben, sind zuvor jahrelang konventionell-medizinisch behandelt worden, ohne dass eine Heilung erreicht werden konnte.

Werden die Kosten der homöopathischen Behandlung hochgerechnet, so betragen sie lediglich 41 % derjenigen einer schulmedizinischen Behandlung. Dieser Wert deckt sich mit dem Ergebnis des Schweizerischen Programms zur Evaluation der Komplementärmedizin (PEK-Studie), deren Publikation 2005 durch den damaligen Gesundheitsminister aus politischen Gründen (!) unterdrückt wurde.

## 4.5 Schlussfolgerungen

Die Evaluation der Polaritätsanalyse bei multimorbiden Patienten bestätigt die Aussage von Samuel Hahnemann, dass bei korrekter Anwendung aller Regeln die Homöopathie „… so zu sagen, nach mathematischer Gewissheit" wirkt [36]. Auch hier kann, wie zuvor bei den akuten und einfachen chronischen Erkrankungen, eine deutliche Erhöhung der Treffsicherheit der Verordnungen und der Besserungsraten beobachtet werden. Kleinere Arzneimittel erhalten zudem ihren festen Stellenwert. Ein wichtiger Nebeneffekt der Methode ist die Ökonomisierung der Mittelbestimmung, welche die Homöopathie auch in einer stark frequentierten Grundversorgerpraxis möglich macht. Die vorliegende Arbeit erlaubt den Schluss, dass die Homöopathie in der medizinischen Grundversorgung **auf breiter Basis** effizient und sehr kostengünstig einsetzt werden kann.

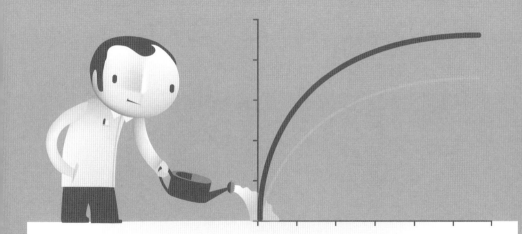

# Anhang

| | | |
|---|---|---|
| 5 | Fragen und Antworten zur Polaritätsanalyse . . . . . . . . | 168 |
| 6 | Literaturverzeichnis . . . . . . . . . . . . . . . . . . . . . . . . . | 177 |
| 7 | Sachverzeichnis . . . . . . . . . . . . . . . . . . . . . . . . . . . . | 178 |

# 5 Fragen und Antworten zur Polaritätsanalyse

*von Dominik Müller und Heiner Frei*

| Fragen | Antworten |
|---|---|
| **Anamnese** | |
| Wie läuft die Anamnese ab? | **Zwei Termine** innerhalb von 2–4 Wochen<br>*1. Termin:*<br>• Orientierende Anamnese, körperliche Untersuchung.<br>• Ggf. Veranlassung notwendiger Diagnostik.<br>• Aushändigung und Erklärung von Fragebögen (für jeden Symptomenkomplex 1 Fragebogen).<br>• Zusätzlich immer Allgemeiner Fragebogen und Fragebogen zum Umfeld.<br>*2. Termin:*<br>• Sichtung und Besprechung der Fragebögen<br>• Ergänzende Befragung<br>• Erstellung eines Anamneseprotokolls<br>• Repertorisation<br>• Analyse der Differenzialdiagnose<br>• Erneute Befragung<br>• Materia-medica-Vergleich<br>• Mittelwahl<br>• Verhaltensregeln für Patienten |
| Wann ist eine erneute Fallaufnahme erforderlich? | • Sobald sich die Symptomatik verändert, also z.B. beim Auftreten neuer Symptome, oder beim Wiederauftreten früherer Symptome.<br>• Wenn die Besserung nach mehreren Arzneigaben nicht genügend voranschreitet.<br>• Bei ungenügender Wirkungsdauer eines scheinbar richtig gewählten Mittels, wenn nicht äußere Ursachen dafür verantwortlich sind. |
| Wie läuft die erneute Fallaufnahme ab? | • Die noch bestehenden und neu hinzugekommenen Symptome müssen erneut erfasst werden.<br>• Noch bestehende Symptome werden von den Patienten im Anamneseprotokoll gekennzeichnet.<br>• Bei mehrfacher notwendiger Fallaufnahme die jeweils noch vorhandenen Symptome im Anamneseprotokoll mit einer anderen Farbe markieren lassen.<br>• Vorbereitung mit entsprechenden Fragebögen, falls die neue Symptomatik umfangreich ist. |
| Soll der Patient bei der Repertorisation anwesend sein? | • Ja, unbedingt. Durch Rückfragen können Rubriken bestätigt oder ausgeschlossen werden. |

## 5 – Fragen und Antworten zur Polaritätsanalyse

| Fragen | Antworten |
|---|---|
| **Anamneseprotokoll** | |
| Was ist das Anamneseprotokoll? | Eine Excel-Datei, mit der der Behandlungsverlauf in tabellarischer Form dokumentiert und grafisch gestaltet wird (siehe Download). |
| Was enthält das Anamneseprotokoll? | Angaben zu:<br>• Diagnose<br>• Beginn des Leidens (Dauer)<br>• Häufigkeit des Auftretens der Beschwerden<br>• (Polare) Modalitäten, Empfindungen, Lokalisationen<br>• Durchschnittliche Symptomenintensität (Skala 10–0)<br>• Ein Rating der Besserung durch den Patienten (Skala 0-10) |
| Wie wird das Anamneseprotokoll verwendet? | • Bei der monatlichen Verlaufskontrolle bewertet der Patient die Symptomenintensität.<br>• Damit wird der Heilungsverlauf präzise erfasst und in eine Grafik umgesetzt. |
| Was ist der Vorteil des Anamneseprotokolls? | • Der Heilverlauf wird gut sichtbar.<br>• Eine ggf. notwendige Entscheidung über Mittelwechsel wird erleichtert. |
| Wer füllt das Anamneseprotokoll aus? | Der Arzt. |
| Erhält der Patient das Anamneseprotokoll mit nach Hause? | Nein, es bleibt in der Krankengeschichte des Patienten. |
| Wer füllt das Anamneseprotokoll bei der Verlaufskontrolle aus? | Der Arzt. |
| **Arzneigabe** | |
| Wann werden C-, wann Q-/LM-Potenzen verwendet? | • In der Regel werden C-Potenzen angewendet.<br>• Q-/LM-Potenzen werden verwendet, wenn eine gleichzeitige schulmedizinische Therapie notwendig ist, oder<br>• wenn mit erheblichen Störfaktoren zu rechnen ist (z. B. andauernde Stresssituation). |
| Wie werden Q-/LM-Potenzen angewendet? | • Beginn mit Q 3, dann Q 6, Q 9 (in Dreierschritten aufwärts)<br>• Jede Potenzstufe wird 4 (maximal 6) Wochen verwendet, dann Steigerung zur nächst höheren Potenzstufe. |
| Wie und in welchen Abständen werden C-Potenzen verwendet? | • Jede Potenzstufe wird nur einmal verordnet.<br>• In der Regel erfolgt alle 4 Wochen eine Arzneigabe.<br>• Potenzschritte: C 200 – M – XM – LM – CM – C 200, usw. |
| Wann erfolgt ein Mittelwechsel? | Siehe Verlaufskontrolle. |
| **Arzneiwahl nach Repertorisation** | |
| Was sind die Kriterien für die Arzneiwahl? | • Fehlen von Kontraindikationen.<br>• Arzneimittel mit der höchsten Polaritätsdifferenz.<br>• Relevanz fehlender Symptome – ggf. durch andere Rubriken ersetzen. Fehlende Symptome sind per se kein absolutes Ausschlusskriterium. Ergänzung fehlender Symptome im Therapeutischen Taschenbuch und durch Materia-medica-Vergleich. |
| Was ist zu tun, wenn sich zwei oder mehr Arzneimittel durch Materia-medica-Vergleich nicht weiter differenzieren lassen? | • Man gibt das Mittel mit der höchsten Polaritätsdifferenz (unter Beachtung der Kriterien für die Arzneiwahl!).<br>• Als Notlösung werden nichtpolare Hauptbeschwerden in die Mittelwahl mit einbezogen (▶ **Fallbeispiel 7, S. 51**): Einschlafen spät, Erwachen häufig, Nervenschwäche, Puls aussetzend und Harndrang werden zusätzlich repertorisiert. Danach ist das Arzneimittel klar. |

| Fragen | Antworten |
|---|---|
| Reicht es, die vom Patienten im Fragebogen markierten Modalitäten einfach ins Programm einzugeben und dann das Arzneimittel mit der höchsten Polaritätsdifferenz und fehlenden Kontraindikationen zu geben? | • Alle markierten Symptome müssen im Gespräch mit dem Patienten besprochen, präzisiert und auf ihre Hieb- und Stichfestigkeit überprüft werden. *Beispiel:* Eine Besserung der Symptomatik durch Bewegung um 10 % wird nicht bei der Repertorisation berücksichtigt, da es sich um kein klares und eindeutiges Symptom handelt.<br>• Handelt es sich wirklich um Symptome der Erkrankung, oder handelt es sich um eine Charaktereigenschaft oder um eine seit Langem bestehende (krankheitsunabhängige) Eigenheit des Patienten (diese dürfen *nicht* zur Repertorisation verwendet werden).<br>• Es ist notwendig zu klären, ob das Patientensymptom die gleiche Bedeutung wie die zu wählende Rubrik hat (▶ **Fallbeispiel 14, S. 108**): **< Essen viel (satt)**, was die Patientin angibt, bedeutet für die Patientin dasselbe wie **< nach Essen**. Deswegen ist die wesentlich größere Rubrik **< nach Essen** zu wählen. Bei Verwendung der kleineren Rubrik würde man Gefahr laufen, das richtige Arzneimittel zu verpassen.<br>• Widersprüchliche Symptome müssen weggelassen werden.<br>• Nahrungsmittelsymptome sind erfahrungsgemäß oft irreführend und sollten in der Regel weggelassen werden.<br>• Rubriken mit identischen Arzneimitteln wie **< im Zimmer** und **> frische Luft** sollten nicht gleichzeitig verwendet werden. Die Richtigkeit der Mittelwahl ist zwar nicht gefährdet, die Polaritätsdifferenz fällt jedoch falsch hoch aus.<br>• Vorsicht mit Symptomen bei psychischen Erkrankungen, die **Besserung durch Ablenkung** bedeuten (siehe unter Repertorisation). Das Einbeziehen dieser Symptome bei der Mittelwahl führt häufig zu einer Fehlverordnung.<br>• Bei großer Symptomenfülle ist bei Verwendung aller polaren Symptome u.U. keine Mittelwahl möglich. Man muss sich bei der Mittelwahl auf die jüngere Symptomatik (die zuletzt aufgetretenen Beschwerden) beschränken. |
| **Download** | |
| Wo kann man Fragebögen, Anamneseprotokoll und Checklisten herunterladen? | www.haug-verlag.de, www.heinerfrei.ch |
| **Fragebögen** | |
| Wie viele Fragebögen werden verwendet? | In der Regel mindestens drei Fragebögen, ggf. mehr. |
| Wie viele Fragebögen/Checklisten gibt es? | • 13 Fragebögen (▶ **S. 127**)<br>• 11 Checklisten |
| Was ist der Unterschied zwischen Fragenbögen und Checklisten? | • Die Checklisten sind wesentlich knapper und werden zur Mittelfindung bei akuten Erkrankungen verwendet.<br>• Die Fragebögen werden bei chronischen Beschwerden angewendet. |
| Wann verwendet man die Checklisten? | Bei akuten, interkurrenten Erkrankungen. |
| Worauf beruhen die Fragebögen? | Es handelt sich ausschließlich um Repertoriumsrubriken des *Therapeutischen Taschenbuchs* von Bönninghausen (revidierte Ausgabe 2000). |

| Fragen | Antworten |
|---|---|
| Wie sind die Fragebögen aufgebaut? | • Freie Beschreibung der Beschwerden durch den Patienten<br>• Ursache der Erkrankung<br>• Grundmodalitäten<br>• Lokale Modalitäten, Empfindungen und Befunde<br>• Freie Beschreibung weiterer, nicht im Fragebogen aufgeführter Symptome |
| Welche Hilfestellungen kann man dem Patienten zur Bearbeitung der Fragebögen geben? | • Es sollen nur die Symptome markiert werden, die eindeutig sind (Besserung oder Verschlechterung mindestens 30–40 %). *Beispiel:* Gehen > um 60 %).<br>• Es werden nur aktuelle Beschwerden berücksichtigt. Alte, länger zurückliegende Beschwerden haben keine Bedeutung.<br>• Charaktereigenschaften und persönliche (von Erkrankungen unabhängige) Eigenheiten werden nicht berücksichtigt (*Beispiel:* Großer Durst ist bei einem seit seiner Jugend durstigen Patienten kein zu wertendes Symptom).<br>• Es ist ausreichend, wenn der Patient pro Fragebogen 4–10 Symptome markiert. Sowohl zu viele als auch zu wenige Symptome führen meist zu einer inkorrekten Mittelwahl. Es sollen nur die auffälligsten und klarsten Symptome, insbesondere polare Symptome markiert bzw. unterstrichen werden (manche Patienten meinen, sie müssten zu jedem Symptom des Fragebogens eine Angabe machen).<br>• Unklare Symptome können durch Ausprobieren geklärt werden (*Beispiel:* Patient mit Husten geht ins Freie, strengt sich körperlich an, legt sich hin etc.). Dies ist sicherlich einer der größten Vorteile der Fragebögen. Die Patienten lernen, ihre Symptomatik, insbesondere die Modalitäten, systematisch zu beobachten. |
| **Heilungsgewissheit** | |
| Welche Ergebnisse/ Heilungsraten sind zu erwarten? | • 86 % der Patienten konnten im Rahmen einer offenen prospektiven Outcome-Studie erfolgreich behandelt werden (Erfolg = Besserung der Symptomatik > 80 % nach einem Jahr).<br>• Im Verlauf der Therapie sind die Fortschritte anfänglich groß (47 % Besserung nach einem Monat). Weitere Verbesserung passieren in kleineren Schritten.<br>• Während der Studie lag der prozentuale Anteil erfolgreicher Verordnungen bei 87 %.<br>• Die erfolgreich behandelten Patienten zeigten nach einem Jahr eine durchschnittliche Besserung von 91 %.<br>• Die Ergebnisse nach 18 Monaten (nicht veröffentlicht) zeigen eine nochmalige Verbesserung zu genannten Werten.<br>• Nur die korrekte Anwendung der Polaritätsanalyse unter Berücksichtigung der Kontraindikationen, präzise Nachbefragung, genaue und abwägende Wertung der Symptome, sowie ausreichend Übung im Umgang mit Fragebögen, Repertorium und Fallanalyse, lassen diese guten Ergebnisse erwarten. |

# 5 – Fragen und Antworten zur Polaritätsanalyse

| Fragen | Antworten |
|---|---|
| **Homöopathische Grundausrüstung** | |
| Welche Grundausrüstung braucht man, um erfolgreich mit der Polaritätsanalyse arbeiten zu können? | • Fragebögen und Checklisten (Quelle: siehe Download)<br>• PC oder Notebook. Eine Fallanalyse per Hand ist wegen des hohen Zeitaufwands der Polaritätsanalyse nicht anzuraten.<br>• Anamneseprotokoll (Quelle: siehe Download unter Abschnitt Anamneseprotokoll)<br>• Repertorisationsprogramm der Bönninghausen-Arbeitsgemeinschaft (Revidierte Ausgabe 2000: www.boenninghausen.de )<br>• Weitere Repertorien und Nachschlagewerke:<br>  • Boger CM. Boenninghausens Characteristics and Repertory. Nachdruck. New Delhi: Jain; 1984<br>  • Boger CM. A Synoptic Key to Materia Medica. Nachdruck. New Delhi: Jain Publishers; 1998 (Deutsche Version 2002)<br>  • Clarke JH. Der neue Clarke. 10 Bände. Bielefeld: Stefanovic; 1990–1996<br>  • Gypser KH (Hrsg.). Materia Medica Revisa Homoeopathiae. Glees: Wunnibald Gypser; 2007<br>  • Jahr GHG. Ausführliche Arzneimittellehre, Ausgabe 1848. Nachdruck. Fulda: Fuldaer Verlagsanstalt; 1985<br>  • Frei H. Effiziente homöopathische Behandlung. Stuttgart: Haug; 2007<br>• 125 Arzneimittel (die im *Therapeutischen Taschenbuch* von Bönninghausen aufgeführt sind) in C 200. |
| **Kontraindikationen** | |
| Was ist eine Kontraindikation? | • Ein Patientensymptom steht im Widerspruch zum Genius der Arznei. *Beispiel:* Der Patient hat ein Verlangen nach Bewegung. Das Arzneimittel Nux vomica ist kontraindiziert, da es Abneigung gegen Bewegung im 4. Grad und Verlangen nach Bewegung im 1. Grad hat. |
| Was ist eine relative Kontraindikation? | • Patientensymptom ist im 3. Grad verzeichnet. Die Gegenpolarität steht im 4. Grad.<br>*Beispiel:* Pulsatilla hat Gereiztheit im 3. Grad, Sanftheit im 4. Grad.<br>• Mittelauswahl erfolgt dann anhand des Materia-medica-Vergleichs. |
| Darf ein Arzneimittel mit einer bestehenden Kontraindikation verordnet werden? | Im Rahmen der Polaritätsanalyse werden Arzneimittel mit einer Kontraindikation im Prinzip ausgeschlossen. |
| **Materia-medica-Vergleich** | |
| Wann ist der Materia-medica-Vergleich besonders wichtig? | Wenn mehrere Mittel nach der Repertorisation infrage kommen. Gewichtung: siehe Polaritätsanalyse. |
| Wann erübrigt sich in der Regel ein Materia-medica-Vergleich? | Wenn aufgrund der Repertorisation nur 1 Mittel in Frage kommt und alle anderen Mittel Kontraindikationen haben und/oder keine und/oder unvollständige Symptomabdeckung besteht. |
| Welche Materiae medicae sind für den MM-Vergleich empfehlenswert? | • Clarke JH. Der neue Clarke. 10 Bände. Bielefeld: Stefanovic; 1990–1996<br>• Gypser KH (Hrsg.). Materia Medica Revisa Homoeopathiae. Glees: Wunnibald Gypser; ab 2007 |

# 5 – Fragen und Antworten zur Polaritätsanalyse

| Fragen | Antworten |
|---|---|
| **Polaritätsanalyse** | |
| Welche Gewichtungen gibt es bei der Polaritätsanalyse? | • Abwesenheit von Kontraindikationen<br>• Höhe der Polaritätsdifferenz<br>• Vollständigkeit der Symptomenabdeckung<br>• Materia-medica-Vergleich |
| Wann werden nichtpolare Symptome einbezogen? | • Wenn nur sehr wenige polare Symptome vorhanden sind.<br>• Wenn die nichtpolaren Symptome von erheblicher Bedeutung für den Patienten sind. |
| Was passiert, wenn ein polares Symptom vom Patienten falsch angegeben wird? | • Dies führt in der Regel zu einer Fehlverordnung.<br>• Es ist deshalb wichtig, alle angegebenen Symptome präzise zu hinterfragen.<br>• Die Abhängigkeit der Mittelbestimmung von der genauen Eigenbeobachtung des Patienten ist eine der Schwachstellen der Homöopathie. |
| **Repertorisation** | |
| Wie wird die Repertorisation durchgeführt? | • Es wird ein Computerprogramm verwendet.<br>• Eine Auswertung per Hand ist wegen der Polaritätsanalyse aus zeitlichen Gründen wenig sinnvoll. |
| Welches Programm zur Repertorisation wird empfohlen? | • Das Programm der Bönninghausen-Arbeitsgemeinschaft, das sich auf die revidierte Ausgabe des *Therapeutischen Taschenbuchs* bezieht (Ausgabe 2000).<br>• Link: www.boenninghausen.de |
| Warum wird dieses Programm empfohlen? | • Die in den Fragebögen enthaltenen Rubriken beziehen sich auf die revidierte Ausgabe 2000 des *Therapeutischen Taschenbuchs*. |
| Welche Symptome werden repertorisiert? | • Für erste Sichtung werden nur polare Symptome verwendet.<br>• Sich widersprechende Symptome aus verschiedenen Leibesbereichen sind wegzulassen.<br>• Unklarheiten bei Arzneimitteln mit hoher Polaritätsdifferenz müssen mit dem Patienten zusammen geklärt werden, bis sich das bestpassende Arzneimittel herauskristallisiert.<br>• Ggf. Berücksichtigen von Symptomen, die bisher nicht einbezogen wurden. |
| Werden im Sinn gleiche Rubriken (> Wärme, < Kälte) beide verwendet? | • Nein, da die Arzneimittel in diesen Rubriken in der Regel identisch sind.<br>• Falsche Verordnungen sind trotzdem nicht zu erwarten, lediglich die Polaritätsdifferenz fällt (fälschlich) zu hoch aus. |
| Was ist bei widersprüchlichen Symptomen zu tun? | • Durch genaue Befragung lösen sich Widersprüche nicht selten auf.<br>• Die Bedeutung von Symptomen muss mit Patienten geklärt werden: **< Trost** kann **< Berührung** bedeuten oder **< menschenüberfüllte Räume** kann **< Hitze** sein.<br>Weiteres Beispiel: **< Sitzen** bedeutet unter Umständen: **< Druck**.<br>• Bei echten Widersprüchen werden die Symptome von der Repertorisation ausgeschlossen. |
| Was ist bei Patienten mit großer Symptomenfülle zu tun? | • Zunächst nur Verwendung der polaren Rubriken (*Organon* § 133).<br>• Widersprüchliche Modalitäten weglassen.<br>• Falls zu viele Symptome und/oder Widersprüche sich nicht auflösen lassen, erfolgt die Auswahl aufgrund der jüngeren oder jüngsten Beschwerden. |

| Fragen | Antworten |
|---|---|
| Werden Symptome, die Erstreckungen beinhalten, berücksichtigt (Stechen von außen herein, von innen heraus)? | • Die Richtung von Empfindungen ist für Patienten oft schwierig anzugeben.<br>• Erstreckende Empfindungen werden nur in symptomarmen Fällen einbezogen. |
| Werden Nahrungsmittelsymptome berücksichtigt? | Nein. Obwohl Nahrungsmittelsymptome zum Teil polar sind, sind sie oft unzuverlässig und führen zu Fehlverordnungen. |
| Wird Speichelvermehrung/-verminderung als Symptom berücksichtigt? | Dieses Symptom ist fast immer indifferent und wird deswegen in der Regel weggelassen |
| Welche Symptome muss man mit Vorsicht verwenden? | Bei psychischen Leiden treten häufig Symptome mit allgemeinem oder unbestimmtem Charakter auf. Diese Symptome, die eigentlich eine „Besserung durch Ablenkung" bedeuten, sind wegzulassen, weil sie in die Irre führen:<br>• > Freien, > Gehen im Freien<br>• < Denken an Leiden<br>• > Bewegung<br>• > Licht<br>• < Dunkelheit<br>• < in Ruhe<br>• < beim Einschlafen<br>• > Gesellschaft<br>• < Alleinsein |
| Warum werden kaum Gemütssymptome bei der Repertorisation verwendet? | • Gemütssymptome sind häufig abhängig vom individuellen Hintergrund des Patienten und dadurch weniger verlässlich als polare Symptome.<br>• Die polaren Symptome spiegeln auch den veränderten Gemütszustand bzw. die Psychodynamik des Patienten wider.<br>• Nicht selten verraten die polaren Symptome eines Patienten seine psychodynamische Problematik.<br>• Die Gemütssymptome (nur der veränderte Gemütszustand während der Erkrankung) werden beim Materia-medica-Vergleich zur Feindifferenzierung verwendet.<br>• Der Materia-medica-Vergleich der Gemütssymptome ist viel zuverlässiger als die Repertorisation derselben.<br>• Die Psychodynamik wird durch ein passendes Mittel immer positiv beeinflusst (▶ **Fallbeschreibungen, S. 21ff**). |
| Was passiert, wenn man die Gemütsymptome weglässt? | • In Fällen mit ausreichend polaren Symptomen wird dies die Mittelwahl nicht beeinflussen.<br>• Bei den im Buch vorgestellten Fällen hätte dies die Mittelwahl nicht beeinflusst.<br>• Die Gemütssymptomatik wird deswegen in der Regel nur zur Feindifferenzierung verwendet (*Organon* § 211).<br>• Grundsätzlich ist darauf zu achten, nur den veränderten Gemütszustand während der Erkrankung zu berücksichtigen. |
| Kann man auch kleine Rubriken verwenden? | • Durch kleine Rubriken wird die Mittelzahl (unzulässig) stark eingegrenzt.<br>• Die Gefahr besteht, dass man das richtige Mittel verpasst.<br>• Kleine Rubriken nur verwenden, wenn wenig polare Rubriken zu finden sind und/oder das betreffende Symptom sehr ausgeprägt ist.<br>• Im Zweifelsfall kleine Rubriken zunächst weglassen oder nur am Ende zur Mitteldifferenzierung verwenden. |

| Fragen | Antworten |
|---|---|
| Werden halbseitige Rubriken verwendet (z.B. Ohr li./re.)? | Ja, aber nur wenn es sich um ausgeprägte Seitenbeziehungen handelt. |
| Was ist zu tun, wenn alle polaren Symptome eingegeben sind? | • Siehe auch Polaritätsanalyse.<br>• Mittel mit Kontraindikationen werden ausgeschlossen. |
| Werden konstitutionelle Symptome repertorisiert? | Nein. Es werden nur Symptome, die auf den (aktuellen) Beschwerden des Patienten beruhen, mit in die Repertorisation aufgenommen. |
| **Verlaufskontrolle** | |
| Wie oft erfolgen Verlaufskontrollen? | In der Regel in monatlichen Abständen |
| Was wird bei Verlaufskontrollen erfragt? | • Abfragen der Intensität jedes Symptoms (Skala 10–0)<br>• Gesamtbewertung der Besserung (Skala 0–10)<br>• Eintrag der Intensitäten und Gesamtbewertung in das Anamneseprotokoll<br>• Auftreten neuer/alter Symptome<br>• Vorhandensein/Auftreten nachteiliger äußerer Einflüsse |
| Wann erfolgt ein Mittelwechsel? | • Ungenügendes Ansprechen auf Behandlung<br>• Zu kurze Wirkungsdauer des verabreichten Arzneimittels<br>• Fehlende weitere Besserung nach anfänglich guten Fortschritten<br>• Wiederauftreten und/oder Persistieren früherer Symptome<br>• Auftreten neuer Symptome<br><br>Sichtbar wird dies durch den Anstieg des Mittelwertes der Symptomenintensität. (Wichtig: Äußere, nachteilige Einflüsse einbeziehen bzw. ausschließen) |
| Wann erfolgt kein Mittelwechsel? | • Wenn sich die Symptome durch äußere Umstände nur leicht verstärken.<br>• Wenn bei interkurrenten Infekten nur leichte, den Patienten nicht sehr beeinträchtigende Symptome auftreten.<br>• Manchmal verbessern sich die Symptome aufgrund von andauerndem Stress nur zögerlich. Hier ist es ratsam, lieber etwas länger abzuwarten. |
| Wird bei akuten interkurrenten Erkrankungen ein Arzneimittel verabreicht? | Nur wenn der Patient erheblich darunter leidet und eine Behandlung notwendig ist. |
| Warum ist eine homöopathische Behandlung behandlungsbedürftiger interkurrenter Erkrankungen notwendig und sinnvoll? | • Manchmal deckt ein Akutmittel auch die chronische Symptomatik ab und trägt so zur Lösung des ganzen Falls bei.<br>• Nach guter Behandlung einer interkurrenten Erkrankung klärt sich das Symptomenbild und das bestpassende Arzneimittel kann leichter gefunden werden. |
| Welche Beobachtung kann man bei korrekter Arzneiwahl machen? | • Häufig führt eine korrekte Abfolge der Verordnungen von tief zu eher oberflächlich wirkenden Mitteln.<br>• Im Sinn der Hering'schen Regel beobachtet man eine Entwicklung der Symptomatik in der umgekehrten Reihenfolge des Auftretens und/oder von innen nach außen. |
| Was passiert, wenn ein falsches Mittel verordnet wird? | • Die Symptomatik klärt sich (nicht selten nach Sulfur zu beobachten).<br>• Dann erfolgt eine neue Fallaufnahme.<br>• Hartnäckigkeit auf Seiten des Behandlers wird in der Regel belohnt. |

# 5 – Fragen und Antworten zur Polaritätsanalyse

| Fragen | Antworten |
|---|---|
| Was sind gute Zeichen im Fallverlauf? | • Wenn eine lange bestehende Kälteempfindlichkeit verschwindet.<br>• Wichtig ist, dass das passende Arzneimittel die Temperaturmodalitäten genau abdeckt. |
| Wann ist die Behandlung zu Ende? | • Ist der Patient jung und die Krankheit heilbar, ist eine Besserung von 100 % anzustreben.<br>• Bei älteren Patienten mit Abnutzungserscheinungen kann eine Besserung von weniger als 100 % als voller Erfolg angesehen werden.<br>• Man sollte allerdings die Behandlung nicht zu früh beenden. |

# 6 Literaturverzeichnis

[1] **Hahnemann S.** Organon der Heilkunst. 6. Aufl. Hrsg.: JM Schmitt. Stuttgart: Haug; 1999
[2] **Hahnemann S.** Reine Arzneimittellehre. Band 1–6. Nachdruck. Heidelberg: Haug; 1979
[3] **Hering C.** Herings medizinische Schriften. Band 1. Hrsg.: Gypser KH. Göttingen: Burgdorf; 1988
[4] **Gypser KH** (Hrsg.). Bönninghausens Therapeutisches Taschenbuch. Revidierte Ausgabe 2000. Stuttgart: Sonntag; 2000
[5] **Frei H, Ammon K v, Thurneysen A.** Treatment of Hyperactive Children: Inceased Efficiency through Modifications of Homeopathic Diagnostic Procedure. Homeopathy 2006; 95: 163–170
[6] **Frei H, Ammon K v, Thurneysen A.** Polaritätsanalyse und repertoriumsspezifische Fragebögen: Wichtige Optimierungsschritte in der Arzneimittelbestimmung. ZKH 2006; 50: 101–115
[7] **Frei H.** Polarity Analysis, a New Approach to Increase the Precision of Homeopathic Prescriptions. Homeopathy 2009; 98: 49–55
[8] **Frei H.** Die homöopathische Behandlung von Kindern mit ADS/ADHS. 3. Aufl. Stuttgart: Haug; 2009
[9] **Frei H.** Effiziente homöopathische Behandlung. Ein strukturiertes Konzept für den Praxisalltag. Stuttgart: Haug; 2007. Die 2. Aufl. ist unter dem Titel „Homöopathische Behandlung bei akuten und chronischen Erkrankungen. Effiziente Mittelfindung mit der Polaritätsanalyse" 2011 im Karl F. Haug Verlag erschienen.
[10] **Gypser KH** (Hrsg.). Materia Medica Revisa Homoeopathiae. Einführung. Glees: Wunnibald Gypser; 2007
[11] **Allen TF.** The Encyclopedia of Pure Materia Medica. Vol. 1–12. Reprint. Delhi: Jain; 1990
[12] **Hering C.** The Guiding Symptoms of Our Materia Medica. Vol. 1–10. Reprint. Delhi: Jain; 1991
[13] **Bönninghausen C v.** Die Aphorismen des Hippokrates. Göttingen: Burgdorf; 1979
[14] **Bönninghausen C v.** Kleine Medizinische Schriften. Hrsg.: Gypser KH. Heidelberg: Arkana; 1984
[15] **Bönninghausen C v.** Bönninghausens Therapeutisches Taschenbuch. Münster 1846. Nachdruck. Hamburg: von der Lieth; ca. 1990
[16] **Minder P.** MMH-Studium – Erfahrungen nach einem Jahr MMH-Schulung in der Schweiz. Vortrag am International Coethen Exchange. Köthen; 2009
[17] **Bönninghausen Arbeitsgemeinschaft** (Hrsg.). PC-Programm zu Bönninghausens Therapeutischem Taschenbuch. Ahrweiler; 2007 (www.boenninghausen.de)
[18] **Schroyens F, Bloesy B, Coquillart G et al.** Boenninghausen-module, radar-program. Assesse: Archibel; 2006
[19] **Stegemann T, Raess S.** jRep. Rottenburg am Neckar, 2006
[20] **Steiner U.** Amokoor 2008, Homöopathie Software. Immensee 2007
[21] **Clarke JH.** Der neue Clarke. Eine Enzyklopädie für den homöopathischen Praktiker. 10 Bände. Bielefeld: Stefanovic; 1992
[22] **Jahr GHG.** Ausführliche Arzneimittellehre. Leipzig: Bethman; 1848. Nachdruck. Hamburg: von der Lieth; 1985
[23] **Hering C.** Hahnemann's Three Rules Concerning the Rank of Symptoms. Hahnemannian Monthly, August 1865; 5–12
[24] **Frei H.** Die Heringsche Regel und ihre Auswirkung auf die Hierarchie der Symptome. ZKH 1999; 43: 47–52
[25] **Minder P.** Q-Potencies, a Comprehensive and Profound Way of Medication in Homeopathy. Schweiz. Ztschr GanzheitsMedizin 2003; 15: 348–353
[26] **Conners CK.** Conners Global Index. Conners' Rating Scales-Revised, S. 5 ff. Toronto: Multi-Health-Systems; 1997
[27] **Boger CM.** Boenninghausens Characteristics and Repertory. Nachdruck. New Delhi: Jain; 1984
[28] **Frei H.** Die Rangordnungen der Symptome von Hahnemann, Boenninghausen, Hering und Kent, evaluiert anhand von 175 Kasuistiken. ZKH 1999; 43: 143–155
[29] **Hahnemann S.** Gesammelte kleine Schriften. Hrsg.: JM Schmidt und D Kaiser. Heidelberg: Haug; 2001
[30] **Tarmed Version 1.** 1r. Zentralstelle für Medizinaltarife, 2002. ISBN 3-9522467-0-0
[31] **Spezialitätenliste.** Liste der pharmazeutischen Spezialitäten und konfektionierten Arzneimittel, die Pflichtleistungen der Krankenversicherer sind. Bundesamt für Gesundheit; 2007 (www.bbl.admin.ch/bundespublikationen)
[32] **McPhee SJ, Papadakis MA, Gonzales R, Hrsg.** Current Medical Diagnosis and Treatment. New York: Lange; 2009
[33] **Lagler M, Elène Ch, Erdogan S, Schwander P.** Arzneimittelkompendium der Schweiz. Basel: Documed; 2009
[34] **Frei H.** Langzeitverlauf chronischer Erkrankungen unter homöopathischer Behandlung: Eine prospektive Outcome-Studie über zwei Jahre. ZKH 2001; 5: 64–71
[35] **Bönninghausen C v.** Die homöopathische Diät. Münster: Regensberg-Verlag; 1833. Nachdruck. Hamburg: von der Lieth; 1986
[36] **Hahnemann S.** Reine Arzneimittellehre. Band 2. Dresden und Leipzig: Arnoldische Buchhandlung; 1833
[37] **Kent JT.** Kents Repertorium der homöopathischen Arzneimittel. Band I–III. 16. Aufl. Heidelberg: Haug; 1993

# 7 Sachverzeichnis

## A

Aconitum napellus 48, 106
ADHS 56
– Schwankung der Besserung 65
ADHS-Doppelblindstudie 2
Agaricus muscarius 92
Akutmittel 78
Allergie 66
Alumina 54
Ammonium carbonicum 37, 53, 85, 106
Anamnese
– Protokoll X, 9 f., 127, 168
– – Inhalt 169
Angstzustand 42
Antirheumatikum, nicht-steroidales 108
Arnica montana 26, 85 f.
Arsenicum album 87, 95, 121, 126
Arthritis, rheumatoide 108
Arzneifindung 126
Arzneigabe
– Potenzwahl 169
– Abstand der Gaben 169
Arzneimittel
– Bestimmung, Psychodynamik 70
– große 3
– mittelgroße 3
– kleine 3, 108, 165
– Polaritätsdifferenz 37
– Wahl, Kriterium 11, 169
Aspekt
– konstitutioneller 66
– psychodynamischer 77
Asthma 7, 56, 63
Atopie 58
Aurum metallicum 17 f.

## B

Behandlung
– erfolgreiche 160
– Effizienz 2
Belladonna 70
Benommenheit 74
Beschwerden, klimakterische 33
Besserung 159
– Patienten 98
– Stagnation 87
– Stillstand 20
– zögerliche 107
Bestätigungssymptom, Laurocerasus 53
Blähung 74
Blutdruck, niedriger 74
Blutungsanomalie 36
Bönninghausen
– Methode 2
– Repertorisation 126
Borax veneta 85, 104
Bryonia alba 61, 74, 76 ff., 92, 94, 104

## C

Calcium carbonicum 25, 40, 71
– konstitutioneller Zug 66
Camphora officinarum 8, 18
Cantharis vesicatoria 8
Carbo vegetabilis 30
Causticum Hahnemanni 30, 47, 70, 95
Charaktereigenschaft 126
Checkliste 170 f.
– Erkrankung, akute 6
China officinalis 17, 25
Cina maritima 92
Cocculus indicus 37
Colchicum autumnale 104
Colon irritabile 7, 13, 30, 67
Coxarthrose 56
Crocus sativus 104, 106

## D

Depression 21, 30, 56, 66
– postnatale 99
Diskushernie
– Paraparese, postoperative 12
– Sensibilitätsstörung 12
Divertikulitis 87
Download 170
Durchfall 12, 56
Durchschlafstörung 35, 115
Dysmenorrhö 30, 84

## E

Einnahmeanweisung, Patient 155
Einschlafstörung 35 f.
Einzeldosis, Verdünnung von 156
Ekzem 23
Enteritis 7
Epilepsie 80
Erfolgsrate, hohe VII
Erkrankung, interkurrente 20, 175
– Husten 49
Erschöpfung 75
Erschöpfungsdepression 7
Extrasystole 51

## F

Fallaufnahme 164
– Arbeitsschritte 10
– erneute 168
– große 9
– neue 12, 15
Fluor vaginalis 115
Fragebogen 127, 170 f.
– ADS/ADHS 151
– – Beurteilungsblatt 154
– Allergie 145
– allgemeiner 129
– Bewegungsapparat 143
– Atemwege 133
– chronische 6
– Gynäkologie 139
– Herz-Kreislauf 135
– HNO 133
– Magen-Darm-Trakt 137
– neurologischer 131
– Psyche 147
– repertoriumsspezifischer 164
– Schlafstörung 149
– Umfeld 157
– Urologie 141
– Wahrnehmungsstörung 151

## G

Gastritis 108
– chronische 99
Gegenpol-Symptom 5, 11
Gelenkmaus 56
Gemüt
– angegriffenes 43
– Symptom 18
– – Ablenkung bessert 78
– – Denken an das Leiden verschlimmert 78
– Veränderung 46
– Zustand, 46
Genius 3
– Generalisierung 4
– Modalität 4
Gereiztheit 31
Gesicht
– Fraktur 21
– Schmerz 22
Gicht 87
Gradeinteilung 4
Graphites naturalis 14, 49, 64

# 7 – Sachverzeichnis

Grundausrüstung, homöopathische 172
Grundproblem, entschlüsseltes 80
Grundversorgerpraxis 165

## H
Harndrang 52
Hauptsymptom, hartnäckiges 99, 126
Hautausschlag 21
Heilung, Reihenfolge 72
Heilungsgewissheit 171
– faktische 165
– mathematische IX, 160
Heilungswahrscheinlichkeit
– empirische VII
– geringe 5
– statistisch-empirische VII
Helleborus niger 46, 49
Hepar sulphuris 92 ff.
Hepatitis C 115
Hering, Constantin 2
– Heilung, definitive 18
Hering'sche Regel 56, 61
– Rangordnung der Symptome 65
Herzklopfen 44
Hitzewallung 30, 39, 46
Homöopathie
– Behandlung 158
– Grundversorgung, medizinische 160
– Kosten 160
– Ursprung 2
– Vorzüge 114
Husten 115
Hypertonie 12, 115
– orthostatische 7

## I
Ignatia amara 33, 112
Infekt, obere Atemwege 42, 99
Interpretation Arzneimittel IX
Ipecacuanha 95
IQ-Potenzen, Verabreichung 155

## K
Kalium carbonicum 8, 38, 53
Kälteempfindlichkeit 41
Karpaltunnel-Syndrom 122 f.
Kent'sche Methode 126
KFA-Studie 7, 159
– Arzneimittelliste 163
– Behandlung, erfolglose 163
– Bestimmung des Zeitbedarfs 160
– Besserungsrate pro Monat 162
– Daten, biometrische 161
– Diagnosen 161
– Dropout-Patient 164
– Ein- und Ausschlusskriterien 160
– Erfolgsrate 162
– Kostenschätzung 160
– Kostenvergleich Homöopathie/Schulmedizin 163
– Sample Size 160
– Verordnung, erfolgreiche 162
– Zeitbedarf des Arztes 163
Kollapszustand 7
Konsultation 9
Kontraindikation 4 f., 26, 34
– absolute 172
– Analyse 61
– Arzneimittel, höchstpolares 61
– relative 5, 172
Kontrollzwang 12
Kopfschmerz 31, 35, 36, 74, 84, 99
Körpersymptom 73

## L
Lachesis muta 17
Laurocerasus 53 f., 113
Leiden, psychisches 68
Leistungsabfall 43
Libido, Steigerung 30
Lumbalgie 44
– akute 15
Lycopodium clavatum 39, 71

## M
Magnesium muriaticum 62, 110 f.
Materia-medica-Vergleich 128, 172
– Alumina 55
– Ammonium carbonicum 38
– Arnica montana 84 f.
– Arsenicum album 121
– Borax veneta 104
– Bryonia alba 78, 95, 97
– Calcium carbonicum 40
– Camphora officinarum 8
– Cantharis vesicatoria 8 f.
– Causticum Hahnemanni 38
– Colchicum autumnale 104
– Crocus sativus 104
– Graphites naturalis 14, 64
– Hepar sulfuris 92
– Ignatia amara 113
– Kalium carbonicum 8 f.
– Laurocerasus 112
– Lycopodium clavatum 39
– Magnesium muriaticum 62, 110
– Natrium
– – carbonicum 62, 110, 112
– – muriaticum 77, 92, 121
– Nux vomica 94, 122
– Phosphorus 78, 84, 124
– Rhus toxicodendron 62
– Silicea terra 97, 123
– Sulphur 40
Medikament
– Kosten 3
– Nebenwirkung 3
Medizin, konventionelle 2
Menstruation
– Beschwerden 7
– schwach 35
– verzögert 35
Mezereum 106
Migräne 7, 21, 42, 48, 82, 87, 108
Mittel
– akutes 9
– Entscheid IX
– erstes 11
– falsches 176
– Verlauf 18
– Wechsel 11 f., 42, 50, 17
Mittelbestimmung
– Ökonomisierung 165
– Modalität, polare IX
– zuverlässige 5
Modalitäten 4, 18, 24
– Hauptbeschwerde 55
– nichtpolare 55
Myalgie 23

## N
Nackenschmerz 115
Natrium
– carbonicum 62, 110 ff.
– muriaticum 14, 74, 92, 106, 121
Nebensymptom 126
Neurasthenie 13, 52, 88
Nitricum acidum 40
Nux moschata 17
Nux vomica 7, 17 f., 70, 74, 94 f., 121 f., 126

## P
Parästhesie 31
Patient
– Eigenheit 115
– Hilfestellung 171
– multimorbider 20
PC-Programm 37
Phosphorus 27, 61, 77, 84 ff.
Polaritätsanalyse 159
– Arzneimittel 86
– Gewichtung 5, 173
– Symptom 173
– Erkrankung 2
Polaritätsdifferenz IX, 5, 8
Polymyalgia rheumatica 87

Polypragmasie, schulmedizinische 160
Potenz 169
– ADHS-Patient 63
– Q-Potenz 155
– Wahl 11
Protonenpumpenhemmer 108
Prüfungsangst 80
Psychodynamik IX, 18, 73
Pulsatilla pratensis 25

## R
Rachenentzündung 115
Rangordnung IX
Raynaud
– Phänomen 14
– Syndrom 9
Repertorisation 6, 11, 164
– Besserungsmodalität 25
– Erstreckung 174
– Gemütssymptom 174
– Grundprinzip 11
– Nahrungsmittelsymptom 174
– Programm 127, 173
– Rubrik
– – gleiche 173
– – halbseitige 175
– – kleine 175
– Speichel
– Vermehrung 174
– Verminderung 174
– Symptome, alle 26
– Symptomenfülle 173
– Verschlimmerungsmodalität, polare 25
Repertorium 127
Repertoriumsrubrik 6
– präzisere 11
Rhus toxicodendron 61 f., 87
Rückenschmerz 42
Rückfall 20
Ruta graveolens 92

## S
Sabina 49
Schädelhirntrauma 21
Schlafstörung 30, 51, 66, 99
Schluckstörung 117
Schmerz
– Arm-Schulter 99
– chronisch posttraumatischer 21
– Fuß 68
– Nacken 68
– Steißbein 68
Schnupfen, chronischer 66
Schwächeanfall 42
Schwindel 74
Sepia, psychodynamischer Hintergrund 28
Silicea terra 123, 125 f., 94, 98
Sinusitis, chronisch rezidivierende 44, 73
Sodbrennen 66 f.
Staphysagria 40
Stimmungsschwankung 56
Stress, andauernder 107
Sulphur 27, 29, 40, 46, 76, 85
Symptom
– Auswahl 21
– Bedeutung 34
– Fallaufnahme, freie 65
– falsch beobachtetes 164
– Fülle 56
– Patient, multimorbider IX
– polares IX, 4, 6, 11
– – Erfassung, vollständiges IX
– – Kind IX
– – Mangel 51, 55
– Präzisierung 61
– problematisches, Blutfarbe 77
– sich widersprechendes 34
– zu wenig 65
– zu viel 65
Syndrom, prämenstruelles 99

## T
Temperatur
– Empfindung 35
– Modalität 41
Therapiehindernisse 107
Thuja occidentalis 40, 104
Tonsillitis, eitrige 17
Trefferquote, Erkrankung 159
Tyramin 33

## U
Ulcus ventriculi 108
Uretersteine 15

## V
Veratrum album 33
Verlauf, Mittelwechsel 18
Verlaufskontrolle 9
– Behandlungsende 176
– grafische X
– Häufigkeit 175
– Inhalt 175
– Mittel 175 f.
– Mittelwechsel 11, 175 f.
– Verlaufsgrafik 11
Verlustangst 12
Verschlimmerungsmodalität, polare 24
Verständigung, sprachliche 114
Verstimmung, depressive 56
Verstopfung 46

## W
Wahrnehmungsstörung 65
Wechseljahrbeschwerden 30

## Z
Zahnsanierung 26
Zusammenhang, psychodynamischer 86
Zystitis 15, 35
– rezidivierende 36